Weaver
Das Rushing-Woman-Syndrom

AF177178

Das Rushing-Woman-Syndrom

Was Dauerstress unserer Gesundheit antut

Dr. Libby Weaver

Aus dem Englischen übersetzt
von Imke Brodersen

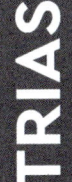

**Bibliografische Information
der Deutschen Nationalbibliothek**

Die Deutsche Nationalbibliothek verzeichnet diese Publikation in der Deutschen Nationalbibliografie; detaillierte bibliografische Daten sind im Internet über http://dnb.d-nb.de abrufbar.

2. Auflage 2020
© 2020 TRIAS Verlag in Georg Thieme Verlag KG, ein Unternehmen der Thieme Gruppe, Rüdigerstraße 14, 70469 Stuttgart

© 1. Auflage 2017 TRIAS Verlag in Georg Thieme Verlag KG, ein Unternehmen der Thieme Gruppe, Rüdigerstraße 14, 70469 Stuttgart

Die neuseeländische Originalausgabe erschien 2011 unter dem Titel „Rushing Woman's Syndrome" bei Little Green Frog Publishing Ltd.
© 2017 by Dr. Libby Weaver
PO Box 1164, Burleigh Heads 4220, Australia

www.trias-verlag.de

Printed in Germany

Programmplanung: Uta Spieldiener
Übersetzung: Imke Brodersen
Redaktion: Isabel Lück
Bildredaktion: Christoph Frick
Umschlaggestaltung:
CYCLUS · Visuelle Kommunikation, Stuttgart
Autorenfoto: Dr. Libby Pty Ltd
Umschlagmotiv: Dominique Loenicker
Grafiken im Innenteil: Nina Tiefenbach
Satz und Repro: Ziegler + Müller, Kirchentellinsfurt
gesetzt in APP/3B2, V. 9
Druck: Westermann Druck GmbH, Zwickau

ISBN 978-3-432-11277-0   2 3 4 5 6

Auch erhältlich als E-Book:
eISBN (epub) 978-3-432-11278-7

Wir wollen Menschen aufklären und inspirieren,
ihnen zu mehr Gesundheit und Glück verhelfen
und auf diese Weise kleine Wellen in Gang setzen,
die langfristig die Welt verändern.

Dr. Libby und ihr Team

Rushing-Woman-Syndrom

Den Begriff »Rush Hour« kennt wohl jeder. Aber was hat es mit »Rushing-Woman« auf sich? Der englische Begriff »rushing« bedeutet (laut Standardwerk Merriam-Webster) übersetzt: sich hastig oder ungeduldig vorwärts bewegen, weitermachen oder handeln, eine Leistung in kurzer Zeit oder bei hohem Tempo erbringen, Synonyme sind hetzen, eilen und rasen. Bei dem von mir geprägten Begriff »Rushing-Woman-Syndrom« (oder auch Immer-in-Eile-Syndrom) geht es um die Auswirkungen von ständiger Eile und Dauerstress auf Körper und Psyche der Frau. Dabei spielt es keine Rolle, ob der Stress real vorhanden oder bloß eingebildet ist. Im Vordergrund steht die Wahrnehmung, ständig unter Druck zu sein. Das Gefühl, in Topform sein zu müssen, alles schaffen zu müssen, jedem gerecht werden zu müssen und alles im Griff haben zu müssen, bleibt nicht ohne Folgen. Permanenter Stress hat Einfluss auf zahlreiche Organe, auf Stoffwechselprozesse und die Verdauung, auf Nervensystem und Emotionen, auf den Hormonhaushalt und damit auf viele Lebensbereiche – von Menopause und Libido über Appetit bis Schlaf. Die gute Nachricht: Es gibt zahlreiche Wege zum Lösen des Problems. Der erste Schritt ist, die Hintergründe zu verstehen, die eigenen festgefahrenen Einstellungen und Verhaltensmuster zu reflektieren, individuelle Lösungsstrategien zu entwickeln und mit der richtigen Ernährung, Bewegung und Co. neue Energie zu tanken.

Die Autorin

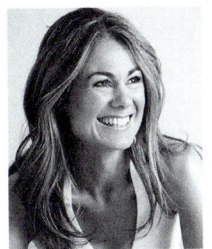 Die Biochemikerin **Dr. Libby Weaver** (PhD) zählt in Australien und Neuseeland zu den führenden Ernährungsexperten. Sie ist eine gefragte Autorin und Rednerin und hat mit Bio Blends eine Marke für Nahrungsergänzungsmittel ins Leben gerufen, die auf rein pflanzlicher Nahrung beruht.

Mit ihrem umfassenden Wissensschatz und ihrem engagierten Bestreben, anderen zu neuer Energie und Vitalität zu verhelfen, inspiriert Libby Weaver Leser und Zuhörer. Ihre Bücher, Vorträge, Seminare und Nahrungsergänzungsmittel animieren zu verstärkter Eigenverantwortung für Gesundheit und Glück. Dr. Libbys Bücher landeten neun Mal auf Platz 1 der Bestsellerliste und wurden allein in Neuseeland und Australien über 300 000 Mal verkauft.

Auch international ist Libby Weaver als Vortragende zu biochemischen Ernährungsfragen bekannt, und ihre Expertise wird insbesondere in der Gesundheits- und Wellnessbranche gern genutzt. Marianne Williamson, Sir Richard Branson und Dr Oz haben sie auf die Bühne gebeten, sie wurde in diversen Zeitungen und Zeitschriften wie The Times, The Huffington Post, Sydney Morning Herald und der Australian Women's Weekly porträtiert, und sie spricht regelmäßig im Frühstücksradio und im Fernsehen.

Libby Weaver hat eine besondere Begabung, komplexe gesundheitliche Zusammenhänge verständlich zu erläutern. Ihr ganzheitlicher Gesundheitsansatz stützt sich konsequent auf die drei Säulen Ernährung, Emotionen und Biochemie und erklärt das Wechselspiel zwischen diesen Faktoren. Aus diesem Grund gilt Libby Weaver laut den Hollywoodstars Deborra-lee Furness und Hugh Jackman als „All inclusive-Angebot für eine stabile Gesundheit und echtes Wohlbefinden".

Mehr zu Dr. Libby und ihre Bücher auf www.drlibby.com

Inhaltsverzeichnis

Kapitel 7: Lösungsansätze 235

Zuerst das Warum, dann das Wie! 236

Schritt für Schritt aus dem Hamsterrad 253

Service 269

Sachverzeichnis 274

Einleitung

Dieses Buch beruht auf den Erfahrungen, die ich in den letzten 14 Jahren im Rahmen meiner Tätigkeit gesammelt habe. Gesundheit und Verhalten von Frauen haben sich grundlegend verändert.

Nie zuvor habe ich so viele Frauen erlebt, die verzweifelt versuchen, allem und jedem gerecht zu werden. Gleichzeitig habe ich nie ein derartiges Ausmaß an Problemen mit Fruchtbarkeit und Sexualität beobachtet wie heute. Frauen stehen permanent unter Strom. Viele sind auch permanent müde. Sie sind angespannt und abgespannt zugleich. Und diese ständige Anspannung, das Gefühl, dass die Zeit niemals reicht und die To-do-Liste niemals abgearbeitet ist, hat auf Frauen derartige gesundheitliche Auswirkungen, dass ich ein Buch darüber schreiben musste.

Ob eine Frau es nun zeigt oder verschweigt – das Gefühl, ständig in Eile zu sein, schadet ihrer Gesundheit massiv und auf nie dagewesene Weise. Polyzystisches Ovarsyndrom (PCOS), Endometriose, Unfruchtbarkeit und starke Wechseljahresbeschwerden infolge eines unausgewogenen Hormonhaushalts waren nie so verbreitet wie heute – ganz zu schweigen von der allgemeinen Erschöpfung.

Mir geht es jedoch um weitaus mehr als eine bloße Bestandsaufnahme – die unausgeglichene Hormonlage, die überforderten Nebennieren, die viel zu lange viel zu viele Stresshormone ausschütten mussten, die Schilddrüse auf Sparflamme und die Auswirkungen, die all dies auf uns und unsere Mitmenschen hat. Mindestens ebenso sehr interessieren mich die Ursachen dieser Misere, denn nur wer die Hintergründe kennt, kann nachhaltig etwas dagegen unternehmen. Warum leben Frauen so, dass sie gesundheitlich in diese Abwärtsspirale geraten? Welche Denkweise bringt uns dazu? Die Antwort steckt in unserer Biochemie, aber auch in unseren Überzeugungen.

Sobald Sie verstehen, was wirklich vor sich geht, können Sie erkennen, dass das Pendeln zwischen Dauerhetze und Gelassenheit Ihre Grundüberzeugungen widerspiegelt. Ihr Verhalten ist lediglich der äußerliche Ausdruck dieser Überzeugungen. Solange wir nicht hinterfragen, auf welchen Beweggründen unser Handeln beruht, wird sich dieses Handeln nicht ändern.

Wenn man das Leben grundsätzlich als Überforderung empfindet – unabhängig von den aktuellen Umständen, ganz gleich, ob man gerade großen oder kleinen Herausforderungen begegnet, ob die Probleme lebensbedrohlich sind oder nicht –, dann ist das sehr problematisch. Ich zitiere dabei gern das Motto: »Wie im Kleinen, so im Großen.« Denn tatsächlich färbt der Umgang mit den kleinen Problemen des Alltags oft darauf ab, wie wir auf wichtige Fragen des Lebens reagieren.

Mit dem Tempo der Veränderung, das die heutige Welt uns abverlangt, kann der Körper häufig nicht Schritt halten. Das müssen wir uns unbedingt bewusst machen und unser Leben so gestalten, dass wir regelmäßig Zeit zum Abschalten finden. Jeden Tag, jede Woche und jeden Monat brauchen wir echte Ruhephasen. So wie der Körper nicht lange ohne Schlaf auskommt, braucht auch die Psyche immer wieder Zeiten, in denen sie entspannen und neue Kraft tanken kann. Wenn diese Phasen ausbleiben, hat das Folgen – und dieses intuitive Wissen ist wissenschaftlich gut untermauert.

Alle Lebewesen auf unserem Planeten entwickeln sich bei jeder Fortpflanzung ein Stückchen weiter. Das Ziel dabei ist, dass jede neue Generation besser an die jeweilige Umgebung angepasst ist und leichter damit zurecht kommt. Aktuell stehen wir vor dem Problem, dass unsere Umwelt sich in einem nie dagewesenen Tempo verändert. Dabei geht es hier nicht um Evolution im Darwin'schen Sinne gegenüber der biblischen Schöpfungstheorie, sondern lediglich um die Tatsache, was wir unserem Körper abverlangen.

Das Leben früher ...

Seit circa 150 000 bis 200 000 Jahren besiedelt der Mensch die Erde. Wir haben uns langsam und stetig entwickelt und als Nomaden von dem Land gelebt, in dem wir umherstreiften. Wir waren Jäger und Sammler, und unsere Nahrungsauswahl sowie unser tägliches Handeln unterlagen lediglich dem Einfluss der Jahreszeiten, des Klimas und der Wetterbedingungen. In diesen Zeiten, in denen es ums pure Überleben ging, aßen die Menschen frische, natürliche Lebensmittel. Die Ernährung basierte in erster Linie auf grünen Blättern. Konzentriertere, nährstoffreichere Nahrung bekam man nur, wenn sich beim Jagen und Sammeln die passende Gelegenheit ergab.

Vor etwa 7 500 bis 10 000 Jahren wurden die Menschen allmählich sesshafter und entwickelten erste Formen der Landwirtschaft. Damals begannen wir mit dem Getreideanbau und nahmen erstmals in der Geschichte der Menschheit die Milch anderer Tiere zu uns. Ab diesem Zeitpunkt wurde die Ernährung auch ausgeglichener, weil wir weniger jagen und sammeln mussten und regelmäßiger Feldfrüchte zur Verfügung standen. Dennoch waren Ernährung und Lebensweise nach wie vor von natürlichen Rhythmen bestimmt. Die Ernte richtete sich nach den Jahreszeiten, war Dürre und Flut unterworfen, und die »Arbeit« wurde bei Tageslicht verrichtet.

Solange diese Veränderungen ganz allmählich verliefen, konnte unser Körper damit noch gut fertig werden. Die nächste bedeutsame Veränderung kam mit der industriellen Revolution des 19. Jahrhunderts. Damals wurden Prozesse mechanisiert, die Menschen zogen massenweise vom Land in die Städte. Mit dem Bevölkerungswachstum erhöhte sich einerseits die Abhängigkeit von der Landwirtschaft für die Lebensmittelproduktion; andererseits war die Arbeit in den neu entstehenden Fabriken weniger bewegungsintensiv. Je nachdem, wo die Menschen lebten und wie viel sie verdienten, klaffte der Lebensstandard weit auseinander.

Das Leben heute ...

Machen wir nun den Zeitsprung ins Heute: In den letzten 20 Jahren – mit dem Siegeszug von Internet und Smartphone – hat sich die bisher schnellste Veränderungsphase der Menschheitsgeschichte abgespielt. Vor nicht allzu langer Zeit war man noch unerreichbar, wenn man zum Einkaufen ging, die Kinder zur Schule brachte oder zur Arbeit fuhr. Heute klingelt nicht nur bei einem Anruf das Handy, sondern bei jeder E-Mail und jeder Nachricht ertönt ein Pling. Die meisten Frauen in meinem Umfeld sitzen beim Warten an der roten Ampel nicht tatenlos herum, sondern lesen die letzte SMS, E-Mail oder den neuesten Kommentar im Gruppenchat. Früher haben wir in solchen Momenten in Ruhe nachgedacht, die Farbe des Himmels betrachtet, Dankbarkeit empfunden oder das Lied im Radio mitgesungen. So konnten wir mühelos und nebenbei ein wenig abschalten und Energie tanken.

Weil Menschen ständig in Eile sind, hat sich auch das Essverhalten verändert. Heute essen viele Menschen vorgefertigte »Nahrung«, die wenig echten Nährwert liefert. Essen muss einfach und praktisch sein, je schneller, desto besser, sonst wird das Angebot nicht angenommen. Doch diese Einstellung hat ihren Preis, und in unserem tiefsten Inneren ist uns das auch bewusst. Jeder weiß, dass frische Lebensmittel am gesündesten sind und dass die meisten Menschen deutlich mehr Gemüse essen sollten. Unsere Fehlentscheidungen beruhen nicht auf mangelnder Bildung. Sie beruhen auf unseren Grundüberzeugungen. Anstatt an diesen Vorstellungen zu arbeiten, setzen die meisten Menschen jedoch lieber auf noch mehr Wissen. Natürlich können umfassende Kenntnisse über Ernährung, Nahrung, gesunde Lebensweise und Wohlbefinden im Einzelfall von großem Nutzen sein. Aus meiner Sicht scheint Inspiration jedoch ebenso wichtig zu sein.

Nur der begeisterte Wunsch, sich wirklich gut um sich selbst zu kümmern, kann Überzeugungen nachhaltig verändern.

Ich beobachte gern Menschen, am liebsten am Flughafen. Sie betreten ein Rollband, doch statt weiterzugehen, um schneller am Gate zu sein, bleiben sie stehen. Noch ehe die Reise losgeht, sind sie erschöpft! Solche Vorrichtungen wurden erfunden, um uns schneller ans Ziel zu bringen, aber manchmal schaden sie auch der Gesundheit und halten uns von mehr Bewegung ab. Dank Fahrstühlen und Rolltreppen müssen wir keine Stufen mehr hinaufsteigen. Wir brauchen uns nicht einmal mehr selbst in den Laden zu begeben, geschweige denn unser Essen auf dem Feld zu ernten oder im Wald zu jagen. Stattdessen können wir es online bestellen und bekommen es bequem nach Hause geliefert. Damit will ich keine Wertung aussprechen. Es ist nur eine Beobachtung zur Spitze des Eisbergs – wie schnell und umfassend sich die Welt, in der wir leben, verändert hat. In vielerlei Hinsicht sind wir Versuchskaninchen. Noch nie waren größere Menschengruppen ihr Leben lang Pestiziden ausgesetzt oder hatten ein Gerät, das Strahlen sendet, regelmäßig so nah an ihrem Gehirn. Nie zuvor gab es das ganze Leben hindurch künstliche Süßungsmittel, Farbstoffe und Konservierungsmittel. Ich hoffe inständig, dass all diese Dinge ungefährlich sind. Mein Instinkt jedoch lässt mich daran zweifeln.

Unsere Biochemie und die Geschwindigkeit der heutigen Lebensstilveränderungen

Auf zellulärer Ebene gleicht der menschliche Körper weitgehend dem unserer Vorfahren. Die evolutionäre Anpassung von einer Generation zur nächsten verläuft in Trippelschritten und damit um ein Vielfaches langsamer als das neue schnelle Tempo unserer Welt. Der bewusste Verstand entwickelt zwar Strategien, um diese Veränderungen mitzumachen – wir schreiben E-Mails, während wir telefonieren, und prägen uns gleichzeitig ein, dass wir unbedingt noch den Kuchen für den Kindergeburtstag bestellen müssen (sprich: kaufen statt backen). Biochemisch jedoch haben wir uns in den letzten 150 000 Jahren kaum verändert. Das gilt auch für das Unterbewusstsein, das Untersuchungen zufolge dem Bewusstsein eine Million Mal überlegen ist. Unser Unterbewusstsein ist der Teil des Bewusstseins, der den Gedanken nicht zugänglich ist, der aber den Herzschlag reguliert, die Haare wachsen und eine Verletzung heilen lässt, ohne dass wir es ihm sagen müssen. Sind nicht allein diese Abläufe absolut faszinierend? Ich glaube kaum, dass unser Nervensystem mit seinem erheblichen Einfluss auf jede Zelle unseres Körpers, jedes Hormonsystem, jedes Organ, jeden Aspekt der Fettverbrennung und natürlich auf unsere Wahrnehmung von Dringlichkeit mit der rasanten Veränderung Schritt halten kann, die die aktuelle Epoche in der Geschichte der Menschheit uns abverlangt.

Smartphones und E-Mails, Laptops und Hotspots verlangen dem Körper neue Höchstleistungen ab. Kommunikationswege ohne jegliche Verzögerung sorgen dafür, dass wir rund um die Uhr verfügbar sind, wenn wir dies zulassen. Dabei hatten wir nie so wenig Zeit wie heute, noch selbst zu kochen. Erst seit Kurzem tragen wir ständig Kopfhörer im Ohr, um uns selbst bei Sport und Spiel abzulenken und uns damit zugleich zu stimulieren. Wir müssen uns bewusst machen, dass die empfundene Dringlichkeit und das Tempo, mit dem wir leben, der Gesundheit – insbesondere von Nerven- und Sexualsystem – massiven Schaden zufügen.

Wir haben uns so weit von unseren Ursprüngen entfernt, dass viele Menschen einige oder alle der folgenden Punkte entweder für unerschwinglichen Luxus halten oder verächtlich als Ökokram abtun: essen, was gerade reif wird, hin und wieder barfuß laufen und die Erde unter den Füßen spüren, abends ab einer bestimmten Zeit das Smartphone ausschalten, nicht innerhalb von drei Minuten auf eine E-Mail antworten und jede Woche einen echten Ruhetag einlegen.

Wir haben nicht nur bezüglich unserer Ernährung, sondern für unsere gesamte Lebensweise die Verbindung zu unseren natürlichen Instinkten verloren. Dabei weiß Mutter Natur es meiner Ansicht nach am besten.

Bis vor Kurzem haben wir Erkältungen noch mit Knoblauch, Zitronen und viel Ruhe behandelt. Heute nehmen wir Medikamente und hasten weiter, weil die Arbeit unmöglich liegen bleiben kann. Vor dem Urlaub erledigt man unter Hochdruck das dreifache Pensum, und wenn man wiederkommt – meist erschöpfter als zu Urlaubsbeginn –, wartet dennoch stapelweise Arbeit. Sobald wir einen Schritt zurücktreten und all dies mit etwas Abstand betrachten, sieht es so aus, als hätten wir den Verstand verloren. Man muss sich schon sehr bewusst für ein anderes Leben entscheiden, das der Gesundheit in jeder Hinsicht zuträglicher ist. Mit vollwertigen Lebensmitteln sind wir besser ernährt, und letztlich sind es die Nährstoffe, die uns am Leben erhalten. Mehr unverplante Zeit nährt unsere Beziehungen, und damit sind wir in der Regel glücklicher und netter zu uns selbst und unseren Mitmenschen.

Ohne es zu merken, verlangen wir von unseren Drüsen und Organen – von Leber, Gallenblase, Nieren, Nebennieren, Schilddrüse, Eierstöcken, Gebärmutter, Gehirn und Verdauungssystem – in diesem Moment, dass sie unser Tempo mitmachen. Ein Leben auf der Überholspur geht selbstverständlich nicht folgenlos an uns vorbei. Dieses Buch beruht auf meinen Beobachtungen und Überlegungen sowie auf wissenschaftlichen Erkenntnissen, was diese Phase der Evolution uns abverlangt und unserer Gesundheit antut.

Unser Nervenkostüm ist nicht dazu geschaffen, ständigem Druck (ob eingebildet oder real) standzuhalten. Auch mit Fertigprodukten und sitzender Lebensweise vor dem Computer samt Kopfhörer im Ohr kommt der menschliche Körper auf Dauer nur schlecht zurecht. Wie ich schon sagte, ist dies nur die Spitze eines unrühmlichen, aber unglaublich faszinierenden Eisbergs. Frauen müssen wissen, was diese Entwicklung für sie bedeutet und warum sie so leicht unter Dauerstress geraten. Bewusstmachung ist ein erster Schritt. Manches in diesem Buch wird Ihnen vermutlich neu sein, anderes wird Sie an das erinnern, was Sie bereits wussten.

Bei der Arbeit an diesem Buch habe ich auf Beispiele und wahre Geschichten von permanent gestressten Frauen aus allen Schichten und mit unterschiedlichstem Hintergrund zurückgegriffen. Häufig beschreibe ich die berufstätige, heterosexuelle Mutter. Es gibt jedoch in Bezug auf Arbeit, Leben, sexuelle Ausrichtung, Beziehungsstatus und sozioökonomische Situation eine Vielzahl anderer Szenarien mit oder ohne Kinder. Meine Beispiele sollen lediglich als Augenöffner dienen, doch ich möchte ausdrücklich darauf hinweisen, dass ich dabei auch verallgemeinere und nur das erzähle, was ich am häufigsten höre. Und das ist natürlich nur eine Seite der Geschichte.

Mir ist bewusst, dass auch Männer unter Dauerstress leiden. Da sich die männliche Psyche jedoch durchaus von der weiblichen unterscheidet, konzentriere ich mich in diesem Buch bewusst auf Frauen. Das bedeutet nicht, dass mir die Männer egal wären. Ich glaube auch keineswegs, dass ihre Gesundheit gegen Druck und Stress immun ist. Vielmehr möchte ich ausdrücklich ausloten, warum Frauen gehetzter leben als je zuvor und welche Folgen dies für sie hat. Und natürlich biete ich Hinweise und Strategien an, um diesen Zustand zu ändern.

Ein Tag hat nur 24 Stunden. Wie Sie diese Zeit gestalten, liegt ganz bei Ihnen. Die Wahrnehmung, was man an einem Tag alles zu tun hat, ist sowohl von der eigenen Biochemie als auch von den eigenen Überzeugungen geprägt. Sie können ganz neue Einsichten in beides gewinnen. Ich lade Sie zu einer Reise ein, auf der Sie ein ganz neues Verständnis für Ihre Gesundheit entwickeln können. Vor allem aber können Sie mit den hier vermittelten Strategien und Ritualen Ihre gesundheitliche Zukunft maßgeblich verändern.

Selbsttest: Sind Sie eine Rushing Woman?

Die nachfolgende Checkliste hilft bei der Feststellung, ob auch Sie an dem Rushing-Woman-Syndrom leiden.

Wie viele dieser Punkte treffen auf Sie zu? Zählen Sie mal die Anzahl der Aussagen, in denen Sie sich wiederfinden, und lesen Sie dann in der unten stehenden Dauerstress-Skala unter der passenden Rubrik nach.

Die Frau unter Dauerstress

- liebt ihren Kaffee und hat das Gefühl, dass ihr etwas fehlt, wenn sie ihren Kaffeekonsum reduziert; sie hält Kaffee für einen Energiespender, der das Gehirn oder den Darm in Gang bringt
- antwortet »viel zu tun« oder »gestresst«, wenn man sie fragt, wie es ihr geht
- hat normalerweise Stresshormone (Adrenalin und Cortisol) im Blut
- hat einen niedrigen Progesteronspiegel
- hat Probleme mit der Periode, zum Beispiel Symptome des polyzystischen Ovarsyndroms, starke, klumpige Blutungen, unregelmäßige Blutungen, typische Beschwerden des prämenstruellen Syndroms (PMS) oder massive Menopausenbeschwerden
- entwickelt leicht Heißhunger auf Zucker (besonders am Nachmittag und kurz vor der Menstruation)
- fühlt sich oft überfordert
- hat ein schlechtes Kurzzeitgedächtnis
- hat den Eindruck, dass der Tag immer zu wenig Stunden hat
- neigt zu Überreaktionen, selbst wenn sie es äußerlich nicht zeigt
- ist oft ausgepowert und gleichzeitig wie aufgedreht
- hat eine Schilddrüse, die mal überaktiv, mal unteraktiv reagiert
- kann sich nicht ruhig hinsetzen, sonst fühlt sie sich gleich schuldig … außer wenn sie völlig übermüdet ist … dann setzt sie sich hin, fühlt sich aber immer noch schuldig
- schläft zu wenig
- schläft manchmal nicht gut
- verzichtet auf Schlaf, damit sie spät nachts noch etwas erledigen kann
- ist reizbar oder fügt sich zähneknirschend
- reizt beim Autofahren die Geschwindigkeitsbegrenzung aus, ob es nötig ist oder nicht
- fragt sich, warum alle anderen so langsam fahren, ob es stimmt oder nicht
- hat keine Zeit für sich selbst und erzählt anderen, das wäre selbstsüchtig, ein Luxus, den sie sich unmöglich erlauben kann

- hat eine Aufgabenliste, die einfach niemals kürzer wird, und das stört sie
- gerät leicht in Panik
- hat oft Verdauungsprobleme wie Blähungen oder typische Reizdarmsymptome
- ist furchtbar erschöpft, besonders nachmittags (dann ist sie völlig am Ende und hält Zucker, Koffein oder Alkohol für die Rettung)
- übersieht leicht die besonderen Momente des Lebens, denn ihr Leben kommt ihr vor allem chaotisch vor
- lacht weniger als früher
- hat Schwierigkeiten, sich ohne ein Glas Wein zu entspannen
- ist so zerstreut und durcheinander, dass ihr dieser Dauerzustand erst auffällt, wenn sie zufällig mal einen wachen Tag hat
- macht sich Vorwürfe, sie wäre als Frau/Mutter/Freundin nicht gut genug
- heischt ständig um Liebe oder Anerkennung, ob sie es merkt oder nicht
- fühlt sich ohne ihr Smartphone unvollständig: sie prüft ständig, ob sie auch keine wichtige Nachricht verpasst hat; sie nimmt das Gerät mit zur Toilette
- nimmt sich im Urlaub fest vor, sich endlich mal auszuruhen, kommt aber keine Sekunde zur Ruhe; die Ferien sind nur eine Verlängerung ihres üblichen Lebens
- ist nach einem Kurzurlaub noch erschöpfter als vorher
- atmet in kurzen, flachen Zügen und gerät leicht außer Atem; seufzt viel
- hat entweder wenig oder (besonders nachts) ungezügelten Appetit
- wirft gern anderen vor, ihr noch mehr Arbeit zu machen oder sie zu stressen, dabei macht sie sich den meisten Stress selbst
- versucht tagsüber, so viel wie möglich zu schaffen, und erwischt sich, wie sie auf der Toilette, an der Ampel oder spät abends noch ihre E-Mails liest
- findet Schuldgefühle ganz normal
- bittet nur selten um Hilfe
- kann nicht gut Nein sagen, und wenn doch, fühlt sie sich schuldig

Auswertung:

0 Punkte: Dieses Buch ist nicht für Sie bestimmt. Bitte lesen Sie trotzdem weiter, denn höchstwahrscheinlich ist die eine oder andere Freundin betroffen!

1 bis 4 Punkte: Sie sind keine Rushing Woman. Dennoch können Sie beim Lesen dieses Buches die Bereiche Ihres Hormonsystems identifizieren, die Unterstützung vertragen könnten. Beim PMS könnten Sie beispielsweise die dort empfohlenen Strategien ausprobieren.

5 bis 7 Punkte: Sie sind auf dem besten Wege zu einer Rushing Woman! Setzen Sie die empfohlenen Maßnahmen für mehr körperliche und emotionale Gesundheit um, damit die Punktezahl sinkt und es Ihnen bald besser geht.

7 und mehr Punkte: Willkommen im Club! Schön, Sie kennenzulernen. Beim Abstieg vom Stressberg bilden die hier empfohlenen Maßnahmen das perfekte Geländer.

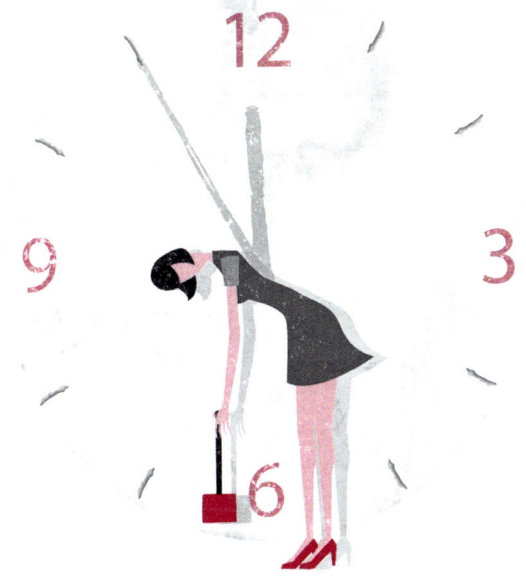

Kapitel 1
Das Rushing-Woman-Syndrom

Frauen unter Dauerstress

Der von mir geprägte Begriff des Rushing-Woman-Syndrom umfasst die biochemischen Auswirkungen und die gesundheitlichen Folgen, die für Frauen aus ständiger Hetze und andauerndem Stress erwachsen. Ich spreche daher auch manchmal vom Immer-in-Eile-Syndrom oder vom Dauerstress-Syndrom. Dabei spielt es keine Rolle, ob eine Frau aktuell zwei oder 200 Punkte auf ihrer To-do-Liste hat. Im Vordergrund steht die Wahrnehmung, dabei ständig unter Druck zu sein. Sie muss immer in Topform sein und reibt sich täglich in dem Versuch auf, alles zu schaffen. Schließlich gibt es immer so viel zu tun, und sie hat nur ganz selten das Gefühl, alles bestens im Griff zu haben. Schlimmer noch: Ein tief empfundenes Bestreben, das Leben bis ins Detail zu steuern, kann ihr das Gefühl vermitteln, nicht einmal sich selbst im Griff zu haben. Manchmal ist sie so überfordert, dass sie glaubt, sie könne das nicht mehr bewältigen. Nicht jede Frau gibt solch ein Gefühl offen zu. Viele behalten es für sich und verschließen es in ihrem wie zugeschnürten Magen. Wenn die Sexualhormone jetzt nicht aus dem Takt geraten, hat man noch Glück, doch die meisten Frauen reagieren an diesem Punkt mit starken Menstruationsbeschwerden oder unregelmäßigen Blutungen. Frauen, die derart überfordert in die Menopause eintreten, klagen über massive Beschwerden.

Für diejenigen Frauen, die ich liebevoll als »Schilddrüsentypen« bezeichne, ist Kaffee das Lebenselixier. Ohne Kaffee geht gar nichts! Sie behaupten, ohne Kaffee nicht klar denken zu können, durch Kaffee einen kleinen Energieschub zu bekommen (besser als nichts) und damit den Darm in Schwung zu bringen. Fast immer sagen sie, Kaffee würde sie glücklich machen. Schilddrüsentypen sind weniger angespannt als andere. Sie brauchen reichlich Koffein, bis sie unter Strom stehen, denn sie sind normalerweise abgespannt und müde bis in die Knochen. Die meisten dauergestressten Frauen hingegen sind angespannt, sie werden erst im Laufe des Nachmittags richtig müde und bauen üblicherweise am späten Nachmittag oder frühen Abend massiv ab. Wenn sie jedoch bis nach 22 Uhr aufbleiben, erzählen sie häufig von einem zweiten Kick und kommen dann nur sehr schwer vor zwei Uhr früh zur Ruhe.

Die körperliche Gesundheit der dauergestressten Frau

Permanenter Stress beeinträchtigt diverse körperliche Systeme, darunter

- das Nervensystem,
- das endokrine System mit
  - Nebennierendrüsen (die Stresshormone erzeugen),
  - Eierstöcken,
  - Schilddrüse und
  - Hypophyse (als Schaltzentrale im Gehirn),
- und das Verdauungssystem.

Jedes einzelne oder alle dieser Systeme können durch ständige Hetze in Mitleidenschaft gezogen werden. Wird nur eines davon behandelt, geht es der Betroffenen zwar besser, doch wenn das zu hohe Tempo anhält, leidet die Gesundheit weiterhin. In diesem Buch geht es in erster Linie um eine funktionierende Biochemie. In den einzelnen Kapiteln erfahren Sie nicht nur, wie man feststellt, welches System besonderer Aufmerksamkeit bedarf, sondern auch, wie man es unterstützen kann.

Wenn die Biochemie aus dem Takt gerät (zum Beispiel die Sexualhormone), kann es sehr schwierig sein, das persönliche Wohlbefinden zu beeinflussen. Manche Frauen fühlen sich ständig überfordert, brechen wiederholt in Tränen aus oder werden zum wandelnden Pulverfass. Auch eine wilde Mischung solcher Symptome ist möglich. Der Körper erhält ständig Signale von außen aus der Umgebung sowie aus dem Körperinneren, die ihm mitteilen, welche Botenstoffe (Hormone) er gerade erzeugen soll. Sich diese Signale bewusst zu machen, ist ein wichtiger Beitrag zur Entschleunigung und hilft bei der Erkenntnis, dass keineswegs alles schon gestern hätte erledigt sein müssen.

Der folgende Text ist ein von mir verfasster Zeitungsartikel, der bei den Leserinnen einige Aha-Erlebnisse auslösen konnte.

Das Rushing-Woman-Syndrom

Atmen Sie tief durch und begleiten Sie mich auf einer kurzen Entdeckungsreise zu den Zusammenhängen von Nahrung und Hormonen, Gedanken und Wahrnehmung, Energie und Vitalität. Die Details können sich unterscheiden, doch Sie werden schnell verstehen, worum es hier geht.

Ein typisches Muster, das ich in Bezug auf die Nahrungsaufnahme regelmäßig beobachte, sieht so aus: Sie stehen morgens auf, löffeln rasch Ihre Frühstücksflocken in sich hinein und eilen zur Arbeit. Der Blutzucker steigt rasant an und die Bauchspeicheldrüse reagiert mit der entsprechenden Insulinausschüttung. Das ist an diesem Tag Fettspeicherfalle Nummer 1. Angesichts Ihrer vielen Termine und des hohen Arbeitspensums atmen Sie den ganzen Morgen nur flach, schaffen aber trotzdem nicht die ganze To-do-Liste. Nach dem morgendlichen Zuckerhoch sinkt der Blutzucker am späten Vormittag deutlich ab. Darunter leidet die Konzentration und irgendwann stellen Sie erleichtert fest, dass es schon halb elf ist. Bisher haben Sie zwar nur die wichtigsten E-Mails erledigt (zu den weniger wichtigen dringen Sie ohnehin niemals vor), aber jetzt ist wenigstens eine Kaffeepause drin, ob mit den Kollegen oder allein. Also ab in die Cafeteria oder zum Kaffeeautomaten.

Dieses Verlangen samt dem duftenden Muffin und dem großen Latte macchiato rechtfertigen Sie vor sich selbst mit all dem, was heute noch ansteht. Außerdem wollen Sie ja später noch zum Sport. Und schon tappen Sie dank Kaffee und Muffin in Fettspeicherfalle Nummer 2. Sie setzen sich wieder an den Schreibtisch, doch nach ein bis zwei Stunden werden Sie wieder unruhig und freuen sich aufs Mittagessen, denn das Blutzuckerhoch nach dem zweiten Frühstück ist vorüber. Der nächste Blick auf die Uhr zeigt: Mittagszeit. Nichts wie los!

Sie wissen zwar, dass es Ihnen an den Tagen besser geht, an denen Sie mittags kein Brot essen, aber Sie haben schließlich viel zu tun, also muss es schnell gehen. Ein Sandwich, ein Bagel oder ein belegtes Brötchen sind immer das Einfachste und ruckzuck vertilgt. Danach fehlt noch ein kleiner Nachtisch. Hmmm. Schokolade? Nein, jetzt noch nicht. Aber ein Stück Obst, das ist gesund! Und schon steigen Blutzucker und nachfolgend auch das Insulin wieder deutlich an (Fettspeicherfalle Nummer 3 an diesem Tag). Eine halbe Stunde später sind Sie völlig erledigt, fühlen sich kugelrund und sind frustriert. Tatsächlich sind es nur Blähungen, aber das unangenehme Gefühl im Bauch und sein Anschwellen führen dazu, dass Sie sich als Tonne betrachten. Weil Sie mit anderen zusammen im Büro arbeiten, achten Sie natürlich darauf, bloß kein Lüftchen entweichen zu lassen. Dafür sind Ihre Kolleginnen zwar sicher dankbar, aber die Blähungen (und damit die Bauchgröße) werden im Laufe des Nachmittags stärker.

Die Vorwürfe, die sich Frauen jetzt machen, sobald ihnen bewusst wird, was sie an diesem Tag alles gegessen haben, sind unglaublich schädlich für Gesundheit, Cortisolspiegel und Taille. Sie kommen sich vor, als hätten sie den ganzen Morgen nur gefuttert und auf ihrem Hintern gesessen. Dann denken Sie an das Kleid, das Sie eigentlich in drei Wochen bei dem besonderen Anlass tragen möchten. Auch wenn Sie bisher nichts weiter als Ihr Frühstück, einen Muffin, einen Kaffee und ein Brötchen zu sich genommen haben, kommen Ihnen Ihre Oberschenkel gerade besonders wabbelig vor. Sie werden nie in dieses Kleid passen, und obwohl Sie ja eigentlich abends noch zum Sport wollten, wird Ihnen jetzt klar, dass Sie heute früh viel zu wenig erledigt haben. Also machen Sie lieber Überstunden als Sport. Dabei kostet die Mitgliedschaft im Fitnessstudio einen Haufen Geld, und Sie waren schon drei Monate nicht mehr dort. Sie sind eine echte Versagerin! Prompt denken Sie wieder an die »Unmengen«, die Sie (aus Ihrer Sicht) an diesem Tag schon gegessen haben, und Sie hassen sich und Ihren dicken Bauch. Da! Ein Geistesblitz! Bei diesem Gedanken geht es Ihnen sofort besser. Plötzlich haben Sie wieder die Oberhand. Was dachten Sie da gerade im Nachmittagsloch mit Blähbauch an Ihrem Schreibtisch? Sie lassen den Nachmittagskaffee samt Keksen aus. Sofort geht es Ihnen besser, denn so können Sie den vermeintlichen Fressanfall und den dicken Bauch wieder ausgleichen. Welch ein Glücksmoment für das gepeinigte Gehirn einer Frau, die sich um ihre Figur sorgt!

Andererseits war Ihre Blutzucker- und Insulinkurve am Morgen eine wilde Achterbahnfahrt – glauben Sie, das hört jetzt auf, nur weil Sie beschlossen haben, die nächste Zwischenmahlzeit zu streichen? Was sollte das Ihren Blutzucker kümmern? Zwischen drei und vier Uhr ist er wieder im Keller und Sie sind erschöpft. Die kurzfristige Erleichterung dank des Entschlusses »Fasten bis zum Abendessen« ist längst wieder verpufft und Sie haben das Gefühl zu verhungern. Was denken Sie, was der Körper bei einem derart niedrigen Blutzuckerspiegel fordert? Richtig: Zucker! Nichts hilft schneller, und das weiß unser auf Überleben getrimmtes biochemisches System ganz genau.

Aber Sie wollten doch nichts mehr essen! Und trotzdem stehen Sie kurz davor, die guten Vorsätze über den Haufen zu werfen. Wenn Sie jetzt nachgeben und etwas essen, brechen Sie Ihren Vorsatz, und welches Gefühl kommt dann hoch? Schuld. Und welches Stresshormon schüttet der Körper bei Schuldgefühlen aus? Cortisol. Nur leider ist Cortisol – im Übermaß erzeugt – ein weiteres Fettspeicherhormon. Was für ein ermüdender Teufelskreis! Ach so, müde sind Sie natürlich auch, das hätte ich fast vergessen.

Also geben Sie nach und essen etwas Süßes, was auch immer gerade verfügbar ist. Manche Frauen richten sich zu diesem Zeitpunkt lieber mit dem zweiten Kaffee wieder auf. Das ist um diese Zeit allerdings nur selten ein schwarzer Kaffee, sondern praktisch immer eine Spezialität mit Milch ... Sie brauchen jetzt eben etwas »Nahrhaftes«! Wer sich mit Kaffee begnügt, kommt sich besonders stark vor, weil man ja immerhin nichts gegessen hat. Trotzdem wissen auch diese Frauen eigentlich genau, dass mehr Kaffee nicht die Lösung sein kann. Das erzählen mir meine Klientinnen Tag für Tag. Dennoch trösten sie sich mit dem Gedanken: »Immerhin habe ich nichts gegessen.«

Diejenigen, die doch etwas essen, reagieren zunächst erleichtert, weil der Blutzuckerspiegel wieder steigt (und mit ihm das Insulin). Fettspeicherfalle Nummer 4 an diesem Tag. Und damit setzt das innerliche Tadeln wieder ein: »Du bist ein hoffnungsloser Fall. Du hast keine Selbstdisziplin. Sieh dir nur deinen Bauch an!« Das ist das »Soll ich, soll ich nicht, ich wollte nicht, ich hab's aber trotzdem getan«-Syndrom, das bei Frauen unter Dauerstress häufig auftritt. Und wenn Sie um halb sieben immer noch am Schreibtisch festhängen, weil Sie endlich die Arbeit fertigstellen müssen, die Sie vor lauter Nachdenken über Essen und Sport und Kleid und Bauch und bloß nicht Pupsen im Laufe des Tages nicht erledigt haben, mault es aus derselben Ecke im Kopf, dass Sie heute wieder nicht zum Sport kommen, weil es schon so spät ist. Aber die Arbeit ist immer noch nicht geschafft, und wenn Sie bis Viertel nach sieben arbeiten, ist zu Hause noch nichts zu essen, also müssen Sie noch einkaufen, und dann wird es acht, bis Sie zu Hause sind, und dann dauert es ewig, bis das Gemüse geschnippelt ist, und dann müssen Sie noch kochen, essen und abwaschen, und bis das alles fertig ist, ist es bestimmt halb zwölf, und Sie haben zu Hause bestimmt noch mehr zu tun. Außerdem müssen Sie morgen früh noch Haare waschen, und dafür müssen Sie früher aufstehen, und damit geht das alles von vorne los ... Und dann wundern Sie sich, warum Sie partout nicht abnehmen, wo Sie doch gar nicht so schlecht essen, und wieso Sie immer so erschöpft sind. Die Gründe liegen in Ihrer Biochemie und in Ihrer Psyche, garniert mit Schlafmangel – eine hervorragende Mischung! Diese Kombination fördert nun einmal eher die Fetteinlagerung als die Fettverbrennung und damit eine ständiges Auf und Ab von Energielevel und Zufriedenheit.

Jede Frau ist anders, doch die Muster sind ähnlich

Viele Frauen kennen dieses typische Muster. Manches habe ich vielleicht ein wenig überspitzt dargestellt (wenn auch nicht allzu sehr!), und natürlich gibt es zahllose Varianten, die Kinder, Partnerschaft, Eltern, Freunde oder andere Arbeitsplätze umfassen. Dennoch begegnen mir tagein, tagaus Frauen, die diese Spirale bestens kennen. Manchmal liegen erhebliche, traumatische Stressfaktoren vor, manchmal nicht – aber stets ist es ein unablässiges Jonglieren ohne jede Pause. Betroffen sind in erster Linie erwachsene Frauen zwischen 25 und 65, wobei die 30- bis 55-jährigen sich in der Beschreibung besonders gut wiederfinden. Häufig steckt der Wunsch dahinter, es allen Recht zu machen und rundum »nett« zu sein – ein Verhalten, das von klein auf belohnt wurde. Sie wollen, dass man Sie gern hat, und es fühlt sich gut an, für andere da zu sein. Es fällt Ihnen schwer, sich selbst an die oberste Stelle zu setzen, und wenn Sie es doch tun, stellen sich nagende Schuldgefühle ein. Sie sind erschöpft, und nur solange Sie von Adrenalin getrieben sind, können Sie diese Erschöpfung ausblenden.

Der Hormoncocktail, der beim Dauerstress-Syndrom ausgeschüttet wird, besteht vor allem aus Cortisol und Insulin. Diese katastrophale Mischung stört die Progesteronproduktion. Dadurch kommt es zu einer Östrogendominanz mit starken, klumpigen Blutungen und PMS-Beschwerden. Dies wiederum bremst die Schilddrüsenfunktion, also trinken die Betroffenen mehr Kaffee oder mehr Wein oder beides, um schneller auf Touren zu kommen oder sich wieder zu beruhigen. Die Leber leistet täglich Überstunden, und natürlich isst unter solchen Umständen niemand genug grünes Blattgemüse. Einschließlich Gefühlschaos haben wir damit das perfekte Rushing-Woman-Syndrom.

Ein erster Lösungsansatz wäre nun eine gezielte Ernährungsumstellung, damit sich Blutzucker- und damit auch Insulinspiegel stabilisieren können. Mit einer besseren Ernährung ist es jedoch noch nicht getan. Denn dieses Gefühl, permanent unter Strom zu stehen, auch wenn man sich eigentlich eingestehen könnte, dass es dafür keinen Grund gibt (sofern man denn die Zeit dazu fände), und das unbewusste Bedürfnis, nett zu sein, und die ständige Selbstkritik ... das alles sind Faktoren, die dazu führen, dass wir das Falsche essen und trinken. Mädels, es ist höchste Zeit zu entschleunigen.

Die Psyche der dauergestressten Frau

Bei einer Rushing Woman sind keineswegs nur die Hormone aus dem Gleichgewicht geraten. Keine Frau war schon immer so. Niemand ist so geboren! Dieses irrwitzige Tempo ist erlernt.

Vermutlich erinnern Sie sich an eine Zeit in Ihrem Leben, in der alles irgendwie einfacher war. Vielleicht sehnen Sie sich nach diesem Gefühl zurück. Aber wenn Frauen dann überlegen, was sie in ihrem gegenwärtigen Leben ändern könnten, wissen sie nicht, wo sie anfangen sollen, weil irgendwie alles mit allem zusammenhängt. Es erscheint so kompliziert! Ein Beispiel: »Wenn ich mache, was ich wirklich will – weniger arbeiten und mehr Zeit mit den Kindern verbringen –, dann können wir den Kredit und die Rechnungen nicht mehr bezahlen. Also kann ich nicht Teilzeit arbeiten. Aber ich bin erschöpft, und dabei ist mir bewusst, dass mein Mann mindestens ebenso unter Druck steht. Wenn ich dann beruflich kürzer trete, ist der finanzielle Druck auf ihn noch höher, und ich mache mir jetzt schon Sorgen um seine Gesundheit, seinetwegen und natürlich wegen der Kinder, also ist es einfacher, wenn bei mir alles so weitergeht.« Wissen Sie, wie oft ich eine solche Aussage schon gehört habe? Tausendfach! Ich gebe zu, ein Teil von mir möchte den Leuten dann raten, ihr Haus zu verkaufen, etwas Kleineres anzuschaffen, weniger auszugeben und die materiellen Ansprüche zurückzuschrauben. Denn ich habe noch kein Haus gesehen, das wertvoller wäre als die eigene Gesundheit. Aus allem, was ich beobachtet und auch selbst erlebt habe, kann ich nur sagen: Kein Haus ist diesen Preis wert. Das ist natürlich nur ein Beispiel, doch es geht mir darum, dass unser Wunsch, besser auf uns zu achten, uns mitunter wie ein unerreichbarer Traum erscheint.

Doch jedes noch so verknotete Knäuel hat zwei Enden. Suchen Sie eines dieser Enden, und wenn Sie dann nicht auf eigene Faust weiterkommen, bitten Sie um Hilfe.

Das heutige Lebenstempo hat uns definitiv in eine neue Dimension mit nie dagewesenen Zwängen und einer ganz neuen Intensität katapultiert. Unsere Mütter und Großmütter mussten jedenfalls nicht aufs Smartphone sehen und noch Mails beantworten, nachdem die Küche aufgeräumt und der Berg Wäsche gebügelt war. Ja, die Zeiten haben sich geändert. Unsere Mütter hatten ihre eigenen Methoden, auf die Zwänge von damals zu reagieren. Vielleicht gaben sie zu viel Geld aus, wenn sie Geld hatten, oder sie aßen zu viel. Manche tranken zu viel Alkohol, andere wirkten äußerlich zufrieden, waren innerlich jedoch krank vor Sorge. Seit jeher haben Frauen Angst, »in Schwierigkeiten« zu kommen oder andere »im Stich zu lassen«. Doch heute entwickelt sich dank der technischen Möglichkeiten mit immer mehr und immer schnellerem Input und einer entsprechenden Erwartungshaltung ein zusätzliches – und aus meiner Sicht noch gesundheitsschädlicheres – Reaktionsmuster, das typisch weiblich ist. Und darunter leiden Nerven-, Sexual- und Verdauungssystem der Frauen wie nie zuvor. Doch was ist das? Wie stellt sich ein solches Reaktionsmuster, das schon vor der heutigen Dauerstress-Belastung existierte und dadurch nur sichtbarer wurde, für eine Gesundheitsexpertin wie mich dar?

Warum? Das ist hier die Frage!

Ich stelle das jetzt provokativ in den Raum: Das Dauerstress-Syndrom der Frauen ergibt sich aus dem unablässigen Streben danach, sich nie zurückgewiesen zu fühlen.

Dieses innerste Bedürfnis, keine Zurückweisung zu erleben, haben die meisten Frauen schon als kleines Mädchen entwickelt. Es beruht auf einem bestimmten Gesichtsausdruck der Mutter, auf der Ungeduld, mit denen die Eltern uns das Wort abgeschnitten haben, wenn wir gerade etwas Wichtiges sagen wollten, auf dem merkwürdigen Verhalten des Vaters, wenn er zu viel getrunken hatte. Aus derartigen und vergleichbaren, ganz persönlichen Szenarien schließt ein Kind, dass die Eltern es nicht lieben und dass es anders sein müsste, als es ist, um geliebt zu werden. In der Folge bemüht es sich auf bestimmten Ebenen den Rest seines Lebens mit aller Kraft darum, dieses Gefühl (ausgeschlossen, ungeliebt, ausgestoßen, verlassen oder vernachlässigt zu sein) auf gar keinen Fall wieder aufkommen zu lassen. Also geben wir uns Mühe, nett zu sein. Zu allen und jedem. Wir können nicht schlafen, wenn wir glauben, jemanden geärgert zu haben. Und wenn eine Frau unbedingt ihren Mann oder ihre Lebenspartnerin zufriedenstellen muss, ist sie eher darauf aus, Zurückweisungen auszuweichen, die früher vom Vater ausgingen. Wenn der Partner auf der Liste der Menschen, denen man unbedingt gefallen muss, nicht ganz oben steht, besteht eine größere Furcht vor Zurückweisungen durch das weibliche Rollenmodell, normalerweise der Mutter.

Viele Turbofrauen sind konfliktscheu. Sie geben sich große Mühe, Streitigkeiten aus dem Weg zu gehen und »den Frieden zu wahren«, selbst wenn sie dafür Tatsachen verdrehen müssen. Ich wundere mich immer wieder, wie viele berufstätige (!) Frauen ihre Männer über ihre Ausgaben belügen. Zum Beispiel berichtete mir eine lebenslustige Freundin vom Einkaufsbummel am Wochenende, bei dem sie Stiefel, einen Schal und die Handtasche erstanden hat, die sie schon lange im Auge hatte … und wie sie dann die Stiefel und die Tasche vor dem ersten Tragen bearbeitet hat, damit ihr Mann bloß nicht merkt, dass sie neu sind, und nach dem Preis fragt. Eine andere Freundin änderte mal mit Filzstift den Preis auf dem Etikett eines neu gekauften Tops, damit es so aussah, als wäre es reduziert gewesen. Auf meine Frage, was denn passieren würde, wenn er herausfände, dass sie den vollen Preis bezahlt hätte, sagte sie: »Dann bekäme ich Ärger« – und das von einer erwachsenen Frau, die sich mit harter Arbeit ein eigenes Geschäft aufgebaut hat. Beobachten Sie ab sofort Ihr eigenes Verhalten. Vielleicht schreiben Sie keine Preisschilder um, aber Sie haben bestimmt andere Strategien, um Konflikte zu umgehen.

Stress bringt den Körper aus dem Gleichgewicht

Körperliche Stressfaktoren – zu wenig Nährstoffe in unserer Nahrung, Schlafmangel, zu viele Speisen und Getränke, die eine optimale Leberfunktion beeinträchtigen – und psychische Stressfaktoren – aus dem pausenlosen Drang heraus, anderen zu gefallen und keine Zurückweisung zu erleben – treiben unsere Nebennieren, in denen Stresshormone produziert werden, zu Höchstleistungen an. Und eine dauerhafte Erhöhung der Stresshormone bringt das Gleichgewicht der Sexualhormone massiv durcheinander. Auf diese Zusammenhänge gehen wir später noch näher ein. Vorerst müssen Sie nur wissen, dass man etwas dagegen tun kann. Darum habe ich dieses Buch geschrieben. Begleiten Sie mich auf einer Reise, die Körper, Geist und Psyche berühren wird. Lassen Sie sich herausfordern und mit der Wahrheit konfrontieren, bis Sie die Zusammenhänge im Detail durchschauen und am Ende verstehen, dass der ersehnte Frieden wirklich in uns selbst ruht.

In der Notfallmedizin kennt man das Konzept der Triage, bei dem Patienten nach der Dringlichkeit der Versorgung eingestuft werden. In meinen Augen sind Frauen den ganzen Tag genau damit beschäftigt: Im Alltag überlegen wir meist pausenlos, wer gerade am meisten Aufmerksamkeit von uns benötigt … die Kinder, der Mann, die Arbeit, die beste Freundin, die Mutter, der nette Nachbar, die nicht so nette Nachbarin, der kranke Freund, der überquellende Mülleimer … Wir selbst tauchen auf dieser Liste oft gar nicht auf. Doch wenn ich Frauen fragen müsste, ob sie sich selbst vielleicht aus reinem Altruismus ausgelassen hätten, lautete die spontane Antwort in den meisten Fällen: »Nein! Ich habe bloß keine Zeit.« Wenn wir uns jedoch keine Zeit für uns selbst nehmen, haben wir bald auch nichts mehr zu geben.

Wenn wir uns keine Zeit für uns selbst nehmen,
haben wir bald auch nichts mehr zu geben.

Als ich mit der Arbeit an diesem Buch fast fertig war, erzählte mir eine Freundin von einem Film, den ich unbedingt sehen müsse: »Der ganz normale Wahnsinn – Working Mum«. Ich hatte mich damals längere Zeit völlig von der Außenwelt abgekapselt, um im Schreibmodus zu verharren, und hatte nichts von dem Film mitbekommen. Ich wusste auch nicht, dass er auf dem Roman »Working Mum« von Allison

Pearson beruhte. Als begeisterte Leserin stieß ich kurz darauf in meiner Lieblingsbuchhandlung auf den Titel und griff sofort zu. Ich wollte, wie normalerweise immer, unbedingt erst das Buch lesen und dann den Film sehen. Aber ich hatte keine Zeit zum Lesen, denn ich musste schließlich mein Manuskript pünktlich abliefern. Eine Lesepause konnte ich mir nicht leisten! Aber! Als absoluter Bücherwurm schlug ich das Buch auf und las eine beliebige Seite, nur eine klitzekleine Passage. Was da stand, war so passend, dass ich es mit Ihnen teilen möchte. Der kurze Text beschreibt so phantastisch, welch ein ständiger Drahtseilakt die Hektik und das Jonglieren mit den unaufhörlichen Aufgaben für die meisten Frauen darstellt:

»Stressekzem, hat die Ärztin gesagt. ›Haben Sie sich mal Gedanken darüber gemacht, was den Druck in Ihren unterschiedlichen Lebensbereichen mindern könnte, Kate?‹ Okay, lassen Sie mich nachdenken: eine Hirntransplantation, ein Lottogewinn, ein umprogrammierter Ehemann, der begreift, dass Sachen, die unten an der Treppe abgestellt worden sind, für gewöhnlich die Treppe hochgetragen werden müssen.«

Frauen finden sich sehr leicht in einer Rolle wieder, in der sie sich selbst erzählen, dass sie hart arbeiten, endlos viel zu tun haben und ein richtig schweres Leben führen. Ich weiß das. Aus eigenem Erleben. Und man gibt gern den anderen die Schuld daran. Aber wir können nicht die anderen ändern, sondern nur uns selbst. Und wenn Sie innehalten und sich auf diesen speziellen Augenblick konzentrieren, gibt es nur Frieden und Schönheit, und die könnten das ganze Leben durchziehen, wenn es das ist, was Sie wollen. Diese Gegenwart ist immer da, immer verfügbar. Sie wartet nur darauf, dass wir sie wahrnehmen.

Den Moment genießen

Vor Kurzem sah ich, wie eine Freundin eine solche Chance, die Gegenwart wertzuschätzen, verstreichen ließ. Ich machte eine Bemerkung darüber, wie hübsch es aussah, wie die Kleider ihrer drei Kinder frisch gebügelt und ordentlich für den nächsten Schultag am Geländer bereit hingen. Und darunter standen auch gleich die frisch geputzten Schühchen. Als ich zu meiner Freundin, der Mutter, sagte, wie goldig dieser Anblick sei, verdrehte sie (in ihrer unendlichen Erschöpfung) nur die Augen und sagte: »Und täglich grüßt das Murmeltier.« Erst danach begriff sie, was sie getan hatte, indem sie diesen kleinen Moment nicht gewürdigt hatte, sich nicht an dem schönen Anblick an der Treppe erfreut hatte, denn ihre Gedanken waren sofort zum Folgetag gesprungen, dem nächsten Morgen voller Erschöpfung und Chaos, der ihre Zeit und Energie beanspruchen würde. Doch die Schönheit des Lebens und die schönen Momente, die durch das Leben derer entstehen, an deren Entstehen wir beteiligt waren, bleiben bestehen, wenn wir im Moment verharren können, anstatt ihm immer einen Schritt voraus zu sein.

Ja, wir müssen planen und organisieren. Natürlich müssen wir das. Aber der empfundene Stress ist weit weniger schlimm, wenn wir uns die Zeit gönnen, die unendliche Schönheit wahrzunehmen und aufzusaugen, die uns umgibt. Und er lässt sofort nach, wenn wir in uns selbst investieren, wie auch immer wir das anstellen. Wir können dazu ins Café gehen und eine Zeitschrift lesen, uns auf eine Parkbank setzen, uns von der Sonne den Rücken wärmen lassen und dem Vogelgezwitscher lauschen oder den Tag mit Qigong und einem Spaziergang beginnen. Wer das Gefühl ablegen möchte, immer zu wenig Zeit zu haben, muss sich gewisse Freiräume im Leben erobern. Dazu möchte ich Sie ermutigen. Denn dafür gibt es zahllose Gelegenheiten.

Die Geschichte von Frauen und unendlichen To-do-Listen

Einmal hielt ich zusammen mit einem Freund, einem klugen Psychologen, einen Vortrag. Er bat die anwesenden Frauen, ihm zu verraten, was sie unter romantischer Liebe verstünden. Die Mehrheit der Frauen nannte solche Aspekte wie: »wenn er staubsaugt« oder »wenn er den Müll runterbringt, ohne dass ich etwas sagen muss«. Kaum jemand äußerte das, was zu Beginn der Beziehung vielleicht wichtig gewesen wäre, wie zum Beispiel: »er ruft mich nach draußen, um mit mir den Sonnenuntergang zu betrachten«, »ein Blumenstrauß an einem ganz normalen Tag« oder »sein Gesicht strahlt, wenn er mich sieht«. Was mir auffiel, nachdem es in den Kommentaren mehrheitlich um die Hilfe im Haushalt ging, war die Zeitnot, unter der diese Frauen zu stehen glaubten. Wenn das Rausbringen des Mülls zum Inbegriff von Romantik wird, hat man das Gefühl, man hätte zu viel um die Ohren! Sicher hatte keine der anwesenden Frauen geheiratet, weil ihr Mann so gut staubsaugen konnte! Dennoch gilt dies für Frauen als Zeichen seiner Liebe. Ich will keineswegs bestreiten, dass Hilfe ein enormer Beitrag ist und dass man in einer guten Ehe immer ein gutes Team sein sollte. Worauf ich hinauswill, ist etwas anderes: Wenn Romantik sich für Sie am ehesten im Wegbringen des Mülls ausdrückt, dann haben Sie zu viel auf Ihrer To-do-Liste und es wird Zeit für einen Perspektivenwechsel.

Erst seit relativ kurzer Zeit arbeiten Frauen in Berufen, die lange den Vätern vorbehalten waren, ohne jedoch die Aufgaben ihrer Mütter abzugeben. Das Ergebnis ist vielfach eine verzweifelte Doppelschicht. Frauen bewähren sich am Arbeitsplatz genauso wie die Männer, haben aber zugleich Botschaften verinnerlicht, die sie nicht abschütteln können. Frei nach Allison Pearson – im Kopf einer Frau geht es zu wie am Flughafen Heathrow: »Impfungen (impfen oder nicht impfen, das ist hier die Frage), Stundenpläne, Schuhgrößen, Packen für die Ferien, Kinderbetreuung zirkulieren darin und warten auf weitere Instruktionen aus dem Kontrollturm. Wenn Frauen sie nicht sicher zur Landung brächten, na, dann würde die ganze Welt zum Teufel gehen, oder nicht?« Stattdessen zerstören solche »Erste-Welt-Probleme«, wie meine Freundin Amanda sie gerne nennt, allmählich die weibliche Gesundheit. Und das muss nicht sein.

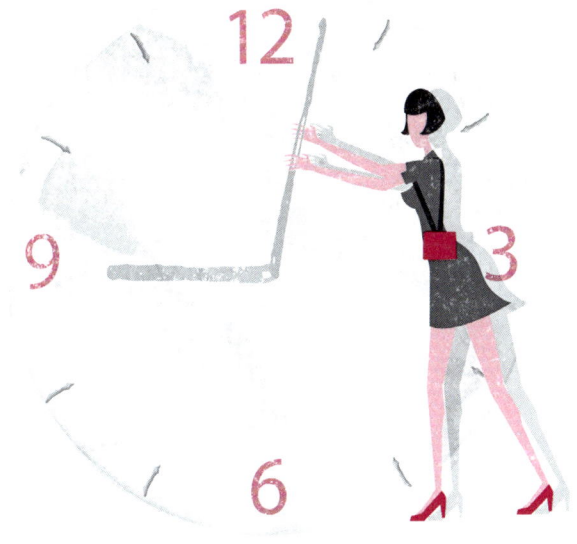

Kapitel 2
Die Rolle des Nervensystems

Einfluss auf Gesundheit, Gewicht und Gelassenheit

Beim Thema Gesundheit und Gelassenheit kommt dem Nervensystem eine zentrale Bedeutung zu. Das Nervensystem setzt sich aus verschiedenen Körperteilen zusammen und umfasst Gehirn, Rückenmark und die Nerven, die das Gehirn mit allen Organen verbinden. Man unterscheidet zwischen dem zentralen Nervensystem (ZNS) und dem peripheren Nervensystem. Ein Teil des peripheren Nervensystems ist das autonome Nervensystem (ANS), auch vegetatives Nervensystem genannt. Das autonome Nervensystem wiederum ist in enterisches Nervensystem (»Bauchhirn«) sowie Sympathikus und Parasympathikus aufgeteilt. Man muss sich all diese Bezeichnungen nicht unbedingt merken. Wichtig ist an dieser Stelle nur, dass der Sympathikus die »Kampf-oder-Flucht«-Reaktion auslöst, wohingegen der Parasympathikus für Ausruhen und Verdauen oder auch »Ruhe und Reparatur« zuständig ist.

Das zentrale Nervensystem wird vom Bewusstsein gesteuert, also von den Gedanken. Wenn Sie zum Beispiel etwas schreiben wollen, entscheiden Sie sich, einen Stift in die Hand zu nehmen und etwas auf Papier zu bringen. Wenn Sie einen Spaziergang machen wollen, treffen Sie Entscheidungen über die Richtung und das gewünschte Tempo. Es ist Ihre Wahl. Das autonome Nervensystem hingegen wird vom Unterbewusstsein gesteuert und ist den Gedanken nicht zugänglich. Es entscheidet selbst, wie schnell das Herz schlägt oder wie rasch Haare und Nägel wachsen. Diese Dinge entziehen sich der bewussten Kontrolle. Sie können nicht einfach aufwachen und beschließen, nächsten Samstag mit taillenlangen Haaren zur Party zu gehen – so klappt das leider nicht. Wenn Sie taillenlange Haare wollen, müssen Sie warten, bis Ihre Haare von allein so lang gewachsen sind. Auf das Tempo haben Sie keinerlei Einfluss.

Unter der alltäglichen Hetzerei leidet vor allem das autonome (vegetative) Nervensystem. Und Sie wiederum sind erheblich davon betroffen, wie das autonome Nervensystem auf Dinge reagiert, die Sie zumeist nicht einmal bewusst registrieren. Bevor wir uns jedoch näher damit beschäftigen, welchen Einfluss das Nervensystem bei Stress auf unsere Gesundheit hat, möchte ich erklären, inwiefern das Nervensystem die körpereigene Fettverbrennung beeinflusst (zumal hartnäckiges Körperfett für viele Frauen ein starker Stressfaktor ist, der sie noch mehr unter Druck setzt). Bei meinen Vorträgen zu diesem Thema freue ich mich jedes Mal, wenn an diesem Punkt plötzlich die Augen meiner Zuhörerinnen aufleuchten und sie in Bezug auf Körpergewicht, Gesundheit und das alltägliche Funktionieren ganz neue Möglichkeiten entdecken, die nichts mit Kalorien zu tun haben. Kommen wir also zum Thema …

Nervensystem und Körperfett

Anhand der Informationen, die unser Körper erhält, trifft er unentwegt Entscheidungen, welchen Treibstoff zur Energiegewinnung er gerade nutzen soll. Dabei stehen in erster Linie zwei Substanzen zur Wahl: Glukose (»Zucker«) und Fett. Proteine (Eiweiße) sind keine Energiequelle, sondern werden vom Körper zunächst in Aminosäuren zerlegt, die wiederum zu Glukose umgewandelt werden können, woraus der Körper dann Energie gewinnen kann. Energie benötigt der Körper für absolut alles, ob Laufen oder Schlafen, ob Lachen oder Blinzeln. Jede Tätigkeit, auch der Ruhezustand, verbraucht Energie.

Adrenalin ist eines der Stresshormone, die unser Organismus leicht (und heutzutage sehr regelmäßig) herstellt. Es teilt allen Körperzellen mit, dass wir in Lebensgefahr sind und uns für Kampf oder Flucht rüsten müssen. Dummerweise schütten wir auch Adrenalin aus, wenn wir ein unangenehmes Telefongespräch führen müssen oder vielleicht auch nur, weil wir schon den dritten Kaffee am Tag getrunken haben. Heutzutage leiden wir (in der westlichen Welt) eher unter der psychischen Belastung.

Der Teil des Nervensystems, der bei Stress jeglicher Art aktiviert wird und in enger Beziehung zum Adrenalin steht, ist der Sympathikus.

Wenn der Körper der Meinung ist, er müsse vor einer bevorstehenden Gefahr flüchten (auch wenn der Kopf gegenteiliger Auffassung sein mag), verlangt er nach schnell verfügbarer Energie. Der Körper geht davon aus, dass er verschwinden sollte, und zwar schnell! Und welchen Treibstoff braucht er, um sich der Gefahr schleunigst zu entziehen? Sie wissen ja, er hat nur die Wahl zwischen Zucker und Fett. In diesem Szenario wählt er praktisch immer den Zucker. Höchste Priorität ist hier Überleben. Fett erscheint in der akuten »Kampf-oder-Flucht«-Situation nicht »sicher« genug, denn Fett sorgt für die langsame, stetige Energieversorgung. Die Fettverbrennung läuft im parasympathischen Modus am besten, denn wenn der Parasympathikus aktiv ist, fühlt der Körper sich sicher. Solange der Körper jedoch von akuter Lebensgefahr ausgeht, kann der Parasympathikus unmöglich dominant sein.

In den Muskeln und in der Leber speichern wir Glukose in Form von Glykogen. Diese Vorräte werden freigesetzt, wenn nicht mehr genug Zucker im Blut vorhanden ist und sobald der Körper glaubt, er müsse kämpfen oder wegrennen. Mit der Zeit kann die stressbedingte Mobilisierung des Glykogens in den Muskeln sogar deren Funktion und Aussehen beeinträchtigen und zum Beispiel die Entstehung von Cellulitis an den Oberschenkeln fördern.

Das dauerhafte Verharren im Kampf-oder-Flucht-Modus zählt in meinen Augen zu den zentralen Herausforderungen für die Gesundheit. Diese Reaktion geht auf so viele innerliche und äußerliche Faktoren zurück (auf die wir später noch näher eingehen werden), dass wir uns bewusst entscheiden müssen, nicht darauf einzugehen.

Wir müssen die Hetzerei nicht mitmachen und können im Alltag vieles tun, um unser Nervensystem besser auszubalancieren.

Der Einfluss des Nervensystems auf Körperfett und Angst

Der nachfolgende Auszug aus meinem Buch »Stoffwechsel-Geheimnis« erläutert die Rolle des Nervensystems bei Fettabbau und Angst.

Wie das Nervensystem funktioniert

Außen- und Innenwelt beeinflussen unser Nervensystem gleichermaßen, zum Beispiel die Nahrung, die wir zu uns nehmen, der Sport, den wir treiben (oder auch nicht), und die Gedanken, die wir hegen. Die meisten Menschen glauben, sie müssten abnehmen, um gesünder zu werden. Meiner Meinung nach ist es umgekehrt: Wir müssen gesünder werden, um abzunehmen. Und gemäß dieser Devise gehe ich vor, wenn jemand zur Beratung kommt, weil er oder sie Gewicht verlieren möchte. Ich kenne Tausende Menschen, die extrem wenig essen und unglaublich hart trainieren – und trotzdem kein Gramm Körperfett verlieren.

Auf welche Weise kann man ihnen helfen? Und wie führt eine solche Lebensweise zu dem von mir so benannten Rushing-Woman-Syndrom? Für einige Menschen ist dieser Zustand der zentrale Punkt für die vorhandenen Figurprobleme. Bitte verstehen Sie mich nicht falsch: Ich weiß, dass es auch Leute gibt, die einen »Immer in Eile«-Lebensstil pflegen und schlank sind. Allerdings ist ihr Nervenkostüm in der Regel ziemlich angegriffen. Um dies zu verstehen, müssen wir ein bisschen ausholen und zunächst erklären, wie das autonome (vegetative) Nervensystem funktioniert.

Das vegetative Nervensystem lässt sich nicht bewusst kontrollieren

Das vegetative Nervensystem hält die Fäden zur Steuerung unserer Körperfunktionen »hinter den Kulissen« in der Hand, es unterliegt nicht der bewussten Kontrolle. Es reguliert den Herzschlag, die Atmung, die Körpertemperatur, das Immun- und das Hormonsystem, während wir unseren alltäglichen Beschäftigungen nachgehen. Ist es nicht fantastisch, dass ein Schnitt in den Finger, ohne unser Zutun, einfach wieder heilt? Ist es nicht unglaublich, dass wir unser Essen nur hinunterschlucken und das Verdauungssystem die Nährstoffe herauszieht, damit wir am Leben bleiben? Der menschliche Körper ist ein Wunderwerk, und das ist noch untertrieben.

Das autonome oder vegetative Nervensystem besteht aus drei Teilen: dem sympathischen Nervensystem (SNS, kurz: Sympathikus), dem parasympathischen Nervensystem (PNS, kurz: Parasympathikus) und dem enterischen Nervensystem (ENS), dem sogenannten »Bauchhirn«. Ich werde mich in diesem Kapitel auf den Sympathikus (das Kampf-oder-Flucht-System) und den Parasympathikus (das Ruhe-und-Reparatur-System) sowie die Wechselwirkungen zwischen beiden konzentrieren.

Sympathikus und Parasympathikus

Generell sind Sympathikus und Parasympathikus Gegenspieler. Wenn wir unter Stress stehen, dann sorgt der Sympathikus dafür, dass der Puls steigt, die Atmung schneller wird, dass Cortisol ausgeschüttet und Blut aus dem Verdauungstrakt in die Muskulatur verlagert wird, damit wir schneller davonlaufen oder einer Gefahr, die uns bedroht, besser begegnen können. (...) Wenn Organsysteme in unserem Körper krank sind und daher selbst unter Stress stehen oder wenn wir unter psychischen Belastungen leiden, erhöht sich die Belastung des sympathischen Nervensystems. Der Sympathikus ist ein kataboles Nervensystem, das heißt, wenn viel Cortisol ausgeschüttet wird, wird Muskelmasse abgebaut. Ein sehr anspruchsvolles sportliches Training ist ebenfalls dem sympathischen Nervensystem zuzuordnen: Der Puls steigt, die Atmung intensiviert sich, die Körpertemperatur steigt und Cortisol wird ins Blut ausgeschüttet. (Und Cortisol im Überfluss hat zahlreiche Auswirkungen auf den Hormonhaushalt und den Stoffwechsel, es sorgt für die Anhäufung von Körperfett.)

Sobald die Gefahr vorüber ist (aber sind wir mal ehrlich: Wann ist sie heutzutage je vorüber?), fährt der Gegenspieler, das parasympathische Nervensystem, den Herzschlag herunter, es verlangsamt die Atmung, schickt das Blut in Richtung Magen-Darm-Trakt, damit wir wieder verdauen und somit weiterleben können, und startet die

Reparatur von Geweben, die vielleicht beim Kampf geschädigt worden sind. Auch die Libido wird reaktiviert. In einer lebensbedrohlichen Situation sollte Sex nämlich das Letzte sein, woran man denkt. Der Parasympathikus erledigt seine segensreiche Arbeit in der Nacht – vorausgesetzt, wir gehen früh genug ins Bett, denn bereits um zwei Uhr morgens fängt der Cortisolspiegel wieder an zu steigen.

Eigentlich stehen sympathisches und parasympathisches Nervensystem miteinander im Gleichgewicht, und bei Menschen, auf die das zutrifft, führt ein sehr intensives sportliches Training auch zum Fettabbau, weil dann während der parasympathischen Ruhephasen zwischen den Trainingseinheiten Muskelmasse gebildet wird. (...)

Gehemmter Fettabbau und verstärkte Angst durch Sympathikusdominanz

Wenn Menschen regelmäßig intensiv Sport treiben und sich bewusst ernähren, aber trotzdem nicht abnehmen, dominiert vermutlich das sympathische Nervensystem und infolgedessen ist der Parasympathikus blockiert. In solchen Fällen ist der Stress aus anderen Ursachen schon zu groß und das zusätzlich durchgeführte Training kontraproduktiv, da es die Belastung des Sympathikus und das Ungleichgewicht zwischen den beiden Systemen noch weiter verstärkt. Das ist einer der Gründe, weshalb wir uns von dem Gedanken lösen müssen, dass bei Abnehmen alles nur von der Kalorienbilanz abhängt. Wenn es Ihnen bis jetzt gewichtsmäßig nichts gebracht hat, mehr Kalorien zu verbrennen, als Sie zugeführt haben, dann wird sich das (erst) ändern, sobald die anderen Probleme abgearbeitet sind. (...)

Angst ist leider heutzutage ein weit verbreitetes Phänomen: Probleme in der Beziehung, finanzielle Sorgen, ungesunde Ernährung und ihre Folgen, die ständige Beschäftigung mit dem Gewicht und/oder der Gesundheit sind häufig ein Grund dafür. Andererseits gibt es auch Menschen mit einer Sympathikusüberlastung, die weder Angst noch Sorge zu empfinden scheinen. (Ein Leben ohne Sympathikusüberlastung wird erschreckenderweise allmählich zur Ausnahme.)

Wenn das sympathische Nervensystem dominiert, muss diese Überlastung verringert werden, sonst klappt es nicht mit dem Fettabbau.
Bewegung ist nach wie vor wichtig, aber sie sollte anders und mit
anderen Zielsetzungen durchgeführt werden. Für Menschen, bei denen die Sympathikus-Aktivität überwiegt, sind »sanfte«, »weibliche«
oder »Yin«-Sportarten (wie Tai-Chi, Qigong oder Yoga) viel effektiver
als »harte«, »männliche« oder »Yang«-Sportarten (wie zum Beispiel
Kraft- oder Zirkeltraining). Sie profitieren von allen Bewegungsarten,
die langsam durchgeführt werden und bei denen man auf den Atem
achtet. Solche Übungen unterstützen die Aktivität des Parasympathikus und helfen, dem Gleichgewicht im vegetativen Nervensystem
wieder näherzukommen. Sobald das Nervensystem besser ausbalanciert ist, setzt auch die Fettverbrennung ein – ein wegweisender
Ansatz für Sie und Ihre Gesundheit.

Damit ist sicher deutlich geworden, dass ich bereits in »Stoffwechsel-
Geheimnis« nicht nur zur Lösung von Gewichtsproblemen beitragen
wollte, sondern Zusammenhänge erläutere, die Ihnen die Augen und
das Herz für die Erkenntnis öffnen sollen, dass erfolgreiches Abnehmen auf der perfekt abgestimmten Zusammenarbeit vieler biochemi-
scher Systeme beruht. Was Sie denken, glauben und wahrnehmen, ist
dabei genauso bedeutsam wie die Nahrung, die Sie zu sich nehmen –
wenn nicht gar mächtiger.

Wenn der Sympathikus dominiert

Die meisten Frauen, die mich in meiner Praxis aufsuchen oder denen
ich auf der Straße begegne, zeigen eine Sympathikusüberlastung. Sie
sind von ihren Gedanken, was sie alles im Laufe des Tages zu erledigen
haben, überwältigt. Normalerweise haben sie eine erhöhte Adrenalinausschüttung und treiben sich im Laufe des Morgens mit Koffeinschü-
ben weiter in die Sympathikusdominanz. Nach ein paar Tassen Kaffee
wird selbst die gelassenste, perfekt geerdete Frau zumindest innerlich
zappelig. Manche Frauen putscht bereits ein einziges koffeinhaltiges
Getränk derart auf, dass sie bei der kleinsten Kleinigkeit überreagie-

ren. Dann sind Fettverbrennung und innere Ruhe blockiert. Das beruhigende, angstlösende Sexualhormon Progesteron ist bei zu viel Cortisol (Stresshormon) und zu viel Östrogen (aus Ernährung, Umwelt und Recycling in der Leber, meist infolge von regelmäßigem, abendlichem Alkoholkonsum) meist erniedrigt. Deshalb sind das Gefühl, unter Druck zu stehen, und die Neigung zu übertriebenen Reaktionen in den Tagen vor der Menstruation besonders ausgeprägt. Mit Süßigkeiten und vielleicht zusätzlichem Koffein zur Überbrückung des Nachmittagstiefs bilden all diese Verhaltensweisen, die doch eigentlich den Stress mindern sollen, einen Cocktail, der für den Körper eine starke zusätzliche Stressbelastung darstellt.

Emotionale Reaktionsmuster, die den Sympathikus befeuern

Zu den beschriebenen körperlichen Stressfaktoren treten emotionale Reaktionen, die uns nicht gut tun und uns in der Sympathikusdominanz festhalten. In der Kindheit konnten diese Reaktionsmuster einen gewissen Schutz vermitteln, doch im Erwachsenenalter sind sie meist schädlich für unsere psychische und damit auch die körperliche Gesundheit und behindern häufig auch die persönliche Reifung. Daher möchte ich an dieser Stelle einige sehr verbreitete Reaktionsmuster gehetzter Frauen vorstellen.

Nicht Nein sagen können

Diese Aussage habe ich schon unzählige Male von Klientinnen und Freundinnen gleichermaßen gehört: »Da kann ich doch nicht Nein sagen.« Immer wieder treten Situationen auf, in denen wir Nein sagen möchten, stattdessen jedoch Ja sagen – meist um anderen einen Gefallen zu tun und den Frieden zu wahren. Wir wollen gemocht werden und verhalten uns so, als würde ein Nein den anderen entweder vermitteln, dass wir sie nicht mögen, oder sie glauben lassen, dass wir ein schrecklicher Mensch sind. Wenn man es so schwarz auf weiß liest, erkennt man, wie verrückt das ist! Eine Klientin erzählte mir neulich eine Geschichte, das perfekte Beispiel für diese Verhaltensweise: Sie hatte sich den Tag vor einem geplanten Kaiserschnitt frei gehalten, um noch einmal ganz für sich zu sein. Die älteren Kinder würden in der Schule sein, und sie wünschte sich einfach einen ruhigen Tag zu Hause, um nachzudenken, auszuruhen und sich zu sammeln. Als nun die Nachbarin fragte, ob meine Klientin ein paar Stunden auf ihr krankes Kind aufpassen könnte, weil sie zu einem Termin musste, willigte meine Klientin spontan ein … und ärgerte sich über die Bitte der Nachbarin. Hätte sie der Frau einfach gesagt, wie sie sich ihren Tag vorstellte, so hätte sie ihr damit die Gelegenheit eröffnet, eine andere Lösung zu finden. Es ist an der Zeit, nicht mehr um des lieben Friedens willen die eigenen Wünsche hintanzustellen. Natürlich ist Geben seliger als Nehmen. Etwas für die Welt und die eigenen Mitmenschen zu tun, ist ein fundamentales menschliches Bedürfnis. Der eigene Beitrag lässt uns unser Leben als sinnvoll betrachten. Wenn wir jedoch dabei selbst zu kurz kommen und Ja sagen, obwohl wir insgeheim lieber Nein sagen würden, ist niemandem geholfen.

Dieses Muster, die Unfähigkeit des Nein-Sagens, ist ein großer Energie- und Zeitfresser. Sie kurbelt die Stressreaktion und die Sympathikusdominanz an oder hält uns darin fest. Auf die Dauer können die Nebennieren, in denen die Stresshormone gebildet werden, darunter erheblich leiden. Lernen Sie, Nein zu sagen. Es ist wichtig! Das Wissen, dass diese Fähigkeit die eigene Gesundheit fördern kann, reicht allerdings meist nicht aus, um einen Wandel herbeizuführen. Man nimmt sich vielleicht vor, öfter als bisher Nein zu sagen, doch der unbewusste Drang zur Schmerzvermeidung (dem befürchteten Verlust der Liebe derer, die uns um etwas bitten) führt uns schnell wieder auf die Schiene der Ja-Sagerin zurück. Auf die psychologischen Hintergründe gehen wir später genauer ein.

Das Streben nach Akzeptanz, Anerkennung, Bestätigung und Liebe

Das gerade beschriebene Muster kann man auch wie folgt ausdrücken: Es geht darum, Zurückweisungen zu vermeiden und sich nicht ausgegrenzt zu fühlen. Es ist sehr anstrengend, wenn wir den Menschen in unserem Leben oder allen, denen wir begegnen, ständig unseren Wert beweisen müssen. Damit fügen wir einem ohnehin hektischen Leben noch eine Stressebene hinzu. In der persönlichen Beratung beobachte ich häufig zunächst eine Diskrepanz zwischen dem eigenen Verhalten und dem Wunsch, dazuzugehören und akzeptiert zu werden. Dann jedoch fällt der Groschen. Man sieht es den Betroffenen an, wie erleichtert sie plötzlich sind. Sie wirken beschwingter und freier. Um diesen Punkt zu erreichen, betrachtet man am besten eine Situation im eigenen Leben aus der Perspektive eines wohlwollenden Engels. Erst wenn man sich selbst voller Neugier und ohne jegliche Wertung oder Erwartungen betrachtet, lässt sich die Situation wirklich erfassen. Und plötzlich erkennt man, dass das, was man gesagt oder getan hat, nur dazu diente, akzeptiert, anerkannt, bestätigt und letztlich geliebt zu werden. Das ist auch gar nicht verkehrt! Ich möchte Ihnen lediglich bewusst machen, was Sie antreibt, damit Sie die Möglichkeit haben, es zu verändern, sobald dieses Verhalten Ihnen schaden könnte – zum Beispiel indem es zu mehr Stress beiträgt und Sie damit in der Sympathikusdominanz festhält. Solange man nicht weiß, warum man sich in einer bestimmten Weise verhält, sondern nur sieht, dass man irgendwie immer wieder Dinge tut, die man gar nicht will, oder sich gar benutzt, nicht wertgeschätzt und unglücklich vorkommt, tappt man im Dunkeln. Der Blick auf den kostbaren eigenen Kern hilft, einen Ausweg zu finden.

Sich selbst hintanstellen

Die Sicherheitsvideos im Flugzeug fordern stets dazu auf, erst selbst die Sauerstoffmaske aufzusetzen, bevor man anderen hilft – denn ohnmächtig kann man wenig für andere tun. Das ist leichter gesagt als getan. Wenn Sie meditieren oder Yoga machen oder ins Café gehen und dort Ihre Lieblingszeitschrift lesen, kümmern Sie sich um sich selbst, nähren Ihre Seele und helfen damit allen anderen um sich herum. Sobald wir ein paar Dinge für uns selbst getan und uns eigene Freiräume erobert haben, sind wir normalerweise deutlich ruhiger und freundlicher. Wenn ich höre, dass jemand keine Zeit hat, weiß ich natürlich, dass er oder sie viel um die Ohren hat. Was ich jedoch auch weiß, ist, dass mein Gegenüber keinen Freiraum mehr hat, über noch mehr nachzudenken und noch mehr im Kopf zu behalten. Frauen brauchen einen freien Kopf, und den können nur Sie selbst sich verschaffen. Fangen Sie an, Entspannungsrituale in den Alltag einzubauen. Warten Sie damit nicht ab, bis Sie sich ohne Ende gestresst fühlen.

Für meine Freundin bedeutete es mal eine regelrechte Qual, ihre fünf Kinder im Alter von neun bis siebzehn Jahren täglich von der Schule abzuholen. Sie sagte: »Es war jeden Tag das reinste Chaos. Die Jungs in dem Alter müffeln nach der Schule so stark, und dazu dieser Geräuschpegel im Auto. Die 20 Minuten Heimfahrt waren so laut, dass ich am Ende immer so gestresst war. Dies führte dazu, dass ich sie anbrüllte – jeden Tag! Ich kam damit nicht klar, hielt mich aber für eine furchtbare Mutter, weil ich sie anschrie. Eines Tages hörte ich schon auf der Hinfahrt Entspannungsmusik, und sie war noch an, als die Großen einstiegen. Erst lästerten sie über meinen Musikgeschmack und alberten ein paar Mal mit einem abfälligen ‚Om‘, aber dann verlief die Heimfahrt zum ersten Mal, seit sie in der Pubertät sind, ruhiger. Deshalb ist das für mich inzwischen eine Art Ritual. Manchmal ist es trotzdem noch chaotisch, aber es wird doch deutlich weniger, und auch ich bin anders. Ich reagiere anders auf meine Kinder und bin mehr bei mir.«

Schuld

Schuld ist eine absolut überflüssige Emotion. Was führt zu Schuldgefühlen? Zumeist ist es die eigene Vorstellung, man hätte jemanden enttäuscht. Sobald man jedoch darüber nachdenkt, erkennt man, dass man sich dies nur eingeredet hat. Was auch immer Sie sagen oder tun, es liegt einzig und allein bei dem anderen, ob er Enttäuschung oder irgendeine andere Emotion verspürt. Und diese Reaktion beruht – genau wie Ihre eigene – zu 100 Prozent auf der persönlichen Konditionierung und den bis dahin gesammelten Lebenserfahrungen. Niemand kann in der Haut des anderen stecken. Sie haben keine Ahnung, wie es ist, jemand anders zu sein. Sie wissen nicht, welche Reaktionsmuster bei Ihrem Gegenüber ablaufen. Wenn der andere enttäuscht sein will, entscheidet er sich eben für Enttäuschung. Es ist nur eine Emotion, sie geht vorüber. Viele Frauen fühlen sich schuldig, weil sie glauben, sie wären als Freundin, Partnerin, Ehefrau, Mutter, Schwester oder Kollegin nicht gut genug. Das führt zu nichts.

Der erste Schritt zur Veränderung von erschöpfenden Reaktionsmustern, die Ihnen selbst schaden, ist Selbsterkenntnis.

Vielleicht verspüren Sie dabei weiterhin Schuldgefühle, aber Sie kommen sich auf die Schliche. So erkennen Sie viel schneller, wann Sie mit Schuldgefühlen reagieren. Lassen Sie nicht zu, dass diese Emotionen Ihr Leben, Ihre Beziehungen und Ihr Selbstwertgefühl ruinieren, sondern nehmen Sie bewusst wahr, dass Sie sich wieder einmal die typischen alten Vorhaltungen machen. Machen Sie diese Erkenntnis zu Ihrem Zufluchtspunkt: Nur wenn ich die Schuldgefühle zulasse, die mich schwächen, mich erschöpfen und meiner Gesundheit schaden, empfinde ich diese Schuld, anstatt mich daran zu erinnern, dass ich nicht in einer fremden Haut stecken kann. Ich kann nicht kontrollieren, wie jemand auf meine Worte oder mein Handeln reagiert. Nur ich selbst bin dafür verantwortlich, was ich fühle.

Machen Sie sich die Geschichten, die Sie sich selbst erzählen, ab heute bewusst. Denn sie sind nichts weiter als das: Geschichten. Schuld ist anstrengend. Machen Sie sich bewusst, wie oft Sie Schuldgefühle plagen. Motiviert Sie diese Schuld? Oder möchten Sie sich dabei am liebsten zu Hause vergraben und futtern? Oder sind die paar Gläschen

Wein am Abend womöglich ein Versuch, sich über Schuldgefühle hinwegzutrösten? Sehen Sie genau hin!

Frauen mit permanentem Stress müssen viel mehr Zeit mit aktivem Parasympathikus verbringen. Wie das geht? Beobachten Sie zunächst einmal Ihren Koffeinkonsum. Viele Frauen kurbeln sich mit Koffein an und bremsen sich mit Alkohol wieder aus. Morgens sind sie erschöpft und abends brauchen sie Hilfe beim Entspannen. Ein Teufelskreis!

Sympathikusdominanz: Wie kommt es dazu?

Es gibt zahllose Wege in die Sympathikusüberlastung. Mitunter sind bestimmte Substanzen daran beteiligt, zum Beispiel viel Koffein oder wenig Progesteron, mitunter geht es auch um das emotionale Gleichgewicht und bestimmte Verhaltensmuster, die zu 100 Prozent auf unseren Überzeugungen beruhen. Leider sind diese Grundüberzeugungen und Bedeutungszusammenhänge den wenigsten Menschen bewusst. Wie man solche emotionalen Muster angeht, klären wir später. An dieser Stelle beantworte ich die Frage, welche Aspekte des Lebensstils die Sympathikusdominanz fördern können.

Koffein

Glauben Sie mir: Ich wünschte, es wäre nicht so, aber Koffein ist wirklich der schnellste und sicherste Weg, den Sympathikus anzufeuern. Und wie viele Menschen trinken gleich morgens ein koffeinhaltiges Getränk? Über 90 Prozent der Erwachsenen in der westlichen Welt nehmen täglich Koffein zu sich. Dabei handelt es sich um eine Substanz mit starkem Einfluss auf das Nervensystem. Die Nebennieren werden zur Ausschüttung von Adrenalin aufgefordert – jenem Hormon, das dazu beiträgt, dass unser Sympathikus im Daueralarm verharrt. Koffein fordert den Körper auf, als Energiequelle auf Zucker zurückzugreifen, indem er in diesem hellwachen Zustand den Blutzucker verbraucht oder die Glykogenreserven aus Leber und Muskeln anzapft.

Bei vielen Frauen wirkt Koffein an einem ruhigen, wohlgeordneten Tag ohne besonderen Druck oder große Herausforderungen durchaus stimulierend, ohne gleich zu überfordern – was sich in Form von Ungeduld und Reizbarkeit, aber auch Niedergeschlagenheit und Rückzug ausdrücken könnte. Aber woher weiß man, ob ein Tag Herausforderungen mit sich bringt oder nicht? Eine Klientin von mir hat das sehr schön ausgedrückt:

»Morgens bereite ich mir gern einen Latte macchiato zu. Später hole ich mir manchmal unterwegs noch einen Coffee to go. Falls ich den ganzen Tag kein Wort mit anderen wechsele, geht es mir gut. Ich registriere zwar, dass meine Energie etwa zwei Stunden nach diesem zweiten Kaffee nachlässt, fühle mich dann aber nicht überfordert. Sobald aber mein Mann anruft und wegen irgendwas in Panik ist oder irgendwie sauer auf mich zu sein scheint, bin ich nach dem Auflegen innerlich total aufgewühlt. Ich bin 41 Jahre alt und selbst die kleinste Aufgabe auf meiner To-do-Liste kommt mir dann zu groß vor und ich mache aus jeder Mücke einen Elefanten. An solchen Tagen breche ich regelmäßig in Tränen aus, weil ich das Gefühl habe, ich schaffe das alles nicht – dabei ging es mir beim Aufstehen noch gut! Als ich wegen meiner Menstruationsprobleme hierher kam, haben Sie mir geraten, versuchsweise zwei Zyklen lang auf Kaffee zu verzichten. Daraufhin verschwand nicht nur meine Anspannung vor der Menstruation, sondern auch dieses bedrückende Gefühl in mir, wenn mein Mann unter Dampf steht. Ohne Kaffee war das alles weg. Der Unterschied im Alltag und für meine Gesundheit ist wie Tag und Nacht. Hin und wieder gönne ich mir am Wochenende einen Kaffee, wenn wir mit den Kindern frühstücken gehen, aber erst diese ‚Kaffeepause‘ hat mir gezeigt, dass Kaffee bei mir der Tropfen ist, der das Fass zum Überlaufen bringt.«

Der erste Schritt im Kampf gegen die Sympathikusdominanz ist somit eine »Kaffeepause«. Anfangs können Sie dabei auf grünen Tee zurückgreifen. Er enthält zwar Koffein (etwa 30 Milligramm pro Tasse), jedoch weit weniger als Kaffee (mit ca. 80 Milligramm). Daneben ist Grüntee reich an Antioxidantien und krebshemmenden Substanzen und tut der Leber gut. Manchen stressgeplagten Frauen jedoch ist selbst Grüntee zu anregend. Sobald Sie mit seiner Hilfe vom Kaffee entwöhnt sind, können Sie bei Bedarf auf Kräutertee umsteigen. Eine andere leckere Alternative ist heißes Wasser mit frischem Zitronensaft.

Progesteronmangel

Wenn die Sexualhormone aus dem Gleichgewicht geraten sind, scheint für eine Frau die Welt zusammenzubrechen. Sie hat das Gefühl, »neben sich« zu stehen, als hätte sie keine Erdung. Irgendetwas stimmt nicht, aber sie weiß nicht, was es ist. Progesteron ist nämlich nicht nur an der Fortpflanzung beteiligt, sondern übernimmt im Körper noch zahlreiche andere Aufgaben. Es wirkt Depressionen und Ängsten entgegen und ist unerlässlich für das klare Denken. In meiner 14-jährigen Laufbahn als Gesundheits- und Ernährungsberaterin sind mir erst sechs Frauen mit optimalem Progesteronspiegel untergekommen. Sechs! In 14 Jahren! Ich weiß natürlich, dass diese Beobachtung nicht repräsentativ ist, weil niemand zur Beratung zu mir kommt, solange alles bestens läuft und die Welt perfekt ist. Mir geht es eher darum zu zeigen, dass es zwar weit verbreitet, aber dennoch nicht normal ist, wenn eine Frau wenig Progesteron hat. Ein Progesteronmangelzustand geht mit diversen Symptomen einher, darunter: Niedergeschlagenheit, unerklärliche Gewichtszunahme, Schwierigkeiten mit dem Abnehmen (trotz ausgezeichneter Ernährungs- und Bewegungsgewohnheiten), Empfängnisprobleme, Wassereinlagerungen, eingeschränkte Schilddrüsenfunktion oder ausgeprägte unerkläriche Ängste. Und wenn die Frau sich tatsächlich Zeit zum Nachdenken nimmt, stellt sie fest, dass sie nicht weiß, ob dieses Gefühl, niemals fertig zu werden und unmöglich alle so glücklich machen zu können, wie sie es gern würde, zuerst da war oder ob es eine Ursache dafür gibt. Wissenschaftlich betrachtet ist beides möglich. Die innere Angst kann von all dem Tempo herrühren, denn Jahr für Jahr in permanenter Eile zu leben, ist ein sicherer Weg, den Progesteronspiegel zu senken. Andererseits kann ein Progesteronmangel aber auch zu Dauerstress führen, weil Progesteron umgekehrt dazu beitragen kann, Frauen zur Ruhe zu bringen. Es ist also eine klassische Henne-oder-Ei-Situation.

Zu wenig Schlaf

Hervorragende Gesundheit zeichnet sich durch einige wenige klare Merkmale aus. Optimale Ernährung gehört natürlich dazu, aber auch frische Luft, Bewegung, Liebe, die Fähigkeit zu verzeihen und nicht zuletzt guter Schlaf. Schlaf hält Körper und Seele zusammen. Besonders relevant ist für viele der Zusammenhang zwischen gutem Schlaf und Stressresistenz. Viele Menschen haben nur im Schlaf Zugang zum Ruhe-und-Reparatur-Modus des Nervensystems (Parasympathikus). Schlaf ist entscheidend für die Regeneration der Haut, ein funktionierendes Immunsystem, das Wachstum von Haaren und Nägeln und allen sonstigen nicht lebenswichtigen Prozessen, denen der Körper tagsüber keine Priorität einräumt – besonders solange er unter Dauerstress steht und vom Sympathikus dominiert wird. Der Zeitpunkt, zu dem wir abends ins Bett gehen, ist mitunter der erste Punkt am Tag, an dem wir wirklich zur Ruhe kommen. Doch je mehr Dinge sich auf unserer To-do-Liste ballen, desto eher opfern wir genau das, was unserem Parasympathikus Raum verschaffen würde – nämlich den Schlaf.

Als ich früher in Gesundheitszentren Laufkurse anbot, fragte ich die Gäste gern, was sie an dieser Woche am meisten zu schätzen wussten. Eine der häufigsten Antworten war: »Das Schlafen.« Rechtzeitig ins Bett gehen und jeden Morgen zur selben Zeit aufstehen, am besten bei Sonnenaufgang, ist eine nachdrückliche Botschaft an das endokrine System, welches alle Drüsen umfasst, die unglaublich wichtige Körperfunktionen wie Fortpflanzung und Stressreaktion regeln. Wer nicht genug schläft, gewährt dem Parasympathikus keine Chance, auch einmal die Oberhand zu gewinnen. Bei Menschen, die ständig auf Hochtouren laufen (auch wenn die Hetzerei von anderen gar nicht wahrgenommen wird), darf der Parasympathikus meist allenfalls im Schlaf einmal das Steuer übernehmen.

Viele sympathikusdominierte Frauen können jedoch nicht gut schlafen oder wachen unausgeruht auf. Ein aktivierter Sympathikus treibt den Körper nämlich dazu an, ständig Stresshormone zu erzeugen. Und wenn eines davon – nämlich das Adrenalin – jeder Zelle im Körper zuschreit, dass Lebensgefahr droht, dann schlafen Sie niemals tief und fest, weil der Körper Sie selbst im Schlaf vor dem bevorstehenden Angriff schützen will. Das ist ein weiterer Teufelskreis. Erholsamer Schlaf ist schwer zu erreichen, solange man dem Parasympathikus keine Dominanz einräumt. Guter Schlaf ist daher ein willkommener Nebeneffekt, sobald man das Immer-in-Eile-Syndrom entschlossen angeht.

Zu viel Sport

Wie bereits erwähnt können bestimmte Trainingsmethoden einen ohnehin überlasteten Körper noch mehr stressen. Sind unsere Vorfahren einst aufgestanden und haben gedacht, es sei ein toller Tag zum Laufen? Bestimmt nicht! Damals ist man nur gerannt, um einer Gefahr zu entfliehen. Heute wollen wir damit die überschüssigen Kalorien abbauen, die uns unsere westliche Lebensweise einbrockt. Nichts spricht gegen das Laufen, wenn man Spaß daran hat! Besonders Barfußlaufen fördert das Gefühl, in der Gegenwart präsent zu sein, und die Wissenschaft kann durchaus belegen, dass Laufen die Fettverbrennung fördert und die Nerven beruhigt. Ich sage nur, dass Frauen, deren Gewicht sich (bei vernünftiger Ernährung) trotz Laufen und hochintensivem Training partout nicht nach unten bewegt, noch so viel trainieren können – sie werden erst dann Fett abbauen, wenn Körperchemie und Nervensystem sich umgestellt haben.

Auch wenn wir selbst wissen, dass wir lediglich intensiv Sport treiben, kann der Körper (der aufgrund der Stresshormone eine Bedrohung wahrnimmt) den Parasympathikus erst anwerfen, wenn die vermeintliche Gefahr vorüber ist. Dann drosselt das parasympathische Nervensystem Puls und Atmung und lenkt mehr Blut in den Magen-Darm-Trakt, damit wir gut verdauen können, repariert gegebenenfalls Gewebeschäden und erhöht die Libido. All diese Dinge geschehen über Nacht, wenn wir früh genug ins Bett gehen. Da Sympathikus und Parasympathikus einander eigentlich perfekt ergänzen, können Menschen mit einem ausgeglichenen Nervensystem durch intensiven Sport Fett abbauen, denn bei ihnen wird in der parasympathischen Ruhephase zwischen den Workouts Muskelgewebe aufgebaut.

Wer trotz regelmäßigem, intensivem Training nicht dünner wird, hat wahrscheinlich ein überaktives sympathisches Nervensystem und parallel dazu einen gehemmten Parasympathikus. Aus irgendwelchen Gründen ist der Körper überlastet. In diesen Fällen ist anstrengender Sport kontraproduktiv, weil er die sympathische Belastung weiter erhöht und den Körper damit noch mehr aus dem Gleichgewicht bringt. Achten Sie stattdessen auf Stressabbau und langsame Bewegungsformen, die zum bewussten Atmen anregen. Geeignet sind beispielsweise regeneratives Yoga, Qigong, Tai-Chi, Feldenkrais oder Alexander-Technik. Solche Aktivitäten stärken das parasympathische System und tragen damit zu einem besseren vegetativen Gleichgewicht bei. Das Ziel ist immer ein gut ausgewogenes Nervensystem, das bei Bedarf eine schnelle Reaktion ermöglicht, dann aber wieder zur Ruhe kommt, damit die Gesundheit nicht darunter leidet.

Mangel an Freiräumen

Ein weiterer Faktor, der zu Sympathikusdominanz beiträgt, ist ein Mangel an Freiräumen – Zeit, in der wir ganz bei uns sein können. Wenn ich Alleinsein empfehle, plädiere ich keineswegs für Einsamkeit. Das ist etwas ganz anderes. Zeit, die ich nur mit mir selbst verbringe, ist jedoch nachweislich gesund. Sie senkt den Stresspegel und kann Gedächtnis, Kreativität, Stimmung und Empathie auf die Sprünge helfen. In solchen Momenten der Ungestörtheit und auch Abgeschiedenheit laden wir die Batterien wieder auf. Der Parasympathikus kommt auch tagsüber mal zu seinem Recht und kann wichtige Aufgaben wie Ausruhen, Reparieren und Verdauen einleiten. Im Ruhemodus kann der Körper zwischen Zucker und Fett als Energiequelle wählen und verwendet normalerweise beides. Das ist gut! Wenn der Körper nämlich glaubt, er hätte keine andere Wahl als immer nur Zucker, kommt es leicht zu gesundheitlichen Problemen.

Nun stellt sich die Frage, wie Sie im Tagesverlauf, in der alltäglichen Routine, Zeit für sich selbst freischaufeln können. Ein Spaziergang mit offenem Blick für die Natur ist ein guter Anfang. Wer mit anderen Menschen zusammenlebt und hin und wieder das Haus für sich allein hat, sollte in diesem Zeitraum eine Weile innehalten, auch wenn Sie jetzt am liebsten »so viel wie möglich ungestört erledigen« würden. Ich kann unmöglich nachvollziehen, wie viel Sie um die Ohren haben? Stimmt. Aber diesen Punkt möchte ich Ihnen wirklich nochmal klarmachen:

Mit mehr Freiräumen – mit kurzen Pausen zwischendurch – hat man plötzlich den Eindruck, mehr Zeit zu haben, und dann muss man nicht mehr hetzen.

Vielleicht erscheint es Ihnen momentan unmöglich, vor allem wenn Sie kleine Kinder haben. Wenn die Kleinen endlich schlafen, müssten eigentlich auch Sie sich ausruhen, doch viele Frauen kommen dann noch mehr ins Rennen, um endlich all die Dinge abzuarbeiten, die vorher liegen geblieben sind. Geben Sie sich an zwei von sieben Wochentagen die Erlaubnis auszuruhen, solange das Baby schläft. An den anderen fünf Tagen können Sie frei entscheiden, ob Sie etwas erledigen oder ausruhen möchten. Vielleicht fangen Sie auch mit einem Ruhetag pro Woche an und steigern dieses Pensum alle zwei Wochen um einen weiteren Tag, bis Sie bei drei Tagen in der Woche sind. Kleine Schritte sind oft leichter zu bewältigen. Machen Sie sich dabei bewusst, dass Kinder nur relativ kurz so klein sind. Es mag zutreffen, dass Sie momentan wirklich keine Zeit für sich haben, doch das wird sich bald wieder ändern. Wer im Babychaos festsitzt, kann sich trotzdem fünf Minuten hinsetzen und sich ganz auf den eigenen Atem konzentrieren, wenn das Baby schläft. Kleine Schritte summieren sich auch. Wenn »Freiraum« Ihnen wie ein großer, ferner Traum erscheint, dürfen Sie gern ganz klein anfangen.

Überstunden für die Leber

Einer der neun Faktoren, die ich in meinem Buch »Stoffwechsel-Geheimnis« als Voraussetzung für die Fettverbrennung nenne, ist eine optimale Leberfunktion. Über eine Vielzahl an Mechanismen, die ich dort im Detail erkläre, kann uns auch körperlicher Stress in die Sympathikusdominanz treiben. Auf die Einzelheiten will ich hier nicht näher eingehen. Sie sollten nur wissen, dass bestimmte Speisen und Getränke im Körper eine Stressreaktion auslösen können. Zum Beispiel könnten Sie feststellen, dass Ihr Herz zu rasen beginnt, wenn Sie mehr Wein getrunken haben, als der Körper problemlos entgiften kann. Die Leber als das zentrale Stoffwechselorgan ist für Aufbau, Umbau und Abbau aller Stoffe in unserem Körper verantwortlich. Am meisten hat die Leber mit folgenden Substanzen bzw. Faktoren zu kämpfen:

- Alkohol
- Koffein
- Transfetten
- Zucker (einschließlich Fruchtzucker und Haushaltszucker)
- synthetischen Substanzen wie Pestiziden, Medikamenten oder »Körperpflegeprodukten«
- Infekten, wie z. B. Pfeiffer'sches Drüsenfieber (Epstein-Barr-Virus bzw. Mononukleose)

Manchmal hat man eine Wahl, manchmal nicht. Was Alkohol, Koffein oder Zucker angeht, wissen Sie selbst am besten, wann es zu viel ist … zu viel für Sie persönlich! Menschen sind sehr unterschiedlich – was der eine gut verträgt, kann dem anderen bereits schaden. Wir spüren jede Übertreibung sehr genau. Aber Wissen und Handeln sind zweierlei. Jeder Schritt, der die Leber eine Zeitlang entlastet, kann ein wichtiger Beitrag gegen Dauerstress und seine gesundheitlichen Folgen sein. Darauf gehen wir später noch einmal ein.

Alkohol ist für viele gehetzte Frauen ein Dauerthema

Viele Frauen sind erschöpft, überfordert und haben seit mindestens fünf (oder 25) Jahren keine Zeit für sich. Dann ist Alkohol (um es mit ihren Worten auszudrücken): »mein einziger Lichtblick am Tag«, »das Einzige, womit ich am Abend wieder runterkomme«, »etwas für mich … das Einzige am ganzen Tag, was nur für mich ist«, »die einzige Methode, zur Ruhe zu kommen«, »die Belohnung für die ganze Rennerei«. Solche Antworten bekomme ich zu hören, wenn ich Frauen, die jeden Abend trinken, bitte, den Satz »Alkohol ist …« zu vervollständigen. Tatsächlich ist Alkohol nichts von alledem. Diese Bedeutung können nur Sie ihm zuschreiben. Es sind Argumente, mit denen Sie rechtfertigen, warum Sie den Alkohol brauchen und warum es völlig in Ordnung ist, jeden Abend etwas zu trinken. Ich glaube kaum, dass ausgerechnet der weibliche Körper dazu geschaffen ist, das ganze Erwachsenenleben hindurch regelmäßig Alkohol zu konsumieren. Frauen leiden nachweislich unter den Folgen des regelmäßigen übertriebenen Konsums, der eng mit fünf der verbreitetsten Krebsarten verknüpft ist. Die Zusammenhänge sind unübersehbar. Viele lassen sich aber nicht einmal von dem wissenschaftlichen Beweis beeindrucken, dass regelmäßiger überhöhter Alkoholkonsum das Brustkrebsrisiko deutlich erhöht (wie viel zu viel ist, klären wir später). Sie reden sich trotzdem ein, Alkohol wäre »ihr einziger Lichtblick«. Mädels, mal ehrlich! Falls der abendliche Drink das einzig Erfreuliche in Ihrem Leben ist, ist es an der Zeit, die Perspektive zu verändern. Zumal ich die gleichen Aussagen regelmäßig auch zu Kaffee oder bestimmten Lebensmitteln höre. Es geht nicht darum, Ihnen den Spaß oder den Genuss zu verderben. Ich will Sie lediglich in die Lage versetzen, selbst zu entscheiden, wie oft Sie Ihrer Leber wie viel Stress zumuten möchten, anstatt sich von Ihrem Verlangen danach lenken zu lassen. Solche Reaktionen nähren das Gefühl, machtlos zu sein, und hinterher bedauert man die eigene Wahl.

Entscheidungsfreiheit und Dankbarkeit

Es gibt so vieles, wofür wir dankbar sein sollten. Ich möchte Sie ermuntern, wirklich jeden Tag dankbar zu sein, dass Sie in einem friedlichen Land leben dürfen. Danken Sie jeden Abend für das, was Sie haben, ohne sich darum zu sorgen, was Sie vielleicht nicht haben. Nehmen Sie sich jeden Tag Zeit für eine dankbare Grundhaltung. Es ist ein Segen, in einer Gesellschaft zu leben, die uns Tag für Tag die verblüffendsten Möglichkeiten eröffnet, mehr als unsere Vorfahren sich je erträumt hätten. Vermutlich hat jede Frau, die dies liest – ganz gleich wie gestresst sie ist – ein Leben, um das sie Millionen andere beneiden. Viele Menschen haben nicht einmal sauberes Trinkwasser. Es ist sehr leicht, Entscheidungsfreiheit als selbstverständlich anzusehen, besonders wenn das Leben nicht wie geplant verläuft. Wir haben die Chance, unsere Zukunft zu gestalten. Unerwartete Ereignisse hingegen können wir nicht beeinflussen. Niemand entscheidet sich bewusst dafür, einen Unfall zu erleiden, ernsthaft krank zu werden, den Job zu verlieren oder in eine Naturkatastrophe zu geraten. Aber auch in schwierigen Situationen dürfen wir nicht vergessen, dass wir unsere Einstellung zu diesem Ereignis selber steuern können. Wenn ich mit anderen ihre Handlungsspielräume auslote, bin ich immer wieder fasziniert – manchmal bekümmert, aber zumeist begeistert – von der unglaublichen Macht des menschlichen Geistes. Die folgende Geschichte soll nur ein Beispiel sein.

»Als ich 16 war, starben meine Eltern. Darauf hatte ich keinerlei Einfluss. Ich musste jedoch viele Entscheidungen treffen: mit Medikamenten 'Trost' suchen oder mich auf die Unterstützung von Freunden verlassen, eine negative oder eine positive Grundeinstellung, nach vorne schauen oder zurück. Die Situation, mit der ich fertig werden musste, entzog sich meiner Kontrolle; meine Einstellung dazu war jedoch allein meine Sache. Nichts, was ich tat, würde meine Eltern zurückbringen. Also beschloss ich einfach, weiterzuleben, so gut ich konnte. Es gab Zeiten, in denen ich bezweifelte, dass mir das gelingen würde. Aber was man verliert, indem man etwas nicht schafft, ist kein Vergleich zu dem, was man verliert, wenn man es nicht versucht. Ohne den Rückhalt der Familie (auf die

man normalerweise auch gern alle Schuld abwälzt) habe ich früher als gewöhnlich gelernt, dass ich für meine eigenen Entscheidungen selbst verantwortlich bin, und zwar für den Rest meines Lebens. Später habe ich über Jahre ehrenamtlich die Polizei unterstützt, auch wenn Steine flogen, wenn man zu einem bewaffneten Raubüberfall gerufen wurde oder bei häuslicher Gewalt einschreiten musste oder während einer Drogenrazzia über Stunden festsaß. Die jeweiligen Täter hatten andere Entscheidungen getroffen als ich, aber ein Urteil maße ich mir nicht an, sondern bin einfach dankbar, dass ich mich unter ähnlichen Lebensumständen anders entschieden habe. Die freie Wahl hat mir sehr viel Glück und sehr viel Leid beschert. Aber selbst in meinen dunkelsten Zeiten ermahne ich mich, wenigstens für die Freiheit der Wahl dankbar zu sein.«

Ich empfinde jeden Tag tiefe Dankbarkeit für so vieles in meinem Leben, zum Beispiel frische Luft, Freiheit und gesunde Nahrung. Ebenso dankbar bin ich, dass ich nicht unter Verfolgung, Hunger oder Krankheit zu leiden habe. Es lohnt sich, sich jeden Tag bewusst zu machen, dass wir eine Wahl haben und dass es Dinge gibt, für die man dankbar sein sollte. Reservieren Sie sich dafür täglich einen bestimmten Zeitpunkt und teilen Sie anderen mit, wofür Sie dankbar sind – auch über das, wovon Sie verschont geblieben sind. Wie Tony Robbins so treffend sagt: »Die Energie folgt der Konzentration.« Wenn man sich also einredet, Alkohol sei die einzige Freude des Tages, dann ist das so – dabei gäbe es so viel mehr um Sie herum und in jeder Minute Ihres Lebens. Doch wenn man unentwegt erschöpft eine To-do-Liste abarbeitet, die einfach nicht kürzer werden will, und sich bei unzureichender Nährstoffversorgung und Sympathikusdominanz nur dank Koffein, Zucker und Alkohol auf der Überholspur hält, übersieht man sehr leicht, wie wunderbar das eigene Leben doch ist.

♡ **Lassen Sie dem Parasympathikus mehr Raum.**
Erste Schritte dazu sind weniger Koffein, besser ausgewogene Sexualhormone, früher zu Bett gehen oder Zeit für Yin-betonte Bewegungsformen. Es hilft auch, sich die eigenen Reaktionsmuster bewusst zu
machen und neue Handlungsspielräume auszuloten. Sobald der Parasympathikus ein anderes Zeitgefühl vermittelt, kann man nicht nur
sehen, sondern auch spüren, wie großartig und spannend das Leben
doch ist. Unsere Rituale prägen unser Leben – finden Sie also hilfreiche Rituale!

Das Leben einst und heute

Der Mensch besitzt einen angeborenen Drang zum Beschützen, Hor-
ten und Verteidigen. Irgendwo lauert ein Feind, der uns fressen oder
vernichten will. Der Teil unseres Gehirns, der die Kampf-oder-Flucht-
Reaktion reguliert – das sogenannte Reptiliengehirn –, wird zwar vom
limbischen System (einem anderen Teil des Gehirns, der mit den Emotionen zu tun hat) und vom Neocortex (wieder einem anderen Teil
unseres oberschlauen Gehirns) ergänzt, will aber trotzdem in erster
Linie durch Kampf oder Flucht unser körperliches Überleben sicher-
stellen. Sobald wir zulassen, dass solche instinktiven Reaktionen aus
ferner Vergangenheit heute die Oberhand gewinnen und höhere Hirn-
funktionen steuern, handeln wir wie Eidechsen.

Wir sollten daher anerkennen, dass ein Teil unseres Wesens unbedingt überleben will, und respektieren, dass diese Gehirnfunktionen
dies in der Menschheitsgeschichte auch gut geschafft haben. Andererseits müssen wir neue Reaktionswege einüben, weil heute nicht mehr
hinter jeder Ecke ein gefährliches Tier lauert, selbst wenn der Körper
durch Dauerstress und Hektik von einer sehr realen Gefahr ausgehen
muss. Alarmstufe Rot ist heute keine sinnvolle Reaktion mehr, denn
permanente Anspannung ist ungesund und damit für das Überleben
mittlerweile kontraproduktiv. Das Nervensystem, an dem unser Gehirn Anteil hat, konnte sich dummerweise noch nicht an das heutige

Lebenstempo und unsere veränderte Lebensweise anpassen. Bis die Evolution dies nachholt (falls sie dazu überhaupt in der Lage ist), müssen wir daher den Teil unseres Nervensystems unterstützen, der Spannungen abbaut, und ihm die nötige Sicherheit dafür vermitteln.

Die Geschichte vom Frosch im Wasser

Es gibt ein wunderbares Beispiel, anhand dessen ich gern beschreibe, wie sehr wir Menschen uns an den Dauerstress in unserem Leben gewöhnt haben. Es geht dabei um einen Frosch, und da grüne Baumfrösche zu meinen Lieblingstieren zählen (und mir sogar den Spitznamen »Frosch« eingebracht haben), gefällt es mir noch besser. Angeblich basiert die Geschichte auf einem wissenschaftlichen Experiment aus dem Jahr 1897: Wenn man einen Frosch in kaltes Wasser setzt, schwimmt er fröhlich darin herum. Setzt man ihn in kochendes Wasser, so springt er sofort hinaus, um sich in Sicherheit zu bringen. Setzt man den Frosch jedoch in kaltes Wasser und bringt dieses langsam zum Sieden, so registriert der Frosch den Übergang nicht und springt nicht heraus.

Viele Menschen auf der Welt würden dem Druck ihres Lebens sicher sofort entfliehen, wenn man sie unerwartet in diese Situation brächte. Da die Anforderungen jedoch über Jahre allmählich ansteigen, tun wir dies nicht. Erst bei einer Krise nimmt man die Lage wirklich wahr – beim Tod eines geliebten Menschen oder wenn Körper und Psyche streiken. Warten Sie nicht, bis eine gesundheitliche Krise Ihnen klar macht, dass ohne Gesundheit gar nichts mehr geht. Wenn Sie das Gefühl haben, Sie seien wie der Frosch, um den herum es zu kochen beginnt, dann handeln Sie sofort. Sie können entweder die Situation verändern oder Ihre Wahrnehmung oder beides. Dieses Buch soll Ihnen verschiedene Strategien vermitteln, mit deren Hilfe Sie die eigene Biochemie, die emotionalen Reaktionen und damit Ihre gesamte Gesundheit erheblich verändern können.

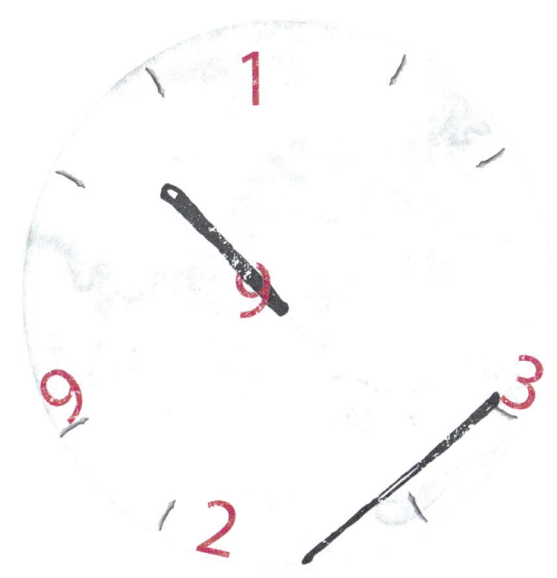

Kapitel 3
Das endokrine System

Alles eine Frage der Hormone

In diesem Kapitel möchte ich kurz ein paar wissenschaftliche Grundlagen erklären. Ich möchte sozusagen die Bühne bereiten, bevor wir mit weiteren Informationen zu den eigentlichen Aha-Erlebnissen kommen. Auch in meinem Buch »Stoffwechsel-Geheimnis« sind die verschiedenen Hormone ausführlich beschrieben. Da diese klitzekleinen Botenstoffe aber so unglaublich große Auswirkungen – nicht nur auf Stoffwechsel und Körpergewicht, sondern auch auf Psyche und Stressempfinden – haben, gehe ich auch hier im Detail darauf ein. Das Ziel ist, dass Sie durchschauen, was in Ihrem Körper vor sich geht, um dann erfolgreiche Lösungsstrategien gegen den zermürbenden Dauerstress zu entwickeln.

Endokrine Drüsen

Das endokrine System (Hormonsystem) besteht aus spezialisierten Geweben und Zellen, die mithilfe von Botenstoffen (Hormonen) alle möglichen Stoffwechselvorgänge und Körperfunktionen steuern. Die Hormone werden in speziellen Zellen und Drüsen erzeugt. Hierzu zählen die Hypophyse (Hirnanhangdrüse), die Schilddrüse, die Nebenschilddrüsen, die Nebennieren sowie bestimmte Sexualorgane (bei Frauen die Eierstöcke, bei Männern die Hoden; wobei beide keine reinen Drüsen sind, sondern auch andere Aufgaben erfüllen). Um zu erklären, welche Rolle das endokrine System für das Dauerstress-Syndrom hat, beziehen wir sie jedoch ein – schließlich haben die Sexualhormone starken Anteil an unserem täglichen Befinden.

Ab dem Einsetzen der Pubertät, also etwa mit zwölf Jahren, entwickeln sich Aussehen und Verhalten von Jungen und Mädchen sehr unterschiedlich. Es gibt kaum einen anderen Zeitraum im Leben, in dem der Einfluss von Nervensystem und Hormonen auf die Entwicklung und die Regulierung der Körperfunktionen derart offensichtlich ist. Veränderungen im Gehirn und in der Hypophyse lösen in den

Keimdrüsen (Gonaden) eine deutlich erhöhte Synthese neuer Botenstoffe – der Sexualhormone – aus. Bei Mädchen beginnt daraufhin das Wachstum von Fettgewebe an Brust und Hüften. Gleichzeitig oder etwas später steigt bei Jungen die Proteinsynthese, sie bauen mehr Muskelmasse auf, und die längeren, größeren Stimmbänder lassen die Stimme tiefer werden. Diese Veränderungen sind nur einige wenige Beispiele für den gewaltigen Einfluss der Botenstoffe aus endokrinen Drüsen.

Die Koordinierung von Nervensystem und endokrinem System

Nerven- und Hormonsystem arbeiten bei der Koordinierung aller Körpersysteme eng zusammen. Das Nervensystem steuert die Homöostase (den Gleichgewichtszustand) über Nervenimpulse, wohingegen das endokrine System seine Botenstoffe (die Hormone) in die Blutbahn abgibt.

Das Blut wiederum verteilt die Hormone an praktisch alle Zellen im ganzen Körper. Nerven- und Hormonsystem bilden gemeinsam das vielfach ineinander verwobene neuroendokrine System. Bestimmte Teile des Nervensystems stimulieren oder hemmen die Freisetzung von Hormonen aus den endokrinen Drüsen. Umgekehrt können Hormone die Erzeugung von Nervenimpulsen anregen oder hemmen. Zahlreiche Moleküle wirken zudem an manchen Stellen als Hormone, an anderen Stellen als Neurotransmitter, also Botenstoffe zwischen den Nervenzellen.

Das Nervensystem löst Muskelkontraktionen aus und lässt Drüsen mehr oder weniger von ihren Sekreten freisetzen. Das endokrine System verändert die Stoffwechselaktivität, reguliert Wachstum und Entwicklung und steuert die Fortpflanzungsfähigkeit. Es trägt nicht nur zur Aktivität der glatten Muskulatur, der Herzmuskulatur und verschiedener Drüsen bei, sondern hat spürbare Auswirkungen auf praktisch alle anderen Gewebearten im Körper.

Auf Nervenimpulse reagiert der Körper innerhalb von Millisekunden. Auch Hormone wirken mitunter sekundenschnell; bei manchen dauert es jedoch mehrere Stunden oder länger, bis die Reaktionen einsetzen. Die Wirkungen von Nervenimpulsen sind im Vergleich zu denen des endokrinen Systems normalerweise nur kurz. Mit diesem Wissen im Hinterkopf sollten wir nun betrachten, wie das endokrine System das Aussehen, das Wohlbefinden und die Körperfunktionen Tag für Tag beeinflusst.

Alles wird zentral gesteuert und alles hängt mit allem zusammen

Zunächst einmal sollten Sie sich merken, dass die Hypophyse, eine Drüse im Gehirn, die Hauptschaltzentrale des endokrinen Systems ist. Ihre Funktion wird zwar wiederum vom Hypothalamus beeinflusst, der ebenfalls endokrines Gewebe enthält, aber im Rahmen unseres eigentlichen Themas befassen wir uns in erster Linie mit der Hypophyse. (Der Hypothalamus wird nur an der entsprechenden Stelle kurz erwähnt.)

Die Hypophyse schickt Signale an die anderen Drüsen des endokrinen Systems und teilt ihnen mit, welche Hormone sie erzeugen sollen. In ähnlicher Form kommuniziert die Schilddrüse mit den Eierstöcken. Auch die Nebennieren und die Eierstöcke stehen miteinander in Verbindung und so weiter und so fort. Hormone sind Botenstoffe – sie kommunizieren (»reden« sozusagen), und jede ihrer Botschaften gibt an die diversen Zellen, Gewebe und Organe im Körper bestimmte Informationen weiter. Nichts, wirklich gar nichts, arbeitet allein. Alles ist von etwas anderem beeinflusst.

Deshalb sind die nachfolgenden Abschnitte – zu den Nebennieren und den von ihnen erzeugten Stresshormonen, den Eierstöcken und den dort hergestellten Sexualhormonen, zur Schilddrüse, deren Hormone Körpertemperatur und Stoffwechsel beeinflussen, und natürlich zur Hypophyse als oberster Chefin – so enorm wichtig. Sehen wir uns nun die einzelnen Hormonsysteme genauer an.

Öffnen Sie Herz und Geist für eine ganz neue Sicht auf Ihre Gesundheit und das heute übliche Lebenstempo. Mit dem nötigen Verständnis und den entsprechenden Tipps können Sie dann die für Sie persönlich nötigen Veränderungen in Gang setzen.

Nebennieren und Stresshormone

Wenn Sie sich und mir einreden wollen, dass Sie auf der Toilette E-Mails und Nachrichten von Ihrem Smartphone löschen, weil das gutes Zeitmanagement sei, dann sage ich Ihnen – bei aller Liebe und allem Respekt: Sie sind eine Rushing Woman. Als ich vor 14 Jahren als Gesundheitsberaterin anfing, verliefen die Gespräche noch relativ ruhig. Die Frauen kamen (meistens) pünktlich, waren einigermaßen gelassen, und wer ein Handy hatte, machte es aus. Heute kommen meine Klientinnen in letzter Sekunde und für mindestens die erste Viertelstunde unseres Gesprächs sind sie ungeduldig und unruhig. Zwischendurch klingelt oder plingt das Telefon vor lauter Nachrichten, und wenn ich das als Geräusch ausdrücken würde, wäre es ein schriller, unruhiger Pfeifton. Ja, ich verallgemeinere. Natürlich gibt es noch Frauen, die während des Termins das Handy stumm schalten. Dennoch geht der Trend in die beschriebene Richtung.

Frauen stehen ständig unter Stress und haben so wenig Zeit wie nie zuvor. Stress hat es natürlich schon immer gegeben. Aber die unaufhörliche Dringlichkeitslawine, die für so viele Frauen inzwischen die Norm ist, ist in dieser Form neu. Sehen wir uns einmal an, was wir dem Körper damit aus der Sicht der Nebennieren und der Stresshormone abverlangen. Diejenigen, die mein Buch »Stoffwechsel-Geheimnis« gelesen haben, kennen einen Teil dieser Informationen bereits. Ich stelle sie jedoch – überarbeitet und erweitert – beim »Rushing-Woman-Syndrom« bewusst an den Anfang. Jede Frau sollte wissen, wie wichtig die Funktion der Nebennieren ist: für Gesundheit, Körperform und -umfang, Vitalität und das Gefühl, das Leben gut bewältigen zu können.

Die Nebennieren sind zwei überaus wichtige, walnussgroße Drüsen auf dem oberen Ende der Nieren. Sie mögen unscheinbar wirken, sind bei optimaler Funktion jedoch ein wahres Geschenk für die physische und psychische Gesundheit. Zu den vielen Hormonen, die dort gebildet werden, zählen zwei Stresshormone: Adrenalin und Cortisol.

Adrenalin, Dauerstress und der große Zuckerschub

Adrenalin ist das akute Stresshormon für die Kurzzeitwirkung, das zum Beispiel bei einem Schreck ausgeschüttet wird: Jemand kommt unerwartet um die Ecke, und man zuckt zusammen. Dieses Gefühl, das wir alle kennen, wird durch Adrenalin erzeugt. Adrenalin soll uns aus der Gefahrenzone retten, und zwar schnell! Entwicklungsgeschichtlich hat der Mensch Adrenalin produziert, wenn sein Leben in Gefahr war, und normalerweise erfolgte daraufhin eine körperliche Reaktion. Ob das Raubtier aus dem Gebüsch springt oder ein feindlicher Stamm mit Speeren auf einen losgeht – in diesem Moment sorgt Adrenalin dafür, dass man der Gefahr entkommt, indem es die Kampf- oder-Flucht-Reaktion einleitet. Bei seiner Aktivierung wird die normalerweise ausgezeichnete Blutversorgung des Verdauungsapparats heruntergefahren und in Arme und Beine umgeleitet. Das ist notwendig, denn in einem solchen Moment braucht man die Gliedmaßen, um aus dem Gefahrenbereich zu entkommen. Außerdem braucht man dafür Energie, und die am leichtesten verwertbare Energie ist Glukose (Zucker, also Kohlenhydrate). Leber und Muskeln speichern Glukose in Form von Glykogen und setzen es frei, sobald Adrenalin den Zellen mitteilt, dass diese Energie schnell benötigt wird. Dann wird das Glykogen wieder in Glukose umgewandelt und ins Blut abgegeben. Daraufhin steigt der Blutzuckerspiegel an – man erlebt einen kleinen Energieschub.

Dieser Ablauf mitsamt den entsprechenden biochemischen Veränderungen ermöglicht eine aktive Reaktion auf die Gefahr. Unabhängig vom Ergebnis (gelungene Flucht, überstandener Kampf oder Tod) ist dieses Ereignis schnell vorbei. Das Leben ist nur kurz in Gefahr, sodass das Adrenalin auch nur kurz benötigt wird. In der modernen Welt beruht die Adrenalinausschüttung allerdings meistens auf psychischem Stress. Das Hormon teilt jeder Zelle im Körper mit, dass wir in Lebensgefahr schweben, obwohl dies objektiv betrachtet nicht stimmt. Und prompt rast das Herz, die Gedanken überschlagen sich, und man ist innerlich so angespannt, dass man trotz aller Bemühungen einfach nicht mehr zur Ruhe kommt.

Was uns stresst

Psychischer Stress kann viele Formen annehmen. Vielleicht schalten Sie nach einer Woche Urlaub den Computer an und werden von Hunderten neuen E-Mails im Posteingang begrüßt. Wie um alles in der Welt sollen Sie die abarbeiten? Vielleicht klingelt das Telefon, und in dem Moment, in dem Sie rangehen, klingelt auch das Smartphone, und Sie haben das Gefühl, dass Sie das eine Gespräch abwürgen müssten, weil bereits das nächste wartet. Manch einer sitzt dabei vor dem Computer und sieht nebenbei ein paar E-Mails eintrudeln. Mit jedem Pling steigt der Stresspegel und damit das Adrenalin.

Oder Sie stellen den Wecker, drücken aber die Schlummer-Taste, einmal, zweimal, dreimal … und plötzlich sitzen Sie kerzengerade im Bett, weil es schon so spät ist. Dabei müssten Sie noch die Bluse bügeln, den Kindern Brote schmieren, sie zur Schule bringen, und weil es später ist als sonst, stecken Sie am Ende im Stau fest. Und schon klingelt das Telefon, weil die Kollegen wissen wollen, wieso Sie nicht bei der Besprechung auftauchen, aber Sie stehen im Berufsverkehr, und Ihr Gehirn überschlägt sich, weil Sie heute doch so viel zu tun haben. Eine Stunde nach dem Aufstehen! Wenn Sie dann endlich durch die Bürotür hasten, wünschen Sie sich nichts sehnlicher als einen Kaffee. Den ganzen Morgen standen Sie unter Adrenalin, und jetzt wollen Sie noch mehr davon, denn Koffein fördert die Adrenalinausschüttung. Dabei erhoffen Sie sich von dem Kaffee in diesem Moment nur eine kurze Verschnaufpause, einen kleinen Moment »Ruhe und Runterkommen«. Es gibt viele Gründe, warum wir etwas Warmes trinken möchten, doch häufig geht es nur darum, wieder zu sich zu kommen. Kaffeepausen sind wie eine kleine Blase, die uns abschirmt und anderen vermittelt: »Kommt mir in den nächsten drei Minuten ja nicht zu nahe!« Mir haben schon so viele Frauen erzählt, ihr Kaffee wäre der einzige Zeitpunkt, an dem sie zur Ruhe finden. In Wahrheit jedoch stimmt das nicht, denn rein körperlich betrachtet verlangt auch Koffein von den Nebennieren, Adrenalin zu erzeugen – um Sie aus einer nicht existenten Gefahr zu retten.

Adrenalin und der Zuckerschub – früher und heute

Zwischen früher und heute gibt es einen enorm wichtigen Unterschied: Die biochemischen Veränderungen durch das Vorliegen von Adrenalin – zum Beispiel der Zucker, der in die Blutbahn gelangt – waren damals auf der Flucht oder im Kampf von großem Nutzen. Wenn Sie heute jedoch vor dem Bildschirm sitzen und Zucker ins Blut gelangt, wird Insulin ausgeschüttet, um diese Blutzuckererhöhung abzufedern. Und Insulin zählt zu den wichtigsten Fettspeicherhormonen. Zudem lässt es den Blutzuckerspiegel später massiv einbrechen. Die nachfolgende Müdigkeit weckt das Gefühl, dass Sie dringend noch mehr Koffein oder etwas Süßes brauchen, um dieses Tief zu überbrücken. Adrenalin spielt für die Entstehung von Dauerstress somit eine wichtige Rolle.

Nicht ohne meinen Kaffee!

Über 90 Prozent der Erwachsenen in der westlich geprägten Gesellschaft nehmen täglich Koffein zu sich. In Deutschland liegt allein der Kaffeekonsum bei durchschnittlich zwei Tassen pro Person pro Tag und hat sich seit den 1960er-Jahren ungefähr verdoppelt. Koffein steckt aber auch in Energy Drinks, Cola und Schwarztee, in geringeren Mengen sogar in Schokolade. Den ersten Kaffee trinken wir dabei meist zum Frühstück, vielfach mit Zucker oder Süßstoff gesüßt. Aus medizinischer Sicht ist die Koffeinzufuhr bei viel zu vielen Menschen als Suchtverhalten einzustufen.

Koffein informiert die Hypophyse, dass sie die Nebennieren zur Adrenalinausschüttung auffordern soll. Sobald das Adrenalin frei wird, steigt der Blutzucker an und stellt mehr Energie bereit. Gleichzeitig schießen Blutdruck und Puls in die Höhe, damit die Muskeln besser mit Sauerstoff versorgt werden, und die Muskeln spannen sich an, um reaktionsbereit zu sein. Alle reproduktiven Funktionen hingegen werden heruntergefahren – sie benötigen viel Energie und sind angesichts der »Bedrohungssituation« für das unmittelbare Überleben nicht erforderlich. Zudem möchte der Körper ohnehin lieber kein Kind in eine

»unsichere« Welt setzen. Zumindest nicht, solange die Stresshormone uns vermitteln, dass wir in Lebensgefahr sind (die Botschaft des Adrenalins) oder dass es auf der ganzen Welt nichts mehr zu essen gibt (die Botschaft des Cortisols; dazu später mehr).

Koffein fördert die Adrenalinausschüttung

Die Produktion von Adrenalin kann das Ergebnis von echtem oder zumindest wahrgenommenem Stress sein, aber auch eine Folge der Koffeinzufuhr. Über Stresshormone und durch das Signal zur Aktivierung des sympathischen Nervensystems (das nach Zucker verlangt) putscht Koffein uns auf. Nach diesem Kick fällt es schwer, sich in aller Ruhe auf die Informationen zu konzentrieren, die wir erhalten (ob von der Chefin, der Kollegin oder der Dame am Empfang, die einen Termin bestätigt). Darüber hinaus kann dieser biochemische Zustand entweder dünn oder dick machen, weil das Fettspeicherhormon Insulin zunächst überschüssige Glukose aus dem Blut in Glykogen umwandelt, das in Muskeln und Leber eingelagert wird, und dann den Rest für Körperfett verwendet. Zur Verdeutlichung möchte ich die Geschichte einer Klientin erzählen, die ich hier Susan nennen möchte.

Die Geschichte einer »Kaffeetante«

Susan war eine auffällig schlanke, attraktive Frau, die zu mir zur Beratung kam. Meine übliche Auftaktfrage lautet: »Was kann ich für Sie tun, und was möchten Sie mit dieser Beratung erreichen?« Susan entschuldigte sich zunächst für ihre scheinbare Eitelkeit und erzählte dann, sie hätte in jüngster Zeit drei Kilo zugenommen. Sie wollte mich sprechen, weil sich weder ihre Ernährung noch ihre Bewegungsgewohnheiten geändert hatten, sodass sie sich diese Gewichtsveränderung nicht erklären konnte. Ein paar ihrer Freundinnen hatten in den Wechseljahren zugenommen, und nun machte sie sich Sorgen, dass aus den drei Kilo zehn werden würden, ehe sie sich versah. Sie wollte einfach herausfinden, warum ihr Körper sich verändert hatte.

Ich bewunderte Susans Entschluss, der Sache umgehend auf den Grund zu gehen. Wir nahmen die verschiedenen emotionalen und körperlichen Facetten ihres Lebens unter die Lupe, und als wir zur Ernährung kamen, entsprach alles dem, was ich unter frischer, vollwertiger Nahrung verstehe. Gute Ernährungsberater haben ein breites Repertoire an Methoden, um Menschen zu helfen, die abnehmen möchten. Vom ernährungsphysiologischen Gesichtspunkt aus befolgte diese Klientin bereits die meisten dieser Tricks. Als wir zu den Getränken übergingen, sagte sie ganz ruhig, dass sie vier Mal in der Woche abends mit ihrem Mann ein Glas Rotwein tränke, und zwar schon seit Jahren.

Dann fragte ich nach dem Kaffeekonsum, und da leuchteten Susans Augen auf. Ja, sie liebte ihren Kaffee, doch als sie nun darüber nachdachte, stellte sie fest, dass die Koffeinmenge sich tatsächlich verändert hatte. Seit sie erwachsen war, trank sie jeden Tag zum Frühstück einen Kaffee, später aber kein koffeinhaltiges Getränk mehr. In den letzten Monaten hatte sie sich jedoch angewöhnt, bis zu vier Tassen Kaffee pro Tag zu trinken, ohne dass es dafür einen wirklichen Grund gab. Es hatte sich einfach so eingeschlichen. Als ich sie bei dieser Information ansah, sagte sie sofort rechtfertigend: »Aber der Kaffee ist immer schwarz, ganz ohne Kalorien.« Ihren Kaffee trank sie am Schreibtisch. Susan war nie eine große Sportlerin gewesen und hatte nur wenig Muskelmasse. Das Fett hatte sich am Bauch angesammelt.

Mein Gesichtsausdruck verriet ihr gleich, worauf ich hinauswollte, und noch ehe ich ein Wort sagen konnte, flehte sie: »Bitte nehmen Sie mir das nicht weg!« Ich wollte ihr bewusst machen, wie abhängig sie psychisch bereits war. Deshalb unterbrach ich sie nicht. Als ich schließlich sagte, dass meiner Meinung nach der Kaffee Schuld an der Veränderung sei, begann sie zu weinen. Das sei doch unmöglich, sagte sie und kam immer wieder auf die Kalorien zurück. Sie geriet völlig aus der Fassung, und ich musste mir große Mühe geben, ihr darzulegen, dass es letztlich nichts weiter sei als ein Getränk – während sie sich benahm, als hinge von den vier Tassen Kaffee pro Tag ihr Leben ab. Dann erläuterte ich ihr die Zusammenhänge zwischen Koffein, Adrenalin, erhöhtem Blutzuckerspiegel und der anschließenden Insulinausschüttung. Es ging mir nicht darum, sie vollständig vom Koffein wegzubringen. Manche Klientinnen bitte ich darum, versuchsweise für vier Wochen ganz ohne Koffein zu leben, und oft sind sie ganz erstaunt, wie viel Energie sie ohne ihren Kaffee plötzlich haben. Susan wollte ich nur dazu bewegen, sich mit jener einen Tasse vor dem Frühstück zu begnügen, die ihr Mann ihr als täglichen kleinen Liebesbeweis zubereitete. Sie war einverstanden, diese Vorgehensweise vier Wochen lang auszuprobieren, auch wenn für sie Fett nur mit Kalorien zu erklären war, weshalb sie sich nicht vorstellen konnte, dass dieser Plan tatsächlich helfen mochte. Mehr habe ich Susan nicht geraten. Sie sollte nichts an ihrer Ernährung umstellen. Vier Wochen später stürmte sie beglückt herein: Sie hatte in dieser Zeit vier Kilo abgenommen, obwohl sie vorher nur drei Kilo zugenommen hatte. (Übrigens wiege ich meine Klientinnen niemals, denn ich bin der Meinung, dass man damit nicht das Gewicht misst, sondern das Selbstwertgefühl.)

Koffein wirkt auf Psyche und Körpergewicht

Meiner Theorie zufolge beruhte Susans Gewichtszunahme mehr auf den Wahrnehmungen ihres Nervensystems als auf einer zu hohen Kalorienzufuhr. Ihre anschließende Gewichtsreduktion erfolgte meiner Meinung nach extrem schnell, doch die Geschichte illustriert sehr schön, wie stark sich Koffein bei manchen Menschen auf Gewicht und Psyche auswirken kann – was die irrationale Verzweiflung zu Beginn verdeutlicht. Weniger Kaffee zu trinken erschien ihr unvorstellbar. So schnell wie Susan nimmt natürlich nicht jeder ab, aber mit weniger Koffein kommt man auf jeden Fall leichter zur Ruhe. Und erfolgreiches Abnehmen hat viel mit einem ausgeglichenen Verhältnis zwischen Sympathikus und Parasympathikus zu tun.

♡ **Was bewirkt Kaffee bei Ihnen?**

Nehmen Sie die eigenen Koffeingewohnheiten ehrlich unter die Lupe und überlegen Sie, wie Sie tatsächlich davon beeinflusst werden. Dämpft Kaffee den Appetit, sodass Sie unbewusst zum Kaffee greifen, anstatt etwas zu essen? Viele Frauen retten sich so über die Mittagszeit hinweg. Bekommen Sie von Kaffee Herzklopfen, fangen Sie an zu zittern oder reagiert der Darm darauf? Steigt der Blutdruck? Haben Sie ein stärkeres Verlangen nach Kaffee, wenn Sie unter Stress stehen, und wenn ja, welche Geschichte verbinden Sie mit der Wirkung Ihres Kaffees? Schlafen Sie unruhiger, wenn Sie viel Koffein zu sich nehmen? Oder bekommen Sie einfach nur gute Laune und fühlen sich mit Ihrem Kaffee rundum gut? Sie selbst kennen sich und Ihren Körper am besten. Finden Sie heraus, was Ihnen gut tut, und handeln Sie entsprechend.

Andauernder Adrenalineinfluss schadet der Gesundheit

Denken Sie über all diese Mechanismen nach. So viele Menschen stehen ständig unter Adrenalineinfluss, rund um die Uhr, sieben Tage die Woche. Adrenalin ist wie ein angeknipster Lichtschalter, der seit langem nicht mehr vollständig abgeschaltet wurde. Dieser Prozess wird nicht nur von traumatischem Stress oder Schrecksituationen angestoßen, sondern kann ganz einfach auf unserem Lebenstempo beruhen, dem ständigen Jonglieren mit zu vielen Bällen. Mir begegnen ständig Frauen, die sich ein besseres Gleichgewicht wünschen, mit ihrem Leben nicht mehr zurechtkommen und den Eindruck haben, der Stress brächte sie noch um.

Der menschliche Körper ist unglaublich widerstandsfähig. Wir sind zwar nicht dafür geschaffen, lange anhaltendem Stress standzuhalten (kurzfristiger Stress ist gesünder für uns), aber viele Menschen scheinen es zu tolerieren, viele Jahre unter Strom zu stehen – auch wenn es ihnen natürlich ohne Dauerstress besser gehen könnte. Andererseits erfahre ich immer wieder aus erster Hand, wie die pausenlose Adrenalinausschüttung die Gesundheit von Frauen beeinträchtigt, indem sie die Fruchtbarkeit hemmt, prämenstruelle Beschwerden verstärkt, das Verdauungssystem stört und Beziehungen beeinflusst. Und wenn der Körper irgendwann feststellt, dass der Stress langfristig besteht, verändert sich das dominante Stresshormon, und es kommt zu einer neuen Herausforderung.

Cortisol – das Dauerstresshormon

Cortisol ist das Dauerstresshormon schlechthin. Entwicklungsgeschichtlich war Nahrungsknappheit der einzige Langzeitstress, dem Menschen sich stellen mussten. Stressfaktoren waren Überschwemmungen, Missernten und Kriege. In solchen Zeiten weiß man nicht, wann und wo man das nächste Mal etwas zu essen bekommt. Dauerstress in der westlichen Welt geht heute eher auf finanziellen Druck oder Beziehungsprobleme zurück, auf Unsicherheit oder Sorgen um die Gesundheit – und auf das Körpergewicht. Viele Frauen denken schon beim Aufwachen: »Was darf ich heute essen und was nicht?« oder »Wie viel Sport schaffe ich heute?«

Bei manchen dreht sich das Gedankenkarussell auch so: »Ach du meine Güte, es ist Mittwoch, und ich war immer noch nicht beim Training, und, oje, es ist schon 19 Uhr, und ich habe nichts zu essen im Haus, das heißt, ich muss noch einkaufen, und wenn ich jetzt einkaufe, bin ich erst um halb neun zu Hause, und dann muss ich noch kochen und aufräumen, und dann bin ich nicht vor Mitternacht im Bett, und ich muss morgen früh doch rechtzeitig aufstehen, damit ich früh im Büro bin, aber ich gehe doch in drei Wochen zu der Party, und da will ich unbedingt mein Lieblingskleid anziehen, und das klappt nicht, wenn ich die ganze Woche nicht zum Sport komme, und heute gehe ich auch nicht, sonst bekomme ich gar keinen Schlaf mehr und komme morgen nicht rechtzeitig zur Arbeit, um all das zu erledigen, was ich noch zu tun habe ...« Und so weiter und so fort. Vielen Frauen ergeht es tagein, tagaus ähnlich. Solche Reaktionsweisen können leicht zu chronischem Stress führen, auf den wir mit erhöter Cortisolproduktion reagieren. Cortisol wiederum verändert den Stoffwechsel und dann auch das Verhalten, weil man nicht nur glaubt, nicht alles zu schaffen, sondern weil auch der Körper der Meinung ist, alles müsste möglichst schnell gehen.

Cortisol: Freund oder schlimmster Albtraum?

Man sollte sich bewusst machen, wie Cortisol arbeitet, denn es kann Ihr Freund oder Ihr schlimmster Feind sein. In den richtigen Mengen tut Cortisol der Gesundheit nämlich in vielerlei Hinsicht sehr gut. Zum Beispiel ist das Hormon einer der wichtigsten Botenstoffe im Körper, um Entzündungen zu lindern. Sobald im Körper eine Entzündungsreaktion abläuft, wird Cortisol in Kortison umgewandelt und dieses führt dazu, dass wir weniger steif sind und weniger Schmerzen empfinden. Viele Menschen kennen das Gefühl, sich nach schwierigen Lebensphasen »uralt« vorzukommen. Oft geht diese Reaktion auf einen unzureichenden Cortisolspiegel zurück. In den richtigen Mengen wirkt Cortisol nicht nur Entzündungsreaktionen entgegen, sondern puffert auch die Insulinwirkung ab, damit wir weiterhin Fett in Energie verwandeln und den Blutzuckerspiegel ohne starke Schwankungen stabil halten.

Der Cortisolspiegel im Tagesverlauf

Der Cortisolspiegel verändert sich im Laufe des Tages. Die zum jeweiligen Zeitpunkt richtige Menge unterstützt verschiedene Körperfunktionen. Morgens sollte das Cortisol hoch sein, beispielsweise 25 fiktive Einheiten um sechs Uhr in der Früh als hypothetischem Idealzustand. Cortisol zählt zu den Faktoren, die uns morgens wecken und uns frisch und munter aus dem Bett hüpfen lassen. Gegen Mittag liegt der optimale Cortisolspiegel bei nur noch 15 Einheiten und sinkt im Idealfall bis 18 Uhr abends auf vier Einheiten ab. Um 22 Uhr finden wir uns bei zwei Einheiten wieder. Auf diesem Level verharrt die Kurve bis etwa zwei Uhr morgens, um dann langsam, aber stetig wieder anzusteigen.

Es stimmt, was der Volksmund sagt: Eine Stunde Schlaf vor Mitternacht zählt so viel wie zwei Stunden Schlaf nach Mitternacht, denn ab zwei Uhr steigt das Cortisol wieder an und leitet das Aufwachen ein.

Wenn die Stressreaktion anhält, verändert sich die Wirkung auf den Körper. Zunächst einmal kommt es am Abend zu einem erneuten Cortisolanstieg statt zum weiteren Absinken. In diesem Stadium ist das Cortisol morgens noch im optimalen Bereich: Man springt nach wie vor putzmunter aus dem Bett und hat genügend Energie für den ganzen Tag. Dennoch steigt das Niveau am Abend. Das kann den natürlichen Schlafrhythmus beeinträchtigen.

Erhöhte Cortisolspiegel und die Auswirkungen auf den Stoffwechsel

Bleibt der Cortisolspiegel ungewöhnlich hoch, so kommen andere Veränderungen der Körperchemie in Gang. Erhöhte Cortisolwerte stehen im Verdacht, an der Entstehung des metabolischen Syndroms beteiligt zu sein. Dieses Syndrom setzt sich aus verschiedenen Faktoren zusammen: aus Übergewicht bzw. Adipositas, aus erhöhtem Blutdruck, erhöhten Cholesterinwerten und Insulinresistenz, wobei Letzteres ein Warnsignal darstellt, dass man auf dem besten Wege zum Typ-2-Diabetes ist, wenn sich nicht bald etwas ändert. Unser Körper ist auf Überleben gepolt, und Cortisol vermittelt jeder Körperzelle, dass das Essen knapp wird. Gleichzeitig drosselt es den Stoffwechsel. Bei einem verlangsamten Stoffwechsel wird die Fettverbrennung zurückgeschraubt, denn das Cortisol will dafür sorgen, dass wir die scheinbare Hungersnot überstehen.

Cortisol wirkt »katabol«, das heißt, es zerlegt Proteine in seine Bausteine, die Aminosäuren. Dieser Katabolismus gehört zu den Mechanismen, mit denen das Cortisol den Stoffwechsel ausbremst. Muskeln bestehen aus Proteinen, und Cortisol teilt ihnen mit, diese Proteine abzubauen, weil sie vom Körper angeblich als Treibstoff benötigt werden. Außerdem könnte man mehr Aminosäuren brauchen, um Gewebeschäden zu reparieren (obwohl wir in Wahrheit nur vor dem Fernseher sitzen und dabei finanzielle Sorgen oder Beziehungsprobleme im Kopf haben). Die Aminosäuren, die in Folge der katabolen Signale des Cortisols freigesetzt werden, können über die sogenannte »Glukoneogenese« in Zucker umgebaut werden, was der Körper bei Stress für hilfreich hält. Wer jedoch ein eher passives Leben führt, braucht diesen zusätzlichen Zucker im Blut nicht und muss Insulin ausschütten, um den Überschuss in Form von Glykogen in Muskeln und Leber einzulagern.

Mit der Zeit wird durch die katabolen Signale des Cortisols jedoch immer mehr Muskelmasse abgebaut, sodass weniger Platz für Glykogen verfügbar ist. In diesem Fall landet nur ein Teil des Blutzuckers in den Muskeln; der Rest wird als Körperfett gespeichert. Der Körper hält einen normalen, unbedenklichen Zuckerspiegel nämlich für wichtiger als ein paar schwabbelige Fettpolster rund um die Körpermitte. Zu viel Cortisol kann also nicht nur über den Fettstoffwechsel selbst, sondern auch über die Fehlregulierung des Kohlenhydratstoffwechsels dick machen. Dieser Mechanismus liegt übrigens auch der Entstehung von Cellulitis zugrunde (bei der Fett eingelagert wird, wo früher Muskeln waren). Und über diesen Prozess kann Dauerstress auch die Entstehung von Typ-2-Diabetes fördern.

Vermehrte Cortisolproduktion als Folge von Dauerstress

Vermehrte Cortisolausschüttung ist eine Reaktion auf permanenten Stress, weil der Körper (der es nicht besser weiß) davon ausgeht, dass es weit und breit nichts mehr zu essen gibt. Instinktiv gehen wir dann davon aus, dass wir bessere Überlebenschancen haben, wenn wir unsere Fettreserven eisern verteidigen. Heutzutage, wo viele aus gesundheitlichen Gründen (oder aus Eitelkeit) nicht zu viel Fett mit sich herumschleppen möchten, kann Cortisol eine echte Herausforderung für diejenigen sein, die der Meinung sind, weniger essen sei die einzige Lösung, um abzunehmen. Eine Frau, die so denkt, kämpft gegen

Windmühlen – was ihrer ohnehin gehetzten Verfassung eine weitere Portion Stress aufbürdet.

Das Cortisol-Dilemma und seine Hintergründe

Wenn Cortisol jeder Zelle im Körper zuschreit, dass die Nahrung knapp wird, und daraufhin der Stoffwechsel herunterfährt, während man sich trotzdem genauso ernährt und bewegt wie bisher, sitzen die Kleider allmählich immer enger. Sie können essen, was Sie wollen! Solange das Cortisol jede einzelne Zelle auffordert, Fett einzulagern, ist es schwierig, wenn nicht gar unmöglich, Übergewicht abzubauen. Erst müssen wir unser Cortisolproblem lösen. Das heißt, wir müssen den Stress an der Wurzel packen und entweder die Situation oder unsere Sichtweise ändern.

Cortisol erzeugt ein ganz typisches Muster für die Fettverteilung. Zuallererst lagert sich das Fett rund um den Bauch an, um das Überleben zu sichern: Wenn nun plötzlich die Nahrung ausbleibt, haben die wichtigsten Organe leichten Zugriff auf die Fettreserven, die uns am Leben erhalten. Hinzu kommen Fettreserven an der Rückseite der Oberarme und am Po. Wichtig hierbei ist die Frage, was die meisten Menschen machen, wenn sie merken, dass sie aus der Hose oder dem Rock quellen. Richtig: Sie machen eine Diät. Und wer auf Diät ist, isst üblicherweise weniger (auch wenn manche Seminarteilnehmerinnen inzwischen bereits »mehr!« rufen, wenn ich diese Frage aufwerfe). Dadurch bestätigen wir dem Körper, dass zu wenig zu essen da ist. Das stimmt aber natürlich nicht. Es ist jede Menge da. Wenn ich morgens um drei ein Stück Schokolade möchte, kann ich eins bekommen. Eine Diät mit weniger Essen bestätigt dem Körper seine schlimmsten Befürchtungen und drosselt den Stoffwechsel noch mehr.

Das zweite Problem am erhöhten Cortisolspiegel ist, dass man trotz aller Entschlossenheit und höchster Disziplin zum »Überfressen« neigt, weil der Körper nun einmal glaubt, es herrsche Nahrungsknappheit. Sie können sich noch so sehr vornehmen, nur drei Kekse zu essen. Sobald die Packung offen auf dem Tisch steht, jubelt das

Cortisol jeder Zelle im ganzen Körper zu: »Du bist ein Glückspilz! Da ist etwas zu essen! Also iss!« Und ehe man sich versieht, ist die Packung leer. Verstehen Sie mich bitte nicht falsch. Ich behaupte nicht, dass Selbstdisziplin und Willenskraft wertlos wären. Mir geht es darum, Ihnen klar zu machen, dass im Körper sehr alte hormonelle Schaltkreise am Werk sind, die der Meinung sind, sich in puncto Überleben besser auszukennen als der bewusste Verstand. Der Körper kann ein hervorragender Lehrmeister sein, wenn wir bereit sind, seine Botschaften zu entschlüsseln. Überschüssiges Körperfett kann in dieser Hinsicht ein Kommunikationsmittel sein, genau wie ungerechtfertigte Panik bei der Wahrnehmung der eigenen Lebensumstände ein guter Anlass ist, die persönliche Biochemie und die eigenen Reaktionsmuster gründlich zu hinterfragen.

Stummer Stress

Was passiert, wenn man den Stress unterdrückt? Nicht jede Frau läuft wie ein aufgescheuchtes Huhn durch die Gegend und schreit: »Ich bin so gestresst, ich bin so gestresst.« Manch eine macht lieber alles mit sich selbst aus, verschließt ihre Sorgen und Ängste in ihrem Inneren und präsentiert der Welt stets ein lächelndes Gesicht, bis nicht einmal mehr sie selbst erkennt, dass ihr bestimmte Dinge zu schaffen machen oder dass sie schon viel zu lange unter Dauerstress steht.

Wer für das eigene Leben dankbar ist, entwickelt leicht Schuldgefühle, wenn er sich trotzdem über etwas beschwert. Eine typische Selbstbotschaft lautet dann: »Es gibt so viele, denen es schlechter geht als mir.« Dann fühlt man sich sofort schuldig und denkt nicht mehr an die eigene Stressquelle. Es stimmt: Es gibt tatsächlich Menschen, die schlechter dran sind als Sie. Doch Schuldgefühle verändern die Blickrichtung, und dann ist man nicht mehr in der Lage herauszufinden, was einen wirklich stört und vor allem warum. Die möglichen Gründe sehen wir uns später im Kapitel »Emotionen« genauer an. An dieser Stelle möchte ich nur das typische Beispiel der »Friedensstifterin« nennen, damit Sie verstehen, wie unsere Einstufung normaler Alltagssituationen die

Cortisolausschüttung in Gang setzen kann. So können Emotionen der Gesundheit schaden, indem sie innerliche Panik schüren.

Zu den wichtigsten Erkenntnissen der Psychologie zählt, dass Schmerzvermeidung für den Menschen ein stärkerer Antrieb ist als Lusterzielung. Auch manche Frauen, denen ich begegnet bin, tun absolut alles, um den Frieden zu wahren und Konflikte zu vermeiden. Innerlich sind sie zum Zerreißen gespannt, weil sie in Gegenwart anderer – meist des Lebenspartners – ständig wie auf rohen Eiern gehen, damit der andere ja nicht wütend wird. Wenn der Mann im Haus zu Wutausbrüchen neigt, die der Frau unvorhersehbar erscheinen, steht sie ständig unter dem Einfluss von Stresshormonen. Ich kann nicht mehr zählen, bei wie vielen Frauen ich dieses Szenario schon erlebt habe.

Manche Frauen betäuben schmerzliche Emotionen, indem sie zu viel essen, zu viel Alkohol trinken oder zu viel rauchen. Andere Menschen stellen sich dem Schmerz, indem sie Tagebuch führen, spazieren gehen, laufen oder schwimmen. Wieder andere beten, meditieren oder rufen eine Freundin an, um ihre Gefühle zu sortieren. Manche Methoden sind der Gesundheit zuträglich, andere sind eher schädlich. Und all diese Aktivitäten können mit oder ohne das bewusste Wissen um den eigentlichen Anlass stattfinden.

Ich möchte dazu beitragen, dieses Warum zu ergründen, damit Sie anders reagieren können, falls Ihre automatische Reaktion Ihrer Gesundheit schadet. Das gilt besonders für unbewusste emotionale Reaktionen, welche die Produktion von Stresshormonen ankurbeln und damit das Gewichtsmanagement blockieren oder erschweren.

Sorgen schaden der Gesundheit

Sie wollen unbedingt abnehmen? Sie würden alles dafür geben, schlanker zu sein? Wahrscheinlich wissen Sie längst genau, was Sie tun müssten. Was also hält Sie auf? Und was stoppt Sie, obwohl Sie einen gelungenen Start hingelegt haben?

Tag für Tag treffe ich Menschen, die zu viel essen. Das wissen sie durchaus, aber sie können es einfach nicht lassen. Manche ernähren sich dabei gesund, manche nicht. Aber sie alle wissen, dass es viel besser für sie wäre, wenn sie weniger essen würden.

Häufig suchen diese Menschen mich auf, weil sie abnehmen möchten. Es sind nette, intelligente Leute, die nicht verstehen, warum sie sich so widersinnig verhalten. Sie wissen, was man essen sollte und was nicht, um abzunehmen, tun es aber trotzdem nicht, obwohl sie davon überzeugt sind, dass sie unbedingt abnehmen wollen.

Es besteht ein großer Unterschied zwischen zwei Stückchen Schokolade und der ganzen Tafel, zwischen einem Keks zur Tasse Tee und der ganzen Packung. Jeder weiß, dass man sich nach zu viel Essen unangenehm voll fühlt. Noch schlimmer sind die gemeinen Botschaften, die wir uns selbst einreden: »Ich bin so unfähig. Ich habe keine Willenskraft.« Und so gehen wir traurig und schuldbeladen ins Bett und glauben, wir könnten uns niemals ändern.

Der Glaube, dass die Dinge sich nie ändern, ist sehr destruktiv.

Was also geht in jemandem vor, der trotz bester Absichten immer weiter futtert? Neben dem erhöhten Cortisol infolge von Langzeitstress können weitere biochemische Faktoren am Werk sein, darunter niedriges Progesteron, unzureichende Schilddrüsenaktivität oder starke Blutzuckerschwankungen. Wahrscheinlich sind auch emotionale Faktoren und Grundüberzeugungen beteiligt, derer man sich nicht einmal bewusst ist.

Sorgen Sie sich nicht um nicht vorhandene Probleme (also die viel zitierten »ungelegten Eier«). Wenn eine Situation eintritt, können Sie sich ihr stellen. Sich wegen etwas zu sorgen, das vielleicht niemals passiert, schadet Ihnen. Auch eingebildeter Stress kann die Cortisolproduktion erhöhen. Sorgen können den Stoffwechsel über sehr langsame, subtile Wellenbewegungen zu verstärkter Fetteinlagerung bewegen, unser Denken und Fühlen verdüstern und dazu führen, dass wir uns zurückziehen. Bei manchen Frauen beruht das Getriebensein auf ihren Sorgen. Dahinter stecken chemische Signale, die der Körper erzeugt, weil unsere Gedanken und Gefühle ihm die entsprechenden Informationen liefern.

Erschöpfte Nebennieren

Das nächste biochemische Stressstadium, das insbesondere nach anhaltendem Stress eintreten kann, geht mit einem Cortisolabfall einher. Wenn jemand über lange Jahre sehr viel Cortisol ausgeschüttet hat, sind die Nebennieren diesen Anforderungen irgendwann nicht mehr gewachsen. Für eine solche Dauerbelastung sind sie nicht geschaffen, sie sind »ausgebrannt« und stellen ihren Dienst weitgehend ein. Bei diesem Zustand der Nebennierenerschöpfung oder Nebennierenschwäche spricht man auch von »Burnout«. Das Hauptsymptom ist extreme, anhaltende Müdigkeit. Nach allem, was ich in den letzten zehn Jahren beobachtet habe, sind die betroffenen Frauen nicht nur abgrundtief müde, sondern häufig zugleich aufgedreht. Dieses Gefühl, angespannt und abgespannt zugleich zu sein, bedeutet, dass man sich inständig danach sehnt, endlich mal wieder gründlich auszuschlafen. Dazu kommt es jedoch nur selten, und das liegt für gewöhnlich an der Adrenalinproduktion. Erinnern Sie sich bitte an die Einleitung zu diesem Kapitel, in der die Hypophyse als Schaltzentrale vorgestellt wurde. Um eine Nebennierenschwäche zu beheben, müssen wir nicht nur die Nebennieren mit einer Kombination aus unterschiedlichen Ansätzen unterstützen, sondern zugleich auch der Hypophyse helfen. Das kann der entscheidende Schritt zu mehr Gesundheit und Vitalität sein.

Das Cortisol aus den Nebennieren sollte morgens so hoch sein, dass man im Idealfall beim Aufstehen voller Tatendrang steckt. Bei chronischem Stress ist der Cortisolspiegel morgens eher niedrig und liegt nicht bei den 25 Einheiten, die wir hier als wünschenswert betrachten, sondern vielleicht nur bei zehn. In solchen Fällen kann uns das

Aufstehen sehr schwerfallen. Das Cortisol bleibt bis zum Nachmittag auf diesem niedrigen Niveau und verstärkt so das Verlangen nach Süßem, nach Koffein oder nach einem Mittagsschlaf, damit man bis zum Abend durchhält. (Andere mögliche Ursachen dafür sind ein niedriger Blutzuckerspiegel oder eine Schilddrüsenunterfunktion; dazu kommen wir später.) Bei einer Nebennierenschwäche ist das Cortisol abends angenehm niedrig. Geht man allerdings nach 22 Uhr zu Bett, so erfolgt meistens noch einmal ein kleiner Energieschub, denn der Körper neigt zwischen halb elf und halb zwölf in der Nacht von Natur aus zum nächsten Adrenalinausstoß. Dieser wiederum erschwert später das Einschlafen.

Wenn das Cortisol abfällt, war es vorher häufig (wenn auch nicht immer) längere Zeit erhöht. In dieser Zeit hat sich vielleicht Körperfett angesammelt. Der sinkende Cortisolspiegel bedeutet jedoch nicht, dass davon nun die Fettverbrennung anspringt. Davor bewahrt die bereits geschilderte Wechselwirkung zwischen Cortisol und Insulin.

Hinzu kommt, dass Sport angesichts der Müdigkeit, die mit diesem biochemischen Zustand einhergeht, in keinster Weise verlockend erscheint. Normalerweise liefert Sport einen Energieschub, doch bei erschöpften Nebennieren geht es einem nach Ausdauertraining noch schlechter. Das nährt den Frust, denn schließlich glaubt man zu wissen, dass man nur durch Sport und Diät abnehmen kann, und jetzt kann man sich trotz bester Absichten zu gar nichts aufraffen. So schießen die Betroffenen bei Süßigkeiten immer wieder über die Stränge, oder es vergeht ein neuerlicher Monat ohne ausreichend Bewegung. Wer darüber nachdenkt, entwickelt Schuldgefühle, beschimpft sich selbst und verliert insgeheim jede Hoffnung. Irgendwann sagt man sich: »Jetzt ist es auch egal«, wann immer man etwas essen möchte, was nicht wirklich nahrhaft ist, und so geht die Fehlernährung immer weiter. Typisch ist ein enormer Kohlenhydratverzehr, weil man so verzweifelt nach Energie lechzt. Dass die Kleider immer enger werden, erhöht den Stress, und so kommt man aus dem Teufelskreis nicht heraus.

Für andauernden Stress ist der Mensch nicht geschaffen

Je nach Veranlagung gehen Menschen unterschiedlich damit um. Bei manchen Menschen bleibt Adrenalin ihr Leben lang das vorherrschende Stresshormon. Andere verfallen irgendwann in eine eher cortisoldominierte Stressreaktion. Diese Reaktion sollte irgendwann nachlassen, sonst besteht die Gefahr, dass die Nebennieren ihren Dienst einstellen und nicht einmal mehr ausreichend viel Adrenalin erzeugen. Der Extremfall wird als Morbus Addison bezeichnet. Solange der Cortisolspiegel zwar sehr niedrig ist, aber noch im Normbereich liegt, bekommen die Betroffenen zu hören, dass alles bestens sei. Es geht ihnen zwar schlecht, aber alle Tests behaupten, ihre Blutwerte seien »normal«. Gleichzeitig fühlen sie sich ganz und gar nicht normal, und Angehörige und Freunde sagen oft, solche Menschen seien nur noch ein Schatten ihrer selbst.

Das Tückische am Cortisol ist, dass es auf den Steroidstoffwechsel (Sexualhormone) einwirken kann, über seine Wechselwirkung mit Melatonin den Schlafrhythmus stören kann und über die Wirkung auf das Serotonin auch die Stimmung beeinflusst.

Die Serotonin-Melatonin-Schaukel

Ein ganz normaler Tag läuft oft so ab: Auf ein gesundes Frühstück folgt später noch ein Kaffee, mittags gibt es einen Salat oder ein belegtes Brot und meist einen süßen Nachtisch, und abgesehen von diesem kleinen Extra sind Sie mit Ihrer Ernährung bis dahin vollauf zufrieden.

Ich wette, dass viele Frauen später dennoch zu einer der drei nachfolgenden Reaktionen tendieren. Erkennen Sie sich wieder?

1. Irgendwann am Nachmittag futtern Sie alles, was in Reichweite ist, und machen sich den Rest des Tages Vorwürfe – Sie hatten doch so gut angefangen!
2. Nachmittags sind Sie so beschäftigt, dass Sie keine Sekunde an Essen denken. Erst zu Hause atmen Sie erleichtert auf und lassen

den Tag bei Käse, Brot oder Salzgebäck und einem Glas Wein in Ruhe ausklingen.

3. Oder es läuft alles gut, doch nach dem Abendessen stehen Sie irgendwann suchend in der Küche, weil Sie das Gefühl haben: »Mir fehlt noch was. Ich weiß nicht, was, aber irgendetwas will ich. Und vielleicht ist es im Kühlschrank!«

Mitunter treten sogar alle drei Szenarien auf. Und dafür gibt es logische Erklärungen.

Reaktion 1 und 2 hängen in erster Linie mit dem Blutzucker zusammen. Reaktion 3 beschreibt »Frau Serotonin«. Serotonin ist unser Glückshormon, das uns zufrieden und ausgeglichen stimmt. Mit ausreichend Serotonin fühlen wir uns wunschlos glücklich. Wir können uns mit unserem Leben locker arrangieren und sind weitgehend vor Panik gefeit. Sein Gegenspieler ist das Schlafhormon Melatonin, das uns gut einschlafen und durchschlafen lässt. Diese beiden Hormone arbeiten antagonistisch: Wenn das eine nach oben wippt (also aktiver wird), geht das andere nach unten (wird also weniger aktiv).

Der menschliche Körper unterliegt zirkadianen Rhythmen, die im Tagesverlauf zahlreiche hormonelle Prozesse regulieren. Sobald abends das Sonnenlicht nachlässt, steigt der Melatoninspiegel an, gleichzeitig sinkt der Serotoninspiegel ab.

Serotonin – das Hormon für die Stimmung

Wenn ein Hormon, mit dem wir uns glücklich, gelassen und zufrieden fühlen (Serotonin), im Körper zurückgeht, kann die Stimmung spürbar darunter leiden. Wir sind irritiert, wir registrieren diese Veränderung, obwohl die Außenwelt dieselbe ist wie fünf Minuten zuvor. Eben ging es uns noch gut, doch nun meldet sich dieses nagende Gefühl, dass man etwas will: Irgendetwas stimmt nicht mehr. Ein relativ geringer Serotoninspiegel zur Nacht hin kann durchaus dafür verantwortlich sein, dass Paare ausgerechnet zu diesem Zeitpunkt die »großen Knackpunkte« in der Beziehung ansprechen. Unsere Körperchemie signalisiert, dass wir uns etwas wünschen, und das Gehirn versucht, diesem

Gefühl ein Etikett zu verpassen. Normalerweise schlagen wir morgens nicht die Augen auf und verkünden, dass wir unbedingt und auf der Stelle das Badezimmer renovieren müssen! Solche Anwandlungen heben wir uns für den Abend auf, und in einer Partnerschaft machen wir dem anderen dann gern unmissverständlich klar, was unserer Meinung nach zu diesem Zeitpunkt in unserem Leben fehlt, und das kann auch durchaus mal zielführend sein!

Hormone sind so mächtig, dass sie nicht nur unsere Gedanken und Gefühle beeinflussen, sondern sogar die Nahrungsauswahl. Instinktiv wissen wir Menschen, dass kohlenhydratreiche Kost die Serotoninproduktion ankurbelt. Das ist einer der Gründe, warum viele Frauen in die Küche marschieren, sobald das »Ich will etwas«-Syndrom zuschlägt. Sie hoffen, das Gewünschte dort zu finden. Statt des gewünschten Resultats melden sich danach allerdings eher Schuldgefühle. Wer zu dieser Reaktion tendiert, hat häufig auch mit morgendlichen Anlaufschwierigkeiten zu kämpfen.

Melatonin – das Hormon für den Schlaf

Melatonin wird durch Sonnenlicht zerstört. Das ist einer der Gründe, warum man sich nach dem morgendlichen Frühsport den ganzen Tag so wohl fühlt. Sobald die Netzhaut dem Licht ausgesetzt ist, geht der Melatoninspiegel rapide zurück, und der Serotoninspiegel schnellt in die Höhe. An einem Tag, an dem man aufsteht und die Augen sofort Sonnenlicht wahrnehmen, ist man dank dieses Hormonprofils optimal leistungsfähig. Die Kehrseite der Medaille ist weniger angenehm: Falls wir erst nach Mitternacht ins Bett kommen oder schlecht schlafen (oder gar beides), sind wir morgens nicht ausgeruht und haben keine Lust, mit der Sonne (oder den kleinen Kindern) aufzustehen. Bei jemandem, der morgens einfach irgendwann mal aus den Federn kriecht, geht das Melatonin nur langsam zurück, und so kommt auch das Serotonin nur langsam in Gang. An solchen Tagen fühlt man sich erst nach mehreren Tassen Kaffee wirklich ansprechbar.

♡ **So bringen Sie Serotonin und Melatonin in Balance**

Wenn Ihnen das beschriebene Szenario bekannt vorkommt und die abendlichen Kohlenhydratorgien aus dem Ruder laufen, sollten Sie bei der Lösung des Problems nicht in erster Linie – zumindest nicht immer – allein an die Ernährung denken. Zuallererst sollten Sie jeden Tag zur gleichen Zeit aufstehen und sich draußen an der frischen Luft bewegen. Falls dies aufgrund der familiären Situation nicht möglich ist, kann man wenigstens die Vorhänge aufreißen und registrieren, dass ein neuer Tag beginnt. Begrüßen Sie den Morgen mit Tai-Chi, mit einem Spaziergang oder mit ein paar Dehnübungen, am besten in Verbindung mit bewussten Atemübungen. Behalten Sie diesen Rhythmus vier Wochen ohne Unterbrechung bei und beobachten Sie, ob währenddessen das allabendliche Verlangen nach Kohlenhydraten zurückgeht und ob die innere Unruhe, die sich zu dieser Tageszeit einstellt oder verstärkt, nachlässt.

Persönliche Wahrnehmung

Cortisol kann im Körper viele Rollen spielen. Für Körperfettverbrennung, Ausgeglichenheit, Zufriedenheit, Tatkraft und den Schutz vor Entzündungen und steifen Gliedern ist ein optimaler Cortisolspiegel von großer Bedeutung.

Ob wir uns gestresst fühlen oder nicht, hängt ganz entscheidend von unserer persönlichen Wahrnehmung ab. Manchmal hängt der Körper in einem alten Trauma fest. Bewusst wissen wir zwar, dass wir die Situation bewältigt haben oder ihr entkommen sind. Das Unterbewusstsein jedoch ringt nach wie vor damit. Auch scheinbare Kleinigkeiten können zu Stress beitragen – wie eine wunde Stelle, an dem der Partner, die Kinder, der Chef oder auch Wildfremde regelmäßig herumkratzen. Den Körper haben wir unablässig bei uns, und obwohl der bewusste Verstand weiterkommt, kann sich der Körper manchmal nicht von der Vergangenheit lösen. Ich hoffe inständig, dass die Erkenntnisse aus diesem Buch Ihnen ermöglichen, eine neue Einstellung zu Gesundheit, Ernährung, Bewegung, dem Leben, dem Empfinden und den eigenen Überzeugungen zu entwickeln, bis Sie sich in dieser Welt wieder sicher und gut aufgehoben fühlen. Es gibt ausgezeichnete Methoden, mit deren Hilfe man den Körper und die Emotionen beeinflussen kann, wenn man offenkundige Stressfaktoren rational durchschaut hat, ohne dass der Stress dann auch wirklich nachlässt, das Gewicht sich rührt oder die Überreaktionen auf Kleinigkeiten abflauen, über die wir früher einfach nur gelacht haben.

So wichtig ist Ausruhen

Für Probleme mit den Nebennieren geht es bei fast allen Lösungsansätzen immer wieder um mehr Ruhe, um erholsame Pausen, die uns neue Kraft schenken. Damit wir gesund bleiben, Fett verbrennen und Ruhe bewahren können, müssen wir uns nach Aktivphase erholen können. Dafür nimmt man sich heutzutage kaum ausreichend Zeit, auch wenn wir uns dies einreden. Im Kapitel »Nervensystem« wurde erläutert, dass der Parasympathikus – zuständig für »Ruhe und Reparatur« – erst anspringt, wenn wir wirklich entspannt sind. Häufig ist sein Gegenspieler, der Sympathikus, dominant. Nur der Parasympathikus gewährleistet eine gründliche Verdauung, und seine Aktivierung sorgt nicht nur dafür, dass man ruhig und zentriert bleibt, sondern schützt auch vor Magen-Darm-Beschwerden. Übermäßige Blähungen sind nicht normal, aber mehr als 70 Prozent der Frauen in der westlichen Welt kennen nach dem Essen unangenehme Blähungen. Mit der gesunden Verdauung befassen wir uns später noch.

An dieser Stelle möchte ich einen Artikel einschieben, den ich ursprünglich für ein Magazin geschrieben habe. Es geht um die Rolle von Stress bei Krankheiten und damit um bestimmte Hintergründe von Verdauungsproblemen wie dem Reizdarmsyndrom und anderen Beschwerden.

Stress als Krankheitsfaktor Das menschliche Gehirn besteht aus drei eng miteinander verbundenen Bereichen. Das erste Gehirn ist der Hirnstamm oder das Reptiliengehirn. Seine Aufgabe ist es, unser Überleben zu sichern – das individuelle Überleben und das der menschlichen Spezies. Hier werden Funktionen wie Hunger, Durst, Herzschlag, Atmung, Verdauung, Immunreaktion und Sexualtrieb gesteuert. Dieser primitive Teil des Gehirns ist allen Tieren gemeinsam: Wir brauchen Nahrung, Schutz und die Gelegenheit, uns zu vermehren. Vom Hirnstamm wird die Kampf-oder-Flucht-Reaktion ausgelöst.

Der zweite Teil des Gehirns ist das limbische System, das alle Säugetiere gemeinsam haben. Es besteht aus Amygdala, Hippocampus und Thalamus. Hier sind die Gefühle verankert, also alle emotionalen Aspekte des Überlebens. An dieser Stelle werden Bereiche wie Gedächtnis, Verhalten, Lust und Schmerzreaktionen sowie die Erfahrungen mit all unseren Emotionen gesteuert und gespeichert. Das limbische System erhält die Kampf-oder-Flucht-Reaktion.

Der dritte Teil des Gehirns ist die Hirnrinde (Cortex), also das menschliche Gehirn. Auch bestimmte Säugetiere wie Menschenaffen, Delphine und Wale haben ein solches Gehirn. Hier finden Denkprozesse statt, und die hier gesteuerten Funktionen umfassen die Entscheidungsfindung, Aufmerksamkeit, Bewusstsein, Sprache, Urteilsvermögen, Lesen und Schreiben. Dieser Teil des Gehirns, das Zentrum für höheres Denken, wird durch die Kampf-oder-Flucht-Reaktion beeinträchtigt.

Bin ich sicher?

Unser Gehirn beobachtet unablässig seine Umgebung und fragt sich: »Bin ich in Sicherheit?« Diese Frage stellt sich auf allen drei Ebenen: intellektuell, emotional und auf der Ebene des unmittelbaren Überlebens. Wenn das Gehirn auf einer dieser drei Ebenen eine Bedrohung wahrnimmt, alarmiert es den Körper und die Kampf-oder-Flucht-Reaktion setzt ein: Der Hirnstamm aktiviert Überlebensmechanismen, die uns darauf vorbereiten, uns der Situation zu stellen oder wegzulaufen – egal ob der Tiger aus dem Unterholz springt, wir ein Examen ablegen, hinter uns jemand die Lichthupe betätigt oder wir eine pampige Antwort bekommen. Die Reaktion erfolgt jedes Mal, wenn das Gehirn »Gefahr!« funkt.

Die Stressreaktion

Kurz und knapp zusammengefasst läuft die Stressreaktion folgendermaßen ab: Damit der Körper schnell mehr Energie bereitstellt, wird Adrenalin ausgeschüttet. Daraufhin wird das in Muskeln und Leber gespeicherte Gykogen wieder in Glukose (Zucker) zurückverwandelt. Blutdruck und Puls steigen, damit die Muskeln besser mit Sauerstoff versorgt sind. Die Muskeln spannen sich an, um eine schnelle Reaktion zu ermöglichen. Die Pupillen weiten sich, damit wir auch unter ungünstigen Lichtverhältnissen mehr sehen können. Immunsystem, Verdauung und Sexualfunktion werden »abgestellt«, weil ihr Energiebedarf gegenüber dem unmittelbaren Überleben nachrangig ist. Hunger und Sexualtrieb sind angesichts von »Lebensgefahr« eher unerwünschte Ablenkungen.

All diese Reaktionen sind perfekt geeignet, um eine akute körperliche Bedrohung zu bewältigen. Sobald die Gefahr vorüber ist und der Stress nachlässt, setzen die übrigen Körperfunktionen wieder ein, und wir leben wieder im Gleichgewicht. Falls allerdings das limbische System beteiligt ist (weil wir Furcht, Ärger oder Trotz empfinden), gibt es an den Hirnstamm die Botschaft weiter, dass er die Stressreaktion sicherheitshalber aufrechterhalten soll – nur für den Fall, dass so etwas noch einmal passiert. So kann sich mit der Zeit eine chronische Stressreaktion entwickeln, bei der wir nicht einmal mehr erkennen, was den Stress eigentlich auslöst. Denn in Wahrheit ist unser Leben ja keineswegs in Gefahr.

Stress spielt bei der Entstehung vieler Krankheiten nachweislich eine ähnlich wichtige Rolle wie unsere Ernährung. Betrachtet man die diversen physiologischen Reaktionen auf Stress, so ist die langfristige Verbindung zu den verbreitetsten chronischen Erkrankungen augenfällig.

Die folgende Liste nennt einige verbreitete Beschwerden und ihren biochemischen Zusammenhang mit Stress:

- Adrenalinausschüttung: Angst
- Blutzuckeranstieg: Typ-2-Diabetes
- Erhöhter Blutdruck: Bluthochdruck (Hypertonie)
- Schnellerer Puls: Herzrhythmusstörungen
- Muskelspannung: Nacken- und Rückenschmerzen
- Erweiterte Pupillen: Weitsichtigkeit
- Gehemmte Immunabwehr: diverse Erkrankungen des Immunsystems
- Gehemmte Verdauung: Reizdarmsyndrom, Verstopfung, Magenprobleme
- Gehemmte Libido: Potenzstörungen, Unfruchtbarkeit

So wichtig ist die richtige Atmung

Die einzige Möglichkeit, bewusst auf das autonome (vegetative) Nervensystem einzuwirken, ist die Atmung. Deshalb spielt sie bei all meinen Lösungsansätzen zur Stärkung der Nebennieren eine entscheidende Rolle. Wenn Sie nur einen einzigen Punkt aus diesem Buch mitnehmen möchten, dann empfehle ich Ihnen ein tägliches Ritual, bei dem Sie sich auf gute Atmung konzentrieren. Die Atmung ist nicht nur für die Umstellung von Fettspeicherung auf Fettverbrennung von Bedeutung, sondern auch überaus wichtig, um zur Ruhe zu kommen. Doch wieso hat unser Atmen einen so großen Einfluss auf Nervensystem und Biochemie?

Das autonome Nervensystem hat die Aufgabe, das Körperinnere zu überwachen und – nach der Verarbeitung der entsprechenden Informationen im zentralen Nervensystem – zu regulieren. Dabei handelt es unabhängig vom bewussten Verstand – eben »autonom«. Stellen Sie sich mal eine Entenmama mit ihren Entenküken vor. Wie die Küken läuft auch das autonome Nervensystem dem Leitreiz nach, und der Atem ist der einzige Teil des autonomen Nervensystems, den wir bewusst steuern können. Atmen ist von ungeheurer Wichtigkeit, und weil wir täglich 5 000 bis 30 000 Mal Luft holen (das sind zwischen zwei Millionen und 500 Millionen Mal im Leben), kann der Atem uns in vielerlei Hinsicht positiv oder negativ beeinflussen.

Atmen vermittelt dem Körper Sicherheit

Nichts kann den Körperzellen mehr Sicherheit vermitteln als das Atmen. Mit kurzem, flachem Ein- und Ausatmen signalisieren wir dem Körper, dass unser Leben in Gefahr ist. Welche Kaskade an Hormonen daraufhin in Gang kommt und welchen Einfluss dies auf die Fettverbrennung hat, haben Sie bereits erfahren. Bewusste Atmung ermöglicht uns einen raschen Einfluss auf Angstsymptome und Panikattacken – unabhängig davon, warum wir zunächst flach geatmet haben, ob etwas passiert ist, ein Abgabetermin bevorsteht, starker Druck herrscht, man in Eile ist oder das Nervensystem einfach die lebenslange Gewohnheit verinnerlicht hat. Tiefe, langsame Atemzüge, die das Zwerchfell einbeziehen, teilen dem Körper das Gegenteil mit, nämlich dass alles gerade absolut sicher ist. Keine andere Maßnahme kann die Produktion der Stresshormone und der Alarmsignale im Körper besser eindämmen.

Zwerchfellatmung üben

Beim Einüben der Zwerchfellatmung kommt es darauf an, dass sich beim Atmen der Bauch dehnt und zusammenzieht, nicht nur der obere Brustkorb. Lassen Sie zunächst einfach zu, dass der Unterbauch sich erweitert, und stellten Sie sich beim langsamen Weiteratmen dann vor, dass die Bauchdehnung auch den Bereich betrifft, wo die Rippen sich berühren. Atmen Sie langsam weiter ein, bis es sich anfühlt, als ob der Brustkorb die Rippen nach außen drückt. An diesem Punkt halten Sie kurz inne (aber nicht den Atem anhalten) und atmen dann langsam in umgekehrter Richtung wieder aus. Das heißt, der Atem fließt erst aus dem oberen und seitlichen Brustkorb, dann aus dem

Oberbauch und zum Schluss aus dem Unterbauch. Seien Sie beim Üben freundlich und geduldig mit sich! Am Anfang fühlt es sich vielleicht so an, als würden einige Körperteile partout nicht mitmachen wollen, doch mit zunehmender Übung gliedern sich allmählich auch die abgekoppelten Bereiche liebend gern wieder ein.

In der ersten Zeit müssen Sie wahrscheinlich regelmäßige »Atempausen« (zum Üben) einplanen, bis Sie sich an diese neue Form der Atmung gewöhnt haben. Setzen Sie die Übung auf Ihren Tagesplan. Wenn es morgens ruhig zugeht, während das Wasser heiß wird (für eine heiße Zitrone natürlich!), und Sie dabei nicht acht Dinge gleichzeitig um die Ohren haben, können Sie in der Küche stehen und atmen. Verbinden Sie das bewusste Atmen mit routinemäßigen Tätigkeiten, zum Beispiel dem Duschen. So wird es schneller zur Gewohnheit. Schieben Sie im Tagesverlauf immer wieder tiefes Durchatmen ein, zum Beispiel um drei Uhr nachmittags. Wer am Computer arbeitet, kann sich durch ein Popup daran erinnern lassen, dass nun 20 tiefe, langsame Atemzüge anstehen. Wir halten schließlich auch Termine mit anderen Leuten ein, warum also nicht mit uns selbst?

Buchen Sie einen Kurs, der die Atemarbeit betont, zum Beispiel Tai-Chi, Qigong oder Yoga, oder machen Sie einen gemächlichen Spaziergang in der Natur. Auch Pilates kann hilfreich sein. Dabei kommt es allerdings auf die eigene Einstellung und die Einstellung der Kursleitung an. Ich persönlich lasse den Tag am liebsten mit Qigong beginnen. Das ist bei einem vollen Terminkalender nicht immer leicht, aber ich habe es mir angewöhnt und mache das nun schon seit Jahren. Eine Zeitlang habe ich dieses Ritual schleifen lassen, merkte aber bald, wie wichtig es für mich ist, mich zu Beginn des Tages mit guter Atmung und Bewegung zu stärken. Wenn ich darauf verzichte, leiden meine Klarheit und meine Vitalität, und meine Sexualhormone geraten aus dem Takt.

Achten Sie also bitte auf regelmäßige, tägliche Atemübungen und halten Sie diese Verabredungen mit sich selbst wirklich ein. Der Atem ist der Grundstein der inneren Ruhe und damit unserer Gesundheit. Mit solchen Übungen können wir die kreisenden Gedanken zur Ruhe bringen, die gerade Frauen so zu schaffen machen und Teil ihrer Stresssituation sind.

So wichtig ist Lachen

Eine weitere kostenlose und wirkungsvolle Methode gegen Stress ist Lachen. Wenn wir glauben, das Leben wäre hart und bestünde nur aus Plackerei und Schmerz, dann ist das auch so. Der Mensch ist in der Lage, die Welt nur aus einer (der eigenen) Perspektive zu betrachten, und nicht zu sehen, wie sie wirklich ist. Unsere Weltsicht ist von Filtern geprägt, von deren Existenz wir nichts ahnen. Ich will nicht bestreiten, dass das Leben zeitweise anstrengend sein kann und dass es verdammt weh tun kann, eine ehrliche Bestandsaufnahme zu machen, wenn man gerade mit seinem Leben hadert. Schwierig wird es erst, wenn wir uns selbst einreden, die Welt wäre tatsächlich so und würde sich niemals ändern. Denn dann tut sie dies auch nicht. Denken Sie darüber nach.

Der Glaube an ein permanentes dunkles Schicksal oder einen anhaltenden Katastrophenzustand schadet jedem hormonellen Signal im Körper. Geben Sie sich daher größte Mühe, Ihr Leben als eine abenteuerliche Reise zu betrachten, ein Geschenk voller Chancen und Überraschungen und eine Möglichkeit, selbst einen Beitrag zu leisten.

Zu den Geschichten, die mich am meisten bewegt haben, gehörte immer jemand, der ein schlimmes Schicksal in eine Riesenchance verwandelt hat. Prägen Sie sich das gut ein. Und denken Sie daran, dass Sie über jede Widrigkeit lachen dürfen. Vor Kurzem wurde ich Zeuge einer solchen Situation, als meine beste Freundin das dritte Kind bekam. Ihr Kleiner war noch nicht einmal einen Tag alt, und ihre bestens gelaunte zweijährige Tochter erzählte glücklich, was sie gerade alles Schönes erlebt hatte, zahllose Besucher wollten ihre Glückwünsche loswerden, und dann wollte die Krankenschwester das Essenstablett abräumen, worüber die Kleine nicht besonders erfreut war. Es ging zu wie in einem Bienenstock, aber meine Freundin und ihr Mann grinsten einander nur achselzuckend an und begannen zu lachen. Die Liebe, die dieses kleine Zimmer erfüllte, war in ihren Augen einfach das Allerwichtigste.

Eierstöcke und Sexualhormone

Ein weiterer Teil des endokrinen Systems, der eng mit unserer Fähigkeit verbunden ist, glücklich und zufrieden allen Widrigkeiten zu trotzen, umfasst die verschiedenen Gewebe und Drüsen, die unsere Geschlechtshormone (bzw. Sexualhormone) erzeugen. Bei den Frauen betrifft dies in erster Linie die Eierstöcke (Ovarien), doch auch die Nebennierendrüsen und die Fettzellen stellen Sexualhormone her. Der Körper enthält zudem Gewebe, das ohne Rückkopplung zum Hormonspiegel Hormone produziert, denn nicht jede Gewebeform besitzt Rezeptoren für jedes einzelne Hormon. Dies möchte ich näher erläutern.

Hormone und Rezeptoren: wie Schlüssel und Schloss

Dass der Körper ein bestimmtes Hormon herstellen kann, bedeutet nicht, dass man die angenehmen oder weniger angenehmen Wirkungen dieses Hormons auch zu spüren bekommt. Damit ein Hormon seine Wirkung entfalten kann, muss es sich zunächst an einen Rezeptor binden. Das Zusammenspiel von Hormon und Rezeptor lässt sich am besten mit dem Prinzip von Schlüssel und Schloss vergleichen. Wenn beide zueinander passen und sich verbinden, tritt die Wirkung ein. Unsere Brüste reagieren zum Beispiel sehr sensibel auf die wichtigsten weiblichen Sexualhormone, Östrogen und Progesteron, weil das Brustgewebe für diese beiden Hormone die entsprechenden Rezeptoren besitzt.

Sexualhormone können uns mit Energie und Vitalität erfüllen oder uns das Leben zur Hölle machen. Wenn wir uns nach Ruhe und Ausgeglichenheit sehnen, aus der Mücke keinen Elefanten machen wollen und von Geduld, Fettverbrennung, einem schönen Teint und Fruchtbarkeit träumen, hat kaum etwas so starken Einfluss auf uns wie die Sexualhormone. Die wichtigsten davon – Östrogen, Progesteron und Testosteron – werden wir in diesem Kapitel näher kennenlernen.

Dabei untersuchen wir jeweils ihren Einfluss auf Körperumfang und -form, Fettverbrennung und auch inneren Frieden, denn ein Ungleichgewicht der Sexualhormone führt sehr leicht dazu, dass wir uns überfordert fühlen und nicht wissen, wo uns der Kopf steht.

Was bewirkt Östrogen?

Östrogen ist ein weibliches Sexualhormon, das bei Männern nur in sehr geringen Mengen vorkommt. Es beeinflusst den Körper auf unterschiedliche Weise, denn es hat nicht nur mit der Fortpflanzung zu tun, sondern fördert auch die Knochenbildung und unterstützt die Gesundheit von Herz und Gefäßen. Problematisch wird es dann, wenn bestimmte Östrogenformen gegenüber anderen in den Vordergrund treten.

Ab der Pubertät und bis zur Menopause wird Östrogen von den Eierstöcken ausgeschüttet. Hinzu kommen geringe Mengen aus dem Fettgewebe und den Nebennieren. In der Menopause stellen die Eierstöcke die Östrogenproduktion ein.

Im Körper der Frau sorgt Östrogen dafür, dass in der ersten Zyklushälfte (also Tag 1 bis 14 beim klassischen 28-tägigen Zyklus) die Gebärmutterschleimhaut aufgebaut wird. In diesen ersten 14 Tagen nach dem Einsetzen der letzten Menstruation bereitet das Östrogen die Gebärmutter darauf vor, gegebenenfalls eine befruchtete Eizelle aufzunehmen. Aus der Sicht des Östrogens könnte eine menstruierende Frau schließlich jeden Monat schwanger werden, ihr ganzes Leben lang, ob sie will oder nicht. Der Körper möchte in erster Linie das Überleben sichern, und für unsere Spezies hat die Fortpflanzung daran nun einmal einen entscheidenden Anteil.

Aufgrund des biologischen Befehls, Monat für Monat empfängnisbereit zu sein, sorgt Östrogen auch für angemessene Mengen an Körperfett, denn die meisten Frauen merken nicht sofort, wenn sie schwanger sind. Bei einer sehr dünnen Frau ohne Fettreserven hätte ein kleiner Fetus möglicherweise schlechte Überlebenschancen. Deshalb fordert das Östrogen den Körper auf, in den typisch weiblichen

Zonen Fett einzulagern, denn die daraus resultierende Birnenform unterstützt Schwangerschaft und Geburt.

Östrogen ist das Hormon, das mit Beginn der Pubertät die weibliche Brust wachsen und die Hüfte breiter werden lässt. Es prägt die Figur der Frau durch Fettbildung an Hüfte, Po und Oberschenkeln. Im Überschuss fördert Östrogen auch Wassereinlagerungen. Dies kann sehr unangenehm sein – die Kleider sitzen nicht wie gewünscht, und wer so aufgedunsen ist, möchte nicht unbedingt intim werden, was der Partnerschaft nicht gerade zuträglich ist. Das ist dann gleich wieder ein weiterer Stressfaktor für das ohnehin stressreiche Leben einer Frau.

Wassereinlagerungen

Ich bin davon überzeugt, dass viele Frauen sich »fett« vorkommen, obwohl sie gar kein angesammeltes Körperfett, sondern entweder Blähungen oder Wassereinlagerungen haben. Wie ich schon sagte, wiege ich meine Klientinnen nie und fordere sie auch nicht auf, sich selbst zu wiegen. Dafür gibt es gute Gründe. Einer davon sind die Hormonschwankungen, die im Verlauf des Zyklus zu vorübergehenden Wassereinlagerungen führen können, bis der Hormonstatus sich wieder normalisiert hat. Außerdem ist die Zahl auf der Waage Gift für das Selbstwertgefühl. Ich habe mehrere Tausend Frauen getroffen, die an einem Tag drei Kilo zunehmen können. Dass sie das durcheinanderbringt, ist eine maßlose Untertreibung. Eine Frau, die morgens 70 Kilo wiegt und abends 73, obwohl sie angemessen gegessen und sich bewegt hat (und sogar wenn sie sich nicht optimal ernährt und bewegt hat), reagiert unglaublich entmutigt und fragt sich, wie so etwas nur möglich ist. Für eine ohnehin überlastete, gestresste Frau ist das gleich die nächste Portion Stress – noch mehr, worum sie sich sorgen muss.

Bitte merken Sie sich: Rein physiologisch ist es unmöglich, an nur einem Tag drei Kilo Körperfett aufzubauen. Die einzige vernünftige Erklärung sind Wassereinlagerungen. Doch selbst wenn der logisch denkende Teil des weiblichen Gehirns das weiß, reagieren die meisten

Frauen, die nach nur einem Tag (oder einer Woche) drei Kilo mehr auf der Waage sehen, mit Sorge, Ungeduld und Frust, denn sie fühlen sich dick und grässlich. Und trifft man unter diesen Umständen beim Essen eine kluge Wahl? Möchte man dem Partner nahe sein, wenn man sich fett und aufgedunsen vorkommt und einfach keine Zeit findet, um noch mehr Sport zu machen? Und all das geht uns so rasend schnell durch den Kopf, dass wir schon jetzt verzweifelt nach Luft schnappen!

Gründe für Wassereinlagerungen

Für Wassereinlagerungen kann es zahlreiche Gründe geben, zu viele, um sie alle hier abzuhandeln. Hierzu zählen ein schlechter Lymphfluss, eine Überlastung der Leber, Mineralstoffmangel oder ein unausgewogener Mineralstoffhaushalt sowie eine unzureichende Progesteronproduktion. Aus der Sicht der energetischen Medizin sollten Sie sich fragen, ob Sie vielleicht an etwas festhalten, das längst nicht mehr zu Ihrem Leben passt. Das kann auch eine Überzeugung sein, die Ihnen nicht mehr hilft. Ihr Körper macht sie nur darauf aufmerksam, dass hier eigentlich eine Veränderung ansteht.

Östrogen beeinflusst zahlreiche Prozesse

Östrogen kommt nicht nur als Ursache für Wassereinlagerungen infrage, sondern kann auch für Kopfschmerzen (einschließlich Migräne), verstärkte Gerinnungsneigung, abnehmende Libido und Schilddrüsenprobleme verantwortlich sein. Aufgrund seiner Beziehung zu Progesteron kann es das Gefühl begünstigen, dass wir uns bei allem, was wir tun, sputen müssen. Zu viel von einem kleinen Hormon kann also große gesundheitliche Auswirkungen haben.

Der Einfluss von Progesteron

Progesteron übernimmt im menschlichen Körper ebenfalls diverse Rollen. In Bezug auf die Fortpflanzung erhält es die Gebärmutterschleimhaut, die in der ersten Zyklushälfte unter Östrogeneinfluss gebildet wurde. Wenn eine Befruchtung stattgefunden hat, muss diese Schleimhaut bestehen bleiben und darf nicht abgestoßen werden. Darum steigt der Progesteronspiegel an. Ohne Empfängnis ist die Schleimhaut allerdings überflüssig, der Progesteronspiegel fällt wieder ab, und das löst die Menstruation aus. Bei gesunden Frauen ist in der zweiten Zyklushälfte (von der Zyklusmitte bis zur Blutung) das Progesteron das vorherrschende Hormon.

Rein biologisch hat Progesteron noch zahlreiche andere Funktionen, die alle viel mit dem Rushing-Woman-Syndrom zu tun haben. Es wirkt Ängsten und Depressionen entgegen, fördert die Entwässerung und spielt eine wichtige Rolle beim Abbau der Fettreserven zur Energiegewinnung. Ohne die richtige Menge Progesteron bleiben wir in der »Zuckerverbrennung« hängen, bis der Körper am Ende lieber Muskeln angreift, als seine Fettreserven anzuzapfen. Manche Frauen neigen zu Ängsten oder depressiven Verstimmungen, und wenn es einem eigentlich rundum gut geht, man aber trotzdem niedergeschlagen und motzig ist, tritt zu diesem Gefühlscocktail noch die Schuld hinzu, und man hat keine Ahnung, was eigentlich los ist. Auch dieses Beispiel zeigt, wie sich körperlicher und emotionaler Stress Schicht für Schicht überlagern können.

Das Wechselspiel von Stress- und Sexualhormonen

Es besteht ein faszinierend enger Zusammenhang zwischen Sexualhormonen und Stresshormonen, der im Rahmen der Behandlung des Dauerstress-Syndroms von großer Bedeutung ist. Immerhin registrieren neun von zehn Frauen, die zu mir zur Beratung kommen, positive körperliche und gesundheitliche Veränderungen, wenn wir dieses Thema angehen.

In der ersten Zyklushälfte dominiert das Östrogen. Es regt die Neubildung der Gebärmutterschleimhaut an und sorgt dafür, dass für den Fall einer Empfängnis ausreichend Fettreserven vorhanden sind. In diesem Zeitraum schütten die Nebennieren relativ kleine Mengen Progesteron aus – sagen wir mal zwei fiktive Einheiten. Das Progesteron dient dazu, die Gebärmutterschleimhaut zu erhalten und wirkt darüber hinaus Ängsten, Depressionen und Wassereinlagerungen entgegen. Außerdem fördert es die Verbrennung von Körperfett.

Allerdings wissen wir aus den vorherigen Abschnitten, dass in den Nebennieren auch Stresshormone erzeugt werden, und zwar Adrenalin und Cortisol. Adrenalin vermittelt jeder Körperzelle, dass wir in Lebensgefahr sind, auch wenn wir vielleicht nur einen kleinen Ehekrach hatten, in dem ein dummes Wort gefallen ist, weil unser Schatz sich gerade wie ein Versager vorkommt. Männer mit unbewussten Versagensängsten sind meist nicht sehr zuvorkommend – ganz egal, ob wir eine eigentlich unverfängliche Frage gestellt haben oder ob sein Bankkonto gerade nicht die Höhe aufweist, die er als »sicher« erachtet. Frauen, die sich zurückgewiesen fühlen, verhalten sich ebenfalls nicht so, wie sie (oder ihre Mitmenschen) es gerne hätten. Das ist keine Ausrede für schlechtes Benehmen, aber doch eine gewisse Erklärung, die das gegenseitige Verständnis fördern könnte. Mir geht es darum, zu zeigen, dass es sowohl körperliche Ursachen (zum Beispiel Koffein) als auch emotionale Gründe (man fühlt sich unter Druck oder interpretiert eine Auseinandersetzung als Zurückweisung) gibt, welche die Adrenalinproduktion anstoßen und dem Körper das Signal »Lebensgefahr« vermitteln.

Wir wissen inzwischen auch, dass Aufgewühltheit dazu führt, dass das Cortisol jeder Körperzelle mitteilt, dass es auf der ganzen Welt nichts mehr zu essen gibt. In solch einem Fall wäre es das Beste, wenn der Körper jetzt Muskeln abbaut und Fett einlagert. In Wahrheit steht natürlich massenweise Essen zur Verfügung und das viele Cortisol im Körper kommt dadurch zustande, dass wir uns unsicher fühlen (aufgrund von Beziehungsstress, finanziellen Problemen oder Sorgen darum, was andere vielleicht von uns halten). Der Körper geht trotzdem davon aus, dass bestimmt eine Hungersnot, eine Überschwemmung oder ein Krieg vorherrschen. Historisch betrachtet sind dies nämlich die einzigen Faktoren für anhaltenden Stress in der Menschheitsgeschichte.

Aus Sicht des Körpers ist Progesteron mit Fruchtbarkeit assoziiert. Wenn er nun glaubt, dass wir in Lebensgefahr schweben und es sowieso nichts mehr zu essen gibt, wäre eine Schwangerschaft das Letzte, was eine Frau gebrauchen kann. Also wird die Progesteronerzeugung in den Nebennieren eingestellt. Somit bleiben Östrogen und Cortisol erhalten – die beiden Hormone, die die Fettspeicherung und die anhaltende Stressreaktion begünstigen. Ihr Gegenspieler aber, das Progesteron, das für Fettverbrennung, Entwässerung und vor allem für Entspannung und Gelassenheit sorgt, geht verloren.

Die Veränderungen der weiblichen Körperchemie

Allein diese Situation, diese erhebliche Veränderung der weiblichen Körperchemie heutzutage, ist ein massiver Angriff auf das körperliche und das seelische Wohlbefinden. Und diese Veränderung (zu viel Östrogen und Cortisol und zu wenig Progesteron) spielt eine große Rolle bei der Entstehung von Dauerstress und bei der Wahrnehmung, immer schneller immer mehr leisten zu müssen. Es kann so weit kommen, dass eine Frau, die bisher glücklich, gesund, ausgeglichen und voller Tatkraft war, messerscharf denken konnte und ihre Gefühle unter Kontrolle hatte, plötzlich keinen klaren Gedanken mehr fassen kann und entweder übertriebene Ängste ohne greifbaren Anlass entwickelt oder völlig erschöpft ist. Körperlich fühlt sie sich vielleicht aufgedunsen, schwer, gebläht und voller Wasser, so als würde ihre Kleidung von Minute zu Minute enger. Und das beschreibt lediglich die erste Zyklushälfte.

Die Wirkung von Stress auf den Progesteronspiegel

Ungefähr am 14. Zyklustag findet bei Frauen zwischen Menarche und Menopause normalerweise der Eisprung statt. Er wird von bestimmten hormonellen Veränderungen eingeleitet. Nachdem der Eierstock das Ei freigesetzt hat, bleibt der aufgerissene Follikel zurück, der jetzt als Gelbkörper (Corpus luteum) bezeichnet wird. Von ihm wird ab diesem Zeitpunkt der größte Teil des im weiblichen Körper kreisenden Progesterons gebildet. Bei einem 28-tägigen Zyklus müsste die Progesteronmenge um den 21. Tag herum mit 25 bis 40 Einheiten ihren Höhepunkt erreichen. Falls eine Befruchtung stattgefunden hat, muss das Hormon weiter ansteigen, damit die Gebärmutterschleimhaut an Ort und Stelle bleibt. Etwa zwölf Wochen nach der Befruchtung ist die Plazenta voll ausgebildet; dann steigt der Progesteronspiegel auf 300 bis 400 Einheiten. Die Schwangerschaft ist der Zeitpunkt, zu dem eine Frau am meisten Progesteron im Körper hat. Nach dem Ausstoßen der Plazenta in Form der Nachgeburt stürzt der Progesteronspiegel dann von 350 auf Null ab. Glücklicherweise werden bei der Geburt noch andere Wohlfühlhormone ausgeschüttet, zum Beispiel Oxytocin (dazu kommen wir noch). Sie sind jedoch kurzlebiger.

Früher wurden Babys normalerweise in Großfamilien und feste Gemeinschaften hineingeboren. Heute findet (in der westlichen Welt) die Geburt zumeist im Krankenhaus statt. Danach sitzt die junge Mutter bald mit ihrem Neugeborenen allein zu Hause, während ihr Partner tagsüber zur Arbeit geht, damit Miete und Rechnungen bezahlt werden können. Bei Beziehungsproblemen oder anderen Schwierigkeiten infolge der Bedürfnisse älterer Kinder, finanziellen Problemen, alten oder kranken Eltern oder wenn das Baby einfach nicht schlafen will, kann der Alltag mit dem Neugeborenen sehr stressig sein. Schwer zu bewältigen ist auch ein anderes Szenario, das ich von so vielen Frauen gehört habe: Die junge Mutter hat sich zunächst auf die vorübergehende oder dauerhafte Unterbrechung ihrer Berufstätigkeit gefreut und wollte bewusst mit dem Kind zu Hause bleiben, doch nun hinterfragt sie ihre Entscheidung. Diese verwirrende Reaktion kann massive Schuldgefühle auslösen und trägt nicht gerade zur Wiederherstellung eines gesunden Progesteronspiegels über die Nebennieren bei. Der Körper ist derart mit der Bildung von Stresshormonen beschäftigt, dass er es nicht für »sicher« erachtet, wenn die frischgebackene Mutter ausgerechnet jetzt das fruchtbarkeitsfördernde Progesteron bildet. Bekommen Mutter und Kind hingegen genügend

Unterstützung, sodass die Frau sich nicht allein gelassen fühlt, so kommt die Progesteronproduktion viel leichter wieder ins Lot, und davon profitiert die gesamte Körperchemie. Dabei spielt es keine Rolle, ob Stress oder Entlastung nur auf der Wahrnehmung und Einstellung der Frau oder auf den tatsächlichen Lebensumständen beruhen.

Was geschieht, wenn Östrogen überwiegt?

Gesetzt den Fall, es hat in einem Zyklus keine Befruchtung stattgefunden, dann muss die Gebärmutterschleimhaut nicht länger aufrechterhalten werden. Der Progesteronspiegel fällt ab und die Frau blutet. Heutzutage kommt es jedoch vermehrt zu einer Gelbkörperschwäche (Corpus-luteum-Insuffizienz oder Lutealinsuffizienz). Dabei erzeugt der Gelbkörper im Eierstock zu wenig Progesteron, sodass der Spitzenwert von 25 (fiktiven) Einheiten in der zweiten Zyklushälfte nicht erreicht wird. In solchen Fällen ist das Progesteron vielleicht nur am 16. bis 18. Tag dominant, fällt dann aber zu schnell ab (eigentlich sollte es von Tag 14 bis etwa Tag 27 dominieren). Dann überwiegt rasch das Östrogen und leitet die Menstruationsblutung ein.

Diese Östrogendominanz ist biochemisch für das prämenstruelle Syndrom (PMS) verantwortlich, dessen Symptome nicht nur die Frau, sondern auch ihre Umgebung belasten. PMS-Beschwerden können darauf beruhen, dass in einem 28-tägigen Zyklus die Östrogenwirkung an allen Tagen überwiegt und nicht nur an zwei bis drei Tagen. So kommt das Progesteron nie wirklich zum Zug, und die Betroffenen kommen nie in den Genuss seiner Vorzüge wie Fettverbrennung, Stressabbau und Gelassenheit.

Was passiert bei Östrogendominanz?

Typische Anzeichen von zu wenig Progesteron sind:

- prämenstruelle Migräne
- typische PMS-Symptome
- unregelmäßige oder übermäßig starke Regelblutungen
- Angst, Unruhe, Nervosität
- Beklemmungen in der Herzgegend (das Gefühl, nicht befreit atmen zu können)

Typische Anzeichen einer Östrogendominanz (die meist, aber nicht immer mit zu wenig Progesteron einhergeht) sind:

- unregelmäßige oder übermäßige Regelblutungen
- Blähungen, Wassereinlagerungen
- geschwollene oder sehr empfindliche Brüste
- nachlassende Libido
- Stimmungsschwankungen, insbesondere Reizbarkeit, aufbrausendes Verhalten und Depressionen
- Gewichtszunahme, besonders an Bauch und Hüften
- kalte Hände und Füße
- Kopfschmerzen, besonders vor der Menstruation
- leicht gelblicher Hautton

Wie kommt es zu Östrogendominanz?

Die Östrogendominanz ist die häufigste Hormonstörung, die ich bei Frauen im gebärfähigen Alter beobachte. Der spürbare Östrogenüberschuss, der im weiblichen Körper entsteht, im Zusammenspiel mit dem erhöhten Östrogengehalt unserer Umwelt (Nahrung und Pestizide), scheint das Hormonsystem erheblich zu beeinflussen.

Dabei sollte man genau unterscheiden, ob die Symptome einer Östrogendominanz individuell auf eine überhöhte Östrogenproduktion oder auf einen stark verminderten Progesteronspiegel zurückgehen. Zu wenig Progesteron deutet auf eine zu geringe Produktion in den

Eierstöcken oder den Nebennieren hin. Der Östrogenspiegel ist vielleicht ganz normal, aber trotzdem kämpft die Frau mit Menstruationsbeschwerden oder ihrem Körperfett, weil das Progesteron so niedrig ist. Die Hormone, die den Eisprung auslösen, werden von der Hypophyse erzeugt, und die korrekte Progesteronausschüttung beruht auf der reibungslosen Kommunikation zwischen Hypophyse und Eierstöcken.

Ein weiteres sehr häufiges Szenario ist Östrogenüberschuss. Mögliche Gründe sind übermäßige äußere Einflüsse wie zum Beispiel die Einnahme der Antibabypille, eine Hormonersatztherapie, Weichmacher in Kunststoffen und Pestizide, aber auch Östrogenrecycling wegen unzureichendem Östrogenabbau in der Leber. Die Leber entscheidet selbst, ob sie Östrogen zerlegen und ausscheiden oder recyceln möchte. Bei der Entgiftung setzt sie Prioritäten, und da der Körper selbst Östrogen erzeugt, steht es auf der Prioritätenliste der unerwünschten Stoffe relativ weit unten. So kann im weiblichen Körper weiterhin das Östrogen des Vormonats (oder vieler Vormonate) zirkulieren. Gegen solch hohe Östrogenmengen kommt selbst die beste Progesteronproduktion nicht an.

Eine Östrogendominanz kann auch auf eine Kombination aus schwacher Progesteronerzeugung und Östrogenrecycling zurückgehen. Wenn wir besser auf unsere Leber achtgeben würden, wäre dieses Syndrom deutlich seltener. »Normale« Verhaltensweisen entsprechen keineswegs immer unserer Natur. Frauen haben nicht »von Natur aus« prämenstruelle Beschwerden. Eigentlich sollte die Menstruation einfach stattfinden, wir bräuchten einfach nur zu bluten, mehr nicht – also ganz ohne Stimmungsschwankungen, Schmerzen und sonstigen Nebenwirkungen.

Bei dem nachfolgenden Text handelt es sich um einen Zeitungsartikel, den ich geschrieben habe. Gewünscht war ein Beitrag zur Frage, was die weibliche Brust gesund erhält. Der Artikel wiederholt ein paar Zusammenhänge, die bereits erläutert wurden, sowie Informationen aus meinem Buch »Stoffwechsel-Geheimnis«, aber dennoch möchte ich den Text stehen lassen. Ich möchte Sie daran erinnern, wie elementar wichtig diese Faktoren sind, denn Brustkrebs ist in den wirtschaftlich erfolgreichen Ländern tragischerweise der tödlichste Krebs von Frauen im Alter zwischen 20 und 59 Jahren – demselben Personenkreis, der von PMS und Dauerstress-Syndrom betroffen ist.

Gesunde Brüste

Wir wissen heutzutage schon sehr viel über die Entstehung und Erhaltung von gesundem Brustgewebe. Jede Frau sollte sich mit diesem enorm wichtigen Aspekt ihrer Gesundheit gut auskennen und frühzeitig erfahren, worauf es ankommt. Neben harten Fakten kursieren aber viele Halbwahrheiten oder Märchen. Sehen wir uns einmal an, was wir wirklich über gesunde Brüste wissen sollten.

Hormone, Stress und die Leber

Östrogen hat viele erwünschte Funktionen, doch zu viel davon – oder zu viel von einem bestimmten Typ – wird mit bestimmten Formen von Brustkrebs in Verbindung gebracht. Im Zusammenhang mit unseren Hormonen stellt sich regelmäßig die Frage, warum Östrogen heute problematischer erscheint als früher. Einen Teil der Antwort liefern die Stresshormone, den anderen liefert die Leber, in der Östrogen entgiftet und ausgeschieden wird.

Unter Stress erzeugen wir eines oder beide der dominanten Stresshormone, Adrenalin und Cortisol. Adrenalin signalisiert allen Zellen im Körper, dass wir in Lebensgefahr sind. Cortisol teilt den Zellen mit, dass Nahrungsknappheit herrscht. Daraufhin wird die Produktion des Sexualhormons Progesteron, das vor Brustkrebs schützt (abgesehen von den Brustkrebsformen mit Progesteronrezeptoren), weitgehend zurückgefahren, weil der Körper es vor allem mit Fruchtbarkeit verbindet. Solange der Körper davon ausgeht, dass wir in Lebensgefahr sind und es sowieso nichts zu essen gibt, hält er eine Schwangerschaft für unpassend. So beginnt das Östrogenproblem: Im Verhältnis zu Progesteron liegt im Körper nun zu viel Östrogen vor. Eine solche Situation kann auch durch die Einnahme von synthetischen Östrogenen eintreten, zum Beispiel in Form der Antibabypille oder im Rahmen einer Hormonersatztherapie.

Das zweite Szenario, das zu beachten ist, umfasst die Ausscheidung von Östrogen aus dem Körper. Nach einer gewissen Zeit wird ein Östrogenmolekül in die Leber transportiert und dort chemisch so verändert, dass es ausgeschieden werden kann. Diese Entgiftung verläuft in zwei Phasen. Im Laufe der Jahre kann es in der zweiten Phase dieses Prozesses in der Leber zu »Stauungen« kommen, wie auf einer überlasteten Hauptverkehrsstraße. Wo die Moleküle einst mit 100 km/h durchgesaust sind, kriechen sie heute mit 20 km/h dahin. Nach jahrelanger Überlastung durch zu viel Alkohol, Koffein, Zucker, Transfette oder die Abbauprodukte einer verlangsamten Verdauung (Verstopfungsneigung) durchläuft Östrogen dann zwar noch die erste Umbauphase, kann aber nicht mehr in Phase zwei übergehen, weil die Ausscheidungsbahn völlig überlastet ist. Also schleust die Leber es in den Blutkreislauf zurück. Der Körper muss dann sowohl mit dem frischen Östrogen aus den Eierstöcken und dem Fettgewebe als auch mit dem recycelten Östrogen aus der Leber fertig werden. Im Blut von Frauen mit östrogenempfindlichem Brustkrebs wurden bis zu 400-fach erhöhte Mengen dieses recycelten Östrogens nachgewiesen.

Ein pfleglicher Umgang mit der Leber ist daher ein wichtiger Beitrag, um das Brustgewebe gesund zu erhalten. Leider trinken viele Frauen regelmäßig zu viel Alkohol, und dieser regelmäßige überhöhte Alkoholkonsum steht in klarem Zusammenhang mit der Entstehung von zystischen Veränderungen des Brustgewebes und Brustkrebs. Frauen müssen sich bewusst machen, wie viel sie wirklich trinken. Kardiologische Gesellschaften aus aller Welt ziehen für Frauen bei 200 Milliliter Wein an maximal fünf Tagen in der Woche die Grenze. Aus Sicht der Krebsforschung lässt sich bei Vorhandensein von Brustkrebs in der Familie allerdings kein sicheres Maß für den Alkoholkonsum festlegen. Das ist eine sehr deutliche Aussage. Wenn Sie also gern einmal Alkohol trinken, tun Sie es bitte nicht täglich. Beschränken Sie sich auf besondere Gelegenheiten. Mineralwasser mit einer Scheibe Zitrone oder Limette kann auch sehr erfrischend sein.

Koffein – insbesondere Kaffee – spielt bei der Entstehung von fibröszystischem Brustgewebe ebenfalls eine große Rolle. Grünem Tee hingegen schreiben zahlreichen Studien eine schützende Wirkung vor Brustkrebs und anderen Krebsarten zu. Viele Frauen registrieren bemerkenswerte Veränderungen ihrer Brüste, sobald sie eine Zeitlang auf Kaffee und Alkohol verzichten. Meine Empfehlung lautet: Probieren Sie es mal aus mit einer Pause. Verzichten Sie für eine Woche auf diese Substanzen, auch wenn es schwerfallen mag. Eine Woche ist nur eine kurze Zeit Ihres langen, langen Lebens! Und wenn Sie das geschafft haben, hängen Sie noch eine Woche dran. Am besten probieren Sie es für einen oder zwei ganze Zyklen. Und achten Sie darauf, wie anders sich Ihre Brüste anfühlen.

Ernährung und Bewegung

Beim Zusammenhang von Ernährung und gesundem Brustgewebe spielen Gemüse und Obst eine Schlüsselrolle. Alle Kreuzblütler (Brassicaceae, also alle Kohlgewächse) enthalten Substanzen, die viel zum Schutz vor Krebs beitragen. Brokkoli enthält besonders viel Sulforaphan – ein Senföl, das dem Körper hilft, karzinogene (krebserregende) Stoffe auszuscheiden. Diese Wirkung ist schon nachweisbar, wenn jemand zehn Tage lang täglich Brokkoli verzehrt. Sulforaphan hält Östrogen auch davon ab, sich an Brustkrebszellen zu binden und sie zum Wachsen anzuregen. Das ist ein erheblicher Beitrag zur Gesunderhaltung der Brust. Erfreulicherweise übersteht Sulforaphan sogar das Kochen. Also, liebe Leserinnen, essen Sie Brokkoli!

Empfehlenswert sind auch Früchte und Gemüsesorten mit viel Betakarotin. Frauen mit Brustkrebs haben im Durchschnitt weniger Betakarotin im Blut, wobei man nicht weiß, ob dies Ursache oder Folge der Erkrankung ist. Eine kleinere Studie aus Italien kam zu dem Ergebnis, dass Betakarotin, das zusammen mit verwandten Karotinbestandteilen verabreicht wurde, die tumorfreie Zeit nach Brustkrebs verlängern konnte. Der sicherste und beste Weg zu einem gesunden Betakarotinspiegel sind täglich mindestens fünf Portionen dunkelgrünes Blattgemüse oder aber gelbe oder orange Gemüsesorten und Zitrusfrüchte. An der täglichen Ration Gemüse führt kein Weg vorbei. Frittierte oder in Fett gebackene Speisen oder über Holzkohle gegrilltes Fleisch sollten Sie hingegen nur selten essen. Es gibt ohnehin deutliche Hinweise darauf, dass eine Kost aus wenig tierischen Produkten und mehr pflanzlichen Lebensmitteln viel zur Erhaltung einer gesunden Brust und zum Schutz vor Brustkrebs beiträgt.

In der Fachliteratur finden sich zunehmend Hinweise darauf, dass Insulinresistenz an der Entstehung vieler Krebsarten beteiligt ist. Insulin ist ein Hormon, das sich wie ein Wachstumsfaktor verhalten kann. Es regt alle Zellen zum Wachstum an: Fettzellen, gesunde normale Zellen und auch Krebszellen oder deren Vorstufen. Die beste Methode zur Begrenzung der Insulinproduktion ist, Kohlenhydrate nie isoliert zu sich zu nehmen. Unsere frühesten Vorfahren bekamen Kohlenhydrate normalerweise nur in Form von Beeren oder Hülsenfrüchten (wie Bohnen, Linsen oder Kichererbsen). Heute hingegen stehen wir vor einem Überangebot an stark verarbeiteten Lebensmitteln mit reichlich Zucker und Stärke. Schränken Sie den Konsum solcher Lebensmittel bitte ein. Und denken Sie daran, dass auch alkoholhaltige Getränke meist viel Zucker enthalten.

Als Faustregel können Sie sich merken: Das, was wir jeden Tag tun, hat stärkeren Einfluss auf unsere Gesundheit als das, was wir manchmal tun. Es geht nicht um vollständigen Verzicht. Hier geht es darum, sich einzugestehen, was jede Frau eigentlich schon lange weiß. Sie wissen sehr genau, wann es zu viel des Guten ist, ob bei Alkohol, Kaffee oder Zucker. Ändern Sie die Punkte, die bei Ihnen persönlich kritisch sind. Am besten noch heute! Damit eröffnen Sie sich beste Chancen auf gesunde Brüste.

Und zu guter Letzt: Bewegen Sie sich. Regelmäßige körperliche Aktivität hat auf viele Aspekte unserer Gesundheit einen positiven Einfluss, zum Beispiel auf Insulinspiegel und Körperfett. Frauen mit hohem Insulinspiegel und viel Körperfett neigen leider verstärkt zu Brustkrebs.

Nährstoffe für gesunde Brüste

Dass eine gute Iodversorgung für die optimale Funktion der Schilddrüse und zur Vorbeugung der Kropfbildung von großer Bedeutung ist, sollte den meisten Frauen bewusst sein. Dass Iod auch für die Brustgesundheit entscheidend ist, weiß jedoch kaum jemand. Die Brüste und die Eierstöcke lagern Iod ein, und Studien haben ergeben, dass die Eierstöcke bei Iodmangel eine bestimmte Form von Östrogen erzeugen können, die mit Brustkrebs in Verbindung gebracht wird. Dieser Prozess normalisiert sich, wenn der Iodspiegel wieder im Optimalbereich liegt. Verwenden Sie also iodiertes Speisesalz, kochen Sie mit Algen oder nehmen Sie bei Bedarf ein Nahrungsergänzungsmittel.

Von großer Bedeutung für die Brustgesundheit ist auch die Zufuhr von essenziellen Fettsäuren im richtigen Verhältnis. Die besonders erwünschten Omega-3-Fettsäuren finden sich insbesondere in fettem Fisch, Leinsamen, Walnüssen und Pecannüssen sowie in Nachtkerzen- und Borretschöl. Da man diese lebenswichtigen Fette nur schwer täglich in ausreichender Menge über die Nahrung zu sich nehmen kann, kann ein Nahrungsergänzungsmittel mit einer Kombination aus Fisch- oder Leinöl und Nachtkerzenöl ein guter Anfang sein. Nehmen Sie über den Tag verteilt ein bis zwei Esslöffel flüssiges Öl oder die entsprechende Menge laut Herstellerangaben in Kapselform ein.

Wichtige Mineralstoffe für die Brustgesundheit sind auch Magnesium und Selen, die im Zusammenspiel vor Brustkrebs zu schützen scheinen. Grünes Blattgemüse enthält viel Magnesium. Selen steckt besonders in Paranüssen. Essen Sie beides am besten täglich, oder nehmen Sie ein entsprechendes Nahrungsergänzungsmittel.

Vitamin C ist für viele Aspekte unserer Gesundheit von größter Bedeutung. Neben zahllosen anderen Wirkungen trägt es zur angemessenen Reaktionsbereitschaft des Immunsystems bei und beschleunigt die Reaktion der weißen Blutkörperchen.

Die Wirkung von Vitamin B6 auf die Brustgesundheit wurde intensiv erforscht. Hervorragende Quellen für Vitamin B_6 sind Eier, Bananen und Avocados.

Kräuter für gesunde Brüste

Die Nebennieren profitieren von zwei meiner Lieblingsheilkräuter: Rosenwurz (Rhodiola rosacea) und Ginseng, von dem es verschiedene Arten gibt. Beide gelten als Adaptogene, das heißt, sie helfen dem Körper bei der Stressbewältigung, indem sie die Stressantwort modulieren. Ihre leicht beruhigende Wirkung auf das Nervensystem fördert wiederum eine angemessene, nicht überzogene Produktion von Sexual- und Stresshormonen.

Auch Heilpflanzen, welche die Entgiftung der Leber und die gesunde Funktion der Gallenblase unterstützen, tragen zur Brustgesundheit bei. Die Galle ist für die Ausscheidung fettlöslicher Substanzen wie Cholesterin und Östrogen erforderlich. Hilfreiche Pflanzen und Gewürze sind Mariendistel (Silybum marianum), Artischocke (Cynara cardunculus), der Wurzelextrakt des Sichelblättrigen Hasenohrs (Bupleurum falcatum) sowie Spaltkörbchen (Schisandra chinensis), eine chinesische Beerenart.

Möglichst meiden

Einige Dinge sollten Sie zugunsten gesunder Brüste am besten auf ein Minimum beschränken. Hierzu gehören Substanzen, die Wachstumsfaktoren ähneln, zum Beispiel Insulin. Auch Milchprodukte enthalten von Natur aus Wachstumsfaktoren. Schließlich ist Kuhmilch dazu da, aus einem Kälbchen von 40 Kilo Gewicht ein ausgewachsenes 900-Kilo-Rind zu machen. Dieser Gewichtszuwachs wird von den natürlichen Wachstumsfaktoren in der Milch in Gang gesetzt. Menschen müssen nicht in diesem Tempo wachsen. Wer unbedingt Milch zu sich nehmen will, sollte lieber Schafs- und Ziegenmilchprodukte wählen, die ein weniger starkes und langsameres Wachstum fördern. Milchalternativen aus Nüssen enthalten keinerlei Wachstumsfaktoren.

Besorgniserregend sind die zunehmenden Hinweise auf östrogen-ähnliche Wirkungen von bestimmten Kunststoffen und Pestiziden. Diese Substanzen irritieren unser Hormonsystem durch »Östrogen-mimikry«, indem sie sich an Östrogenrezeptoren binden und dem Körper so vorgaukeln, es wäre echtes, körpereigenes Östrogen vorhanden. Neuere Untersuchungen haben ergeben, dass ein Großteil der Mädchen in den USA schon mit acht Jahren in die Pubertät eintritt. Das bedeutet, dass diese Mädchen weit länger unter Östrogeneinfluss stehen werden als frühere Generationen. Da heutige Frauen weniger oft schwanger werden, verbringen sie auch insgesamt mehr Zeit in östrogendominierten Zyklusphasen. Die Forschung geht davon aus, dass falsche Ernährung, Bewegungsmangel, ein hoher Körperfettanteil und Kunststoffe für das frühe Einsetzen der Menstruation verantwortlich sein dürften. Wenn wir umgekehrt diese Faktoren unserer Lebensweise korrigieren, können wir eine Menge für unsere Gesundheit und die unserer Kinder tun!

Das polyzystische Ovarsyndrom: ein häufiges gynäkologisches Krankheitsbild

Es gibt zahlreichen Erkrankungen des weiblichen Sexualsystems, die mit einer unzureichenden Progesteronproduktion oder einer Östrogendominanz verbunden sind. Je nach Hormonlage wirkt sich dies unterschiedlich auf das Wohlbefinden und die Sexualfunktionen der Frau aus. In diese Kategorie fällt beispielsweise das Syndrom der polyzystischen Ovarien (PCOS).

Beim Syndrom der polyzystischen Ovarien reifen auf der Oberfläche der Eierstöcke (Ovarien) zwar Follikel heran, doch der Eisprung (Ovulation) bleibt aus. Daraufhin härten die Follikel aus und es kommt zur Bildung von Zysten (daher der Name). Für eine optimale Progesteronmenge, die für Ausgeglichenheit und Fettverbrennung sorgt, ist der Eisprung jedoch unerlässlich. Schließlich wird der größte Anteil des Progesterons vom Gelbkörper gebildet.

Am polyzystischen Ovarsyndrom sind noch weitere Hormone beteiligt. Die Hypophyse erzeugt das Gelbkörperhormon (luteinisierendes Hormon, kurz LH) und das follikelstimulierende Hormon (FSH). In einem normalen Zyklus steigen beide Hormone kurz vor dem 14. Tag deutlich an. Dieser gemeinsame Anstieg löst den Eisprung aus. Beim polyzystischen Ovarsyndrom hingegen bleibt diese Hormonausschüttung weitgehend aus, die Hormonspiegel von LH und FSH sind weitgehend stabil. Dafür haben die betroffenen Frauen tendenziell mehr Testosteron im Blut, das wichtigste männliche Sexualhormon.

Erkrankungen des weiblichen Sexualsystems: Ursachen und Herangehensweisen

Bei Problemen mit dem Sexualsystem oder den Hormonen sollte man erfahrungsgemäß nicht nur die Biochemie unter die Lupe nehmen, sondern auch die individuellen unbewussten Überzeugungen und Verhaltensweisen der Betroffenen. Hier liegt häufig der Schlüssel zu wahrer Veränderung und gesundheitlichen Fortschritten. Beim polyzystischen Ovarsyndrom ist dies besonders augenfällig.

Biochemische Veränderungen beim PCOS

Rein hormonell betrachtet sind bei PCOS nicht nur die beiden Hypophysenhormone, LH und FSH, aus dem Takt geraten. Auch die übrigen weiblichen Sexualhormone, Östrogen und Progesteron, sind eher erniedrigt. Das Testosteron hingegen bewegt sich am oberen Ende des Normalbereichs oder schießt darüber hinaus. Bei den meisten anderen Erkrankungen des Sexualsystems ist die Östrogenmenge jedoch eher hoch. Zu der Frage, warum das Östrogen bei PCOS eher niedrig ist, gibt es verschiedene Theorien. Infrage kommen beispielsweise genetische Ursachen, eine schlechte Umwandlung von Cholesterin in Östrogen und eine Verschiebung der Verbindung zwischen Hypothalamus, Hypophyse und Nebennieren. Diese drei Drüsen stehen über die sogenannte HPA-Achse miteinander in Verbindung und kommunizieren ständig über ihre Hormone. Stress kann die Funktion der HPA-Achse erheblich beeinträchtigen. Möglicherweise löst übermäßiger oder »stummer« Stress bei manchen Frauen eine Zystenbildung in den Eierstöcken aus. Solche Faktoren nehme ich gern unter die Lupe und ermuntere die Ratsuchenden zu einer biochemischen Bestandsaufnahme all dieser Hormone.

Darüber hinaus betrachte ich Gesundheitsprobleme auch immer von der emotionalen und metaphysischen Seite aus, damit meine Klientinnen herausfinden, welche Überzeugungen ihren Beschwerden zugrunde liegen könnten.

Meiner Erfahrung nach ist es sehr erfolgversprechend, nicht nur die Biochemie, sondern auch festgefahrene Überzeugungen genauer zu betrachten.

Überzeugungen und Weiblichkeit

Denken Sie bitte darüber nach. Unsere Eierstöcke sind sozusagen der Inbegriff der Weiblichkeit. Männer besitzen keine Eierstöcke. Beim polyzystischen Ovarsyndrom ist es, als wären die Eierstöcke taub geworden. Die Hypophyse ruft ihnen nach wie vor zu, dass Zeit für den Eisprung ist – einen urweiblichen Prozess. Wenn die Eierstöcke auf dieses Signal der Hypophyse nicht mehr reagieren, ist die Betroffene vielleicht tief im Inneren unbewusst davon überzeugt, dass sie sich wie ein Mann verhalten muss, um Anerkennung, Verbundenheit oder Liebe zu ernten. Irgendwann in ihrem Leben wurde ein eher maskulines Verhalten belohnt.

Frauen haben längst bewiesen, dass sie den Männern auf jedem Gebiet gewachsen sind. Manche Berufssparten sind jedoch bis heute eher männlich dominiert. Ich kenne viele Frauen, die heute Rollen übernehmen, die früher eher Männern zufielen, und deren Hormonprofile eine deutlich männliche Ausprägung aufweisen. Diese Frauen sind unglaublich kompetent in dem, was sie tun. Das eigentliche Problem besteht in ihren (meist unbewussten) Überzeugungen, wie sie zu sein haben, damit sie etwas leisten und erreichen und somit – ohne dies zu ahnen – letztlich »geliebt« werden können. In der Regel erkennen sie nicht einmal, dass sie »wie ein Mann« denken oder handeln, bis wir uns ihre Verhaltensweisen genauer ansehen. Dabei ist keineswegs der Beruf oder die Tätigkeit selbst »maskulin«, sondern die persönliche Einstellung dazu.

Damit Sie mich richtig verstehen: Ich behaupte keineswegs, dass jede berufstätige Frau ein polyzystisches Ovarsyndrom hätte oder entwickeln wird. Ebenso wenig bin ich der Ansicht, dass eine Frau, die beruflich erfolgreich sein möchte, sich jetzt oder in Zukunft wie ein Mann verhalten muss. Ich möchte lediglich darauf hinweisen, dass die persönliche Einstellung und die Wahrnehmung der Rolle, die wir ausfüllen müssen, die Wahrnehmung der dafür wünschenswerten Verhaltensweisen, der erwünschten Ziele oder der Handlungsweisen, die in diesem Umfeld Beifall finden, sich oft an eher maskulinen Überzeugungen und Verhaltensweisen orientieren. Vielleicht ist Ihnen noch nie aufgefallen, dass Sie daran glauben, geschweige denn, dass es auch einen anderen Weg geben könnte. Sie müssen nichts »tun«, um geliebt zu werden (die maskuline Auffassung). Es reicht, einfach Sie selbst zu »sein« (die feminine Seite).

Wenn der Körper rebelliert

Unsere Körperchemie ist uralt. Was wir dem Körper heute abverlangen, unterscheidet sich jedoch grundlegend von dem, was ihm noch vor 50 Jahren abverlangt wurde. Einerseits ist es beeindruckend, wozu wir in der Lage sind: Wir können 16 Stunden am Tag am Schreibtisch verbringen, weitgehend von industriell hoch verarbeiteter Nahrung statt von nährstoffreicher natürlicher Kost leben, dabei unablässig Lösungen für die Herausforderungen des Alltags entwickeln, Termine einhalten, telefonieren, Krisen bewältigen, Beschwerden nachgehen und hoffentlich auch mal das eine oder andere feiern. Und das ist nur die Spitze des Eisbergs. Andererseits haben wir uns derart weit von der Lebensweise unserer Urahnen vor 149 950 Jahren entfernt, dass der menschliche Körper in meinen Augen dagegen zu rebellieren scheint. Im Bereich des weiblichen Sexualsystems, einschließlich der Fruchtbarkeit, fällt dies besonders auf.

Die Weiblichkeit zelebrieren

Wenn Sie bei diesen Worten das Gefühl haben, all das treffe auf Sie zu, sollten Sie überlegen, wie Sie Ihren Alltag femininer gestalten könnten. Was bedeutet Weiblichkeit für Sie? Wenn Sie sich bei der Arbeit »maskulin« verhalten müssen, nur zu – aber achten Sie dennoch auf ein offenes Herz und eine freundliche Einstellung. Es braucht ja niemand zu merken.

Tief durchatmen: Verspannen Sie sich nicht, wenn Sie sehen, wie sich die Arbeit auf dem Schreibtisch türmt. Atmen Sie lieber tief durch und lassen Sie den Atem bis in den Bauch fließen. Spüren Sie der Anspannung im Körper nach. Und dann lassen Sie diese Spannung bewusst los. Auch das können nur Sie selbst wahrnehmen. Unser weiblicher Anteil fühlt, und viele Frauen sind ihrem Körper derart entfremdet, dass sie nicht mehr wahrnehmen, wie es ihnen in ihrem Körper tatsächlich geht. Ihre Leistungsfähigkeit wird unter solchen Übungen nicht leiden, sondern eher davon profitieren. Denken Sie in Kategorien wie »Kreieren« statt »Produzieren«. Emotional betrachtet sind die Eierstöcke der Sitz der Kreativität, weil hier neues Leben erschaffen wird.

Feminine Rituale: Versuchen Sie auch zu Hause, wann immer machbar, ein weibliches Gegengewicht zu ermöglichen. Zünden Sie eine Kerze an und registrieren Sie den Duft. Tanzen und singen Sie zu Ihrer Lieblingsmusik oder gönnen Sie sich ein Schaumbad. Albern Sie mit den Kindern herum oder schalten Sie eine lustige Fernsehsendung an. Wenn Sie Spaß daran haben, vertiefen Sie sich in einen Frauenroman. Oder bereiten Sie eine Kanne Kräutertee zu und zelebrieren Sie eine echte Teestunde, bei der Sie sich an dem Design von Kanne und Tasse ebenso erfreuen wie am Aroma des Tees und dem Gefühl, sich etwas

Gutes zu tun. All das können Männer, die sich auf ihre weibliche Seite einlassen, natürlich ebenfalls tun. Es sind einfach Dinge, die die »männliche Energie« nicht noch mehr unterstützen. Es geht mir dabei nicht um Antifeminismus. Aber beim polyzystischen Ovarsyndrom muss man die biochemischen Abläufe angehen, um Gesundheit und innere Ruhe zu erlangen. Ich möchte nur unterstreichen, wie unglaublich hilfreich es meiner Beobachtung nach ist, wenn Frauen ihre femininen Seiten stärker würdigen. Weibliche Rituale sind dafür ein guter Anfang.

Überzeugungen hinterfragen: Ich ermutige alle Frauen mit PCOS, sich zu fragen, was ihre Väter ihrer Meinung nach von ihnen erwartet haben und wer sie sein mussten, um sich die Liebe des Vaters zu »verdienen«. Höchstwahrscheinlich werden Sie feststellen, dass diese Motivation hinter vielem steckt, was Sie tun, und dass dies auch gut und richtig ist. Falsch wird es erst, wenn es Ihrer Gesundheit schadet. In diesem Fall dürfen Sie durchatmen, sich entspannen und Ihre weiche Seite hervorkehren.

Pubertät

Manche Mädchen stehen diesen Zeitraum ohne größere Stimmungsschwankungen und körperliche Veränderungen durch. Andere hingegen haben mit Angst oder gar mit einer »dunklen Wolke« zu kämpfen. Das erste weibliche Sexualhormon, das ein Mädchen in größeren Mengen erzeugt, ist Östrogen. Es hat als Hormon wunderbare Wirkungen, aber wenn es im jungen weiblichen Körper erstmals verstärkt auftaucht, ohne das schon ausreichend Progesteron als Gegengewicht vorliegt, kann dies heftige Auswirkungen haben.

Bereits vor Einsetzen der Menstruation wird mehr Östrogen ausgeschüttet, worauf die Brustentwicklung einsetzt und die Schambehaarung zu wachsen beginnt. Aus den bereits genannten Gründen findet jetzt auch eine verstärkte Fetteinlagerung statt. Kurz vor der Menarche wirken manche Mädchen daher fülliger. Das ist ein Zeichen, dass das Östrogen seiner Aufgabe nachkommt.

Progesteron ist ein Hormon, das Angst und depressiven Verstimmungen entgegenwirkt. Wenn seine Produktion nur langsam anläuft, kann ein Mädchen, das früher fröhlich, aufgeweckt und interessiert war, teilnahmslos und ängstlich erscheinen und sich aus Beziehungen zurückziehen. Falls bei einem solchen Verlauf schließlich die Periode einsetzt, aber unregelmäßig, übermäßig stark oder schmerzhaft ist, sodass die schulischen Leistungen darunter leiden oder das Leben insgesamt beeinträchtigt ist, wird jungen Frauen gern die Einnahme einer Antibabypille empfohlen. Hier sollten wir uns zwei Dinge vor Augen halten: die Wirkungsweise der Pille und die biochemischen Prozesse, die beim Einsetzen der Menstruation ablaufen.

Die Antibabypille

Die Pille kann erfolgreich zur Schwangerschaftsverhütung eingesetzt werden, weil sie die Erzeugung von Hormonen in den Eierstöcken unterbindet. Ich staune immer wieder, wie viele Frauen aller Altersgruppen keine Ahnung habe, wie dieses mächtige Medikament wirkt. Ich bin weder für noch gegen die Antibabypille – ich möchte nur, dass jede Frau genau weiß, was sie tut. Darum wiederhole ich mich: Die Pille unterbindet die Hormonproduktion in den Eierstöcken, sodass der Körper sich vollständig auf die synthetische Hormonvariante verlässt, die ihm täglich vorgesetzt wird. Substanzen in patentierten Arzneimitteln wie der Pille müssen sich jedoch um mindestens zehn Prozent von der Form unterscheiden, die der Körper von Natur aus synthetisiert. Sie sind nicht mit den Hormonen identisch, die der Körper selber bildet.

Wenn der Körper des Mädchens sich verändert

Mit »ausgeschalteten« Eierstöcken wird die Progesteronerzeugung über die Nebennieren noch wichtiger. Allerdings reichen diese Mengen kaum aus, um ein Gegengewicht für den Stress zu bilden, den die Menarche und die Zunahme des Körperfetts um diese Zeit für ein

Mädchen darstellen können. Machen Sie bitte niemals den Fehler, eine Heranwachsende auf ihre Körperform oder ihr Gewicht anzusprechen, indem Sie sie auffordern, weniger zu essen. Das ist Mega-Stress für das Mädchen, weil es den Eindruck haben könnte, es würde Sie enttäuschen, auch wenn dies gar nicht stimmt. Das gilt für Eltern, Verwandte, Lehrer und Freunde gleichermaßen! Erklären Sie ihr lieber, dass die Hormone eine Zeitlang die Figur verändern können. Um gesund zu bleiben, sollte ein Mädchen in erster Linie nährstoffreich essen und aktiv bleiben. Es muss wissen, dass die Veränderungen kein Grund zur Sorge sind, und spüren, dass es geliebt wird. Dabei zählen Taten mehr als Worte. Mit weniger Stress – der auch auf der persönlichen Einschätzung des eigenen Lebens beruhen kann, die man vorsichtig erfragen kann – kann das Progesteron leichter einsetzen, und dann normalisieren sich Umfang und Figur ganz von selbst. Hilfreich sind in einer solchen Situation Fragen nach dem schulischen Druck und was es aus Sicht der Heranwachsenden für ein Familienmitglied bedeuten könnte, wenn sie »versagt« (manchmal fühlt man sich auch als Versager, wenn man nicht Klassenbeste ist!). Mitunter lohnt sich auch die Frage, was die Freundinnen so zu ihr sagen.

Die hormonellen Veränderungen

Das zweite Thema, das wir näher in Augenschein nehmen sollten, sind die biochemischen Veränderungen rund um die Menarche. Zu diesem Zeitpunkt der ersten Periode schickt die Hypophyse zum ersten Mal im Leben eines Mädchens Signale an ihre Eierstöcke. In den ersten fünf Jahren bewegen sich diese Botenstoffe sozusagen noch auf einem Trampelpfad – manchmal erreichen sie ihr Ziel (die Eierstöcke), manchmal verlaufen sie sich dabei im Niemandsland. Die Signale der Hypophyse kommen also mitunter gar nicht dort an, wo sie hingehören. Es dauert etwa fünf Jahre, bis dieser Weg zu einer gut ausgefahrenen Autobahn geworden ist. Dann ist er gerade, direkt und frei von Hindernissen.

Ich treffe jedoch immer wieder auf Mädchen, die schon kurz nach Einsetzen ihrer Menstruation die Pille bekommen – nicht zur Verhütung, sondern weil sie so unregelmäßige oder sehr starke Blutungen hatten. Falls Sport eine große Rolle spielt oder das Mädchen wegen starker Periodenschmerzen wiederholt den Unterricht versäumt, ist die Pille im Einzelfall vielleicht eine gute Entscheidung. In dieser Hinsicht möchte ich weder Eltern noch ihren Töchtern Schuldgefühle einreden. Andererseits jedoch übertünchen die künstlichen Hormone die Wahrheit. Wenn ein junges Mädchen langfristig die Pille nimmt, können ihre Hormonbahnen sich gar nicht erst richtig ausprägen. Als Erwachsene setzt sie das Mittel dann eines Tages wieder ab, oft weil sie sich ein Kind wünscht, aber Hypophyse und Eierstöcke haben nie gelernt, miteinander zu kommunizieren. Es ist ziemlich anspruchsvoll, von den Eierstöcken zu verlangen, dass sie nun plötzlich anspringen, nachdem wir ihre Funktion lange Zeit unterdrückt haben.

Ich kann Sie nicht oft genug ermuntern, zunächst dem wahren Grund auf die Spur zu kommen, weshalb die Schmerzen oder die Unregelmäßigkeiten auftreten. Bevor man überlegt, ob die Pille die richtige Lösung ist oder nicht, sollte man andere Optionen ausprobieren. Möglicherweise lässt sich ein hormonelles Ungleichgewicht auch auf andere Weise beeinflussen. Oder wir warten einfach ab, ob sich die Verständigungsbahnen zwischen Hypophyse und Eierstöcken von selbst besser stabilisieren.

Die psychischen Veränderungen

Was die Psyche angeht, so bricht es mir das Herz, wenn ich sehe, dass eine junge Frau unter starken Menstruationsbeschwerden leidet und an Gewicht zulegt, obwohl sie sich gut ernährt, und sich dann immer mehr in sich selbst zurückzieht. Solche Mädchen versinken in trüben Gedanken und Ängsten und legen oft nervöse Verhaltensweisen an den Tag, zupfen oder beißen zum Beispiel an ihren Fingernägeln herum. Manchmal zeigt sich in diesem Zeitraum erstmals eine Neigung zu Depressionen oder Angstzuständen. Die Familie reagiert auf diese Veränderung meist mit großer Sorge. Auch in dieser Situation wird gern die Pille verschrieben. Da die Pille auf eine verlangsamt anlaufende oder unzureichende Progesteronproduktion jedoch keinen Einfluss hat, normalisieren sich dadurch lediglich die Blutungen der jungen Frau – die Stimmungslage wird trotzdem nicht besser. Daraufhin versorgen wohlmeinende Erwachsene sie mit Antidepressiva, und plötzlich nimmt ein Mädchen, das erst ganz am Anfang seiner Entwicklung steht, regelmäßig zwei hochwirksame, starke Arzneimittel ein.

Es gibt Zeiten, in denen die Schulmedizin lebenswichtig ist. Daher will ich nicht dazu raten, ihre Methoden um jeden Preis zu meiden, am allerwenigsten, wenn ein kostbares Menschenleben auf dem Spiel steht. Ich empfehle jedoch, zunächst mit Unterstützung eines erfahrenen Spezialisten zu versuchen, den Östrogen- und Progesteronhaushalt über Naturheilmittel auszugleichen. Eine begleitende Psychotherapie kann angesichts der düsteren Gedanken, die in solchen Phasen aufkeimen können, unglaublich hilfreich sein.

Mein ganzheitlicher Ansatz umfasst auch Gespräche über mögliche Befürchtungen, was es heißt, eine erwachsene Frau zu sein. Manchmal fühlt sich ein Mädchen zum ersten Mal aufgeschwemmt und dick. Unter dem Einfluss der Frauenzeitschriften kann so ein junger Verstand leicht auf die Idee kommen, den eigenen Körper als fett einzustufen, obwohl lediglich eine Östrogendominanz vorliegt. Wie schon gesagt, es ist körperlich unmöglich, an einem Tag drei Kilo zuzunehmen. So etwas liegt eher an Wassereinlagerungen, und da Progesteron entwässernd wirkt, gehört ein Progesteronmangel zu den naheliegenden Erklärungen für das ungute Körpergefühl einer jungen Frau in der Pubertät.

Menopause

Vereinfacht ausgedrückt markiert die Menopause das Ende der Hormonproduktion in den Eierstöcken. Nebennieren und Fettgewebe erzeugen dabei weiterhin Hormone, doch bei vielen Frauen heutzutage sind die Nebennieren durch chronischen Stress beeinträchtigt. Das hat meiner Beobachtung nach einen erheblichen Anteil daran, ob eine Frau die Menopause ohne größere Beschwerden durchläuft oder ob Hitzewallungen und Schlafstörungen ihr massiv zu schaffen machen.

Daher lege ich Frauen, die sich der Menopause nähern, dringend ans Herz, ihre Nebennierenfunktion zu optimieren. Dazu eignen sich die in diesem Buch vorgestellten Lösungsansätze (Kapitel am Ende des Buches) mit Atemübungen, Heilpflanzen und gegebenenfalls auch einer veränderten Lebensweise.

Frauen nach der Menopause möchte ich ebenfalls mit Nachdruck dazu ermuntern, die Gesundheit ihrer Nebennieren und ihrer Leber im Blick zu behalten. Auch hierfür finden Sie bei den Lösungsansätzen die passenden Vorschläge. Wenn ich eine Klientin habe, die es mit verschiedenen natürlichen Östrogentherapien (inklusive östrogen-ähnlich wirkenden Kräutern wie Traubensilberkerze) versucht hat und nach wie vor unter starken Hitzewallungen leidet, fokussiere ich mich bei der Behandlung auf die Leber.

In traditionellen Kulturen gilt die Menopause als Zeitpunkt, an dem die Weisheit konstant zu fließen beginnt. Vertrauen Sie in Bezug auf Ihre Gesundheit auf das, was Sie in Ihrem tiefsten Inneren bereits wissen. Sie spüren besser als jeder andere, was für Sie das Beste ist. Eine kompetente Gesundheitsberatung ist ein guter Anfang, aber setzen Sie nur das um, was Ihnen tatsächlich entspricht.

Die Menstruation als Ruhepause

Viele Frauen wissen bereits, worum es mir bei diesem Thema geht. Vielleicht haben Sie längst an sich selbst beobachtet, dass die Menstruation eine segensreiche Zeit sein kann, in der wir zur Ruhe kommen können. Mit der gebotenen Aufmerksamkeit kann dieser Zeitraum eine natürliche Ruhezone werden, in der wir bewusst Stress abbauen.

Wer jeden Tag rund um die Uhr beansprucht ist, braucht seine Ruh-einseln umso mehr – Auszeiten, in denen die Spannung von un abfällt und wir uns einfach dem »Sein« überlassen. Die Menstru ist hormonell und energetisch betrachtet ein klassischer Ru im weiblichen Zyklus. Das liegt vor allem an dem Bindu Oxytocin, das Gefühle wie Liebe, Ruhe und Zugehö

Oxytocin wird bei sexueller Aktivität, bei der Geburt und beim Stillen ausgeschüttet, aber auch wenn wir einander berühren, umarmen oder gemeinsam essen. Nach dem Orgasmus ist der Oxytocinspiegel drei bis fünf Mal höher als sonst und stärkt die zärtliche Verbundenheit. Durch die Kontraktionen der Gebärmutter wird Oxytocin auch während der Menstruation freigesetzt.

Tageweise kürzer treten

Sehr viele Frauen erleben die Tage vor den Tagen als sehr belastend. Sie kämpfen mit Schmerzen, Trübsinn, Tränen und Wutausbrüchen. Selbst in diesem Stadium kann eine Frau, die innehält, erkennen, dass die ersehnte Ruhe möglich wäre. Ich lege Ihnen wirklich ans Herz, die entsprechenden Lösungsansätze zu befolgen, denn PMS-Beschwerden müssen wirklich nicht sein.

Die westliche Lebensweise geht mit einer immer größeren Erschöpfung einher. Wir strampeln uns mit aller Macht ab und gönnen uns nicht genug Erholungszeit. Dabei würden die meisten Frauen von mehr Ruhe enorm profitieren. Die Menstruation ist der natürliche Zeitpunkt, an dem eine Frau etwas kürzer treten sollte. Zum Lohn winkt gerade dann mehr natürliche Gelassenheit. Man muss lediglich das Leben ein wenig anpassen, um das annehmen zu können, was diese Tage zu bieten haben.

Schalten Sie vor und während der Menstruation am besten einen Gang zurück. Gehen Sie beispielsweise früher ins Bett. Der gesunde Schlaf vor Mitternacht und auch die zusätzlichen Traumphasen scheinen prämenstruelle Beschwerden zu lindern. Schlaf ist Allheilmittel Nummer eins und kostet uns keinen Cent.

Termine laut Zykluskalender

Ein guter Ansatz ist, einen Zykluskalender zu führen und an den Tagen vor und während der Periode, insbesondere am ersten Tag der Blutung, weniger Verpflichtungen wie zum Beispiel Termine anzusetzen. Manche Leserinnen verdrehen bei diesen Zeilen die Augen und stellen fest, dass ich keine Ahnung habe, wie ihr Leben läuft. Bitte atmen Sie einmal tief durch. Es gibt kaum Frauen in unserer Gesellschaft, die nicht ständig 60 Millionen Dinge zu tun hätten. Dennoch treffen Sie jeden Tag und jede Minute die Wahl, womit Sie Ihre Zeit verbringen wollen. Vermutlich kann man sich nicht jeden Monat eine kleine Auszeit gönnen, aber dennoch sollten Sie um diese Pause kämpfen. Das ist etwas, wonach die innere Weisheit des Körpers verlangt, und auf die sollten Frauen sich generell stärker einlassen. Dieser kleine Schritt hat schon so mancher Frau zu regelmäßigeren und erträglicheren Monatsblutungen verholfen.

Mondphasen beachten

Junge Mädchen oder Frauen mit polyzystischem Ovarsyndrom, die nicht menstruieren, empfehle ich, die Zeit des Rückzugs auf die Neumondnacht zu legen. Wissenschaft und Geschichte lehren uns, dass die Eierstöcke von Licht angeregt werden. Bis zur Einführung des elektrischen Lichts fand der Eisprung eher bei Vollmond und die Blutung in der Zeit des Neumonds statt. Deshalb ermuntere ich Frauen, so oft wie möglich nach dem Mondstand zu schauen. Wenn Sie abends noch einmal ins Freie gehen, um den Müll hinauszutragen, mit dem Hund Gassi zu gehen oder auch nur zum Auto zu laufen, werfen Sie einen Blick zum Nachthimmel und registrieren Sie die Mondphase. Stellen Sie sich vor, das silbrige Mondlicht fiele bis in Ihre Eierstöcke und ließe diese aufleuchten. Besonders wichtig ist diese Übung bei unregelmäßigen Blutungen. Achten Sie dabei auf Zwerchfellatmung. In Kombination mit einer bewussten Ernährung und den passenden Kräutern kann dieses urweibliche Ritual überaus wertvoll sein, um einen gesunden Zyklus und mehr Ausgeglichenheit zu erlangen.

Ruhe – ein Segen für Körper und Geist

Wissenschaftlich lässt sich das Bedürfnis nach mehr Ruhe gut unter-
mauern. Das beste Mittel gegen ein überlastetes, übervolles Gehirn ist
ein Tag in völliger Abgeschiedenheit. Danach funktioniert das Gehirn
wieder reibungslos. Eine andere wissenschaftliche Arbeit besagt, dass
»alle Teilnehmer der Studie sozial und körperlich chronisch stimuliert
wurden, und dass wir vermutlich auf einer Stimulationsebene agieren,
die das Niveau erheblich überschreitet, auf das unsere Spezies aus der
Evolution heraus vorbereitet ist«. Abhilfe schafft demnach nur mehr
Zeit mit sich selbst. Wieder andere Ergebnisse zeigen, dass aufmerk-
sames Lauschen auf die Stille dem menschlichen Gehirn zu mehr Konzentration verhilft. Ebenso kann die »bewusste Menstruation«, wie
Jane Bennett und Alexandra Pope es nennen, ein Weg zu optimaler
geistiger Leistungsfähigkeit sein. Es tut uns sehr gut, Tempo aus dem
Alltag zu nehmen und manches bewusster wahrzunehmen. Wenn wir
unser Bedürfnis nach Abschalten und Ausspannen vernachlässigen,
leisten wir der Entstehung typischer PMS-Symptome Vorschub, darunter Desorientiertheit, Verträumtheit, Konzentrationsstörungen,
Überforderung und Reizbarkeit, aber auch Kopfschmerzen und einer
schmerzhaften Menstruation. Sehen Sie Ihre Periode lieber als Zeitraum, in dem die Lautstärke etwas gedrosselt wird, wo Sie eine Pause
einschieben oder einfach nicht ganz so aktiv sind, um sich auf das
Angebot des Körpers einzulassen.

Entwickeln Sie Ihre individuelle Lösung

Eine meiner Klientinnen, die normalerweise eisern jeden Tag im Fitnessstudio trainiert, kam auf die Idee, während ihrer Periode Spazier-
gänge durch die Natur zu machen. Das half tatsächlich, und sie ist bei
diesem kleinen Ritual geblieben. Eine andere Frau bat ihre engsten
Freundinnen darum, sich gegenseitig die Tage der Menstruation zu
verraten. Alle trugen die Daten in ihr Smartphone ein und vereinbar-
ten, die jeweilige Freundin zum Zeitpunkt der Periode anzurufen. So
konnten sie einander bei Bedarf beistehen, zum Beispiel eine Zeitlang
auf die Kinder aufpassen. Frauen entwickeln bestechende Lösungen!

Auch wenn Sie stark unter Druck stehen und kaum mal einen Augenblick für sich haben, können Sie schon bei der nächsten Menstruation einen Vorgeschmack auf die natürliche Ruhe in dieser Phase erhalten. Dazu müssen Sie nur ein wenig umdenken. Nehmen Sie sich am ersten Tag der nächsten Blutung morgens kurz Zeit, bevor der Tag (hoffentlich nicht!) über Sie hereinbricht. Wie fühlt sich Ihr Körper an? Was würden Sie heute am liebsten tun, wenn Sie nicht arbeiten oder sich um andere Gedanken machen müssten? Und dann überlegen Sie neugierig (nicht mit dem Druck der Verzweiflung oder völlig frustriert), in welcher Art und Weise Sie sich an diesem Tag 20 Minuten Freizeit gönnen könnten.

Wenn ich Frauen diese Frage stelle, antworten die meisten, dass sie sich am liebsten mit einem guten Buch oder ein paar Zeitschriften gemütlich irgendwo verkriechen würden. Also, liebe Leserinnen, prüfen Sie Ihren Kalender und streichen Sie alles, was an diesem ersten Tag der Menstruation keine Priorität hat – selbst Dinge, die eigentlich Spaß machen, zum Beispiel das gemeinsame Mittagessen mit einer Freundin. Machen Sie sich bewusst, dass die kleinen Dramen, der Tratsch oder das Zuhören bei den Problemen anderer Ihnen Energie rauben können. Aus solchen Situationen sollten Sie sich möglichst zügig herausziehen, denn an diesem einen Tag sind Sie diejenige, die etwas bekommen sollte. Achten Sie an diesem Tag auch besonders auf eine gesunde Ernährung. Für den Anfang reicht es aus, solche Verhaltensmuster im Laufe des Zyklus bewusst wahrzunehmen. Je mehr Ihnen klar wird, dass sich hier wirklich eine Chance bietet, zur Ruhe zu kommen, desto leichter fallen die kleinen Veränderungen, die es Ihnen ermöglichen, diese Phase auszukosten – und desto mehr profitieren Sie auch beruflich davon.

Unsere Gesundheit braucht Phasen der Regeneration und Ruhe. Diese sollten wir uns zugestehen.

Menstruation und Menopause sind ganz natürliche weibliche Prozesse. Sie gehen mit wertvollen Einblicken in die allgemeine Gesundheit einer Frau einher und sind wie ein Fenster zur Welt ihres Unterbewusstseins. Viel von dem, was wir tun und wie es uns geht, beruht auf diesen Gedanken und Überzeugungen. Sie können eine Frau wie ein Barometer daran erinnern, was sie schon immer wusste: dass jede Frau hübsch und liebenswert ist.

Schilddrüse und Schilddrüsenhormone

Beim Thema Dauerstress sollten wir auf keinen Fall die Schilddrüse übersehen. Sie zählt zu den Teilen des Hormonsystems, die von unserer Umgebung und unserer Wahrnehmung beeinflusst sind, aber zugleich auch ihrerseits darauf Einfluss nehmen. Wieder ist es die Hypophyse, die nach entsprechenden Signalen aus dem Hypothalamus die Schilddrüsenfunktion steuert. Um Gesundheit, Körperumfang und Wohlbefinden zu beeinflussen, ist es entscheidend zu verstehen, worauf eine eventuelle Fehlfunktion beruht und welche Mechanismen daran beteiligt sind.

Die Schilddrüse (Glandula thyreoidea) ist eine kleine, schmetterlingsförmige Drüse am Hals. Die dort erzeugten Hormone haben starken Einfluss auf Stoffwechselgeschwindigkeit, Temperaturregulierung und Energielevel. Mir begegnen tagtäglich Menschen, die alle Symptome einer Schilddrüsenunterfunktion aufweisen, obwohl ihre Laborwerte »normal« aussehen. Zur Frage nach »normalen« Werten kommen wir später noch.

Die Schilddrüsenhormone

Die Produktion von Schilddrüsenhormonen umfasst eine ganze Signalkaskade, an der noch weitere Drüsen beteiligt sind. Wenn also der Schilddrüsenhormonspiegel nicht stimmt oder bestimmte Symptome auf eine Fehlfunktion hindeuten, muss man der Sache auf den Grund gehen, bis man die eigentliche Ursache angehen kann.

Die Funktionskaskade der Schilddrüse beginnt beim Hypothalamus. Dieser sendet über ein Hormon (TRH) ein Signal an die Hypophyse (Erinnern Sie sich? Es handelt sich um die kleine Drüse im Zentrum des Gehirns, die auch an der Steuerung und Produktion der Geschlechtshormone beteiligt ist). Die Hypophyse erzeugt dann das schilddrüsenstimulierende Hormon (TSH). Dieses wiederum teilt der Schilddrüse mit, dass sie das Hormon Thyroxin (T 4) herstellen soll.

T4 liegt im Blut in zwei Varianten vor, dem normalen T4 und dem freien T4 (fT4). Der einzige Unterschied zwischen diesen beiden Varianten ist, dass nur das fT4 ins Gewebe eintreten kann, während T4 in gebundener Form vorliegt. T4 ist eine Vorstufe des Hormons Triiodthyronin (T3). Auch T3 bleibt zunächst inaktiv und entfaltet seine Wirkung erst nach Umwandlung in das aktive bzw. freie Triiodthyronin (fT3), das den Stoffwechsel und die Fettverbrennung ankurbelt.

Wenn die Schilddrüse nicht optimal funktioniert

Für eine optimale Funktion braucht die Schilddrüse bestimmte Nährstoffe, darunter Iod und Selen. Sie sind unverzichtbar für den Umwandlungsprozess, der den Stoffwechsel anfeuert. Viele Menschen bekommen heute zu wenig Iod und Selen, da die meisten Böden zu wenig von diesen Mineralien enthalten, sodass diese nicht in die Nahrung übergehen können.

Die Schilddrüse kann überaktiv werden (Schilddrüsenüberfunktion bzw. Hyperthyreose) oder zu wenig Hormone erzeugen (Schilddrüsenunterfunktion bzw. Hypothyreose). Bei der weit verbreiteten Unterfunktion kommt es leicht zu einem hartnäckigen Gewichtszuwachs, dem man erst durch Behandlung der Grundkrankheit zu Leibe rücken kann. Manche Menschen pendeln auch zwischen Über- und Unterfunktion. Die Schilddrüse ist anfällig für Autoimmunreaktionen, bei denen das Immunsystem die Schilddrüsenzellen fälschlicherweise als Fremdkörper identifiziert und sie wie gefährliche Keime attackiert. Dieser Prozess kann sowohl eine Überfunktion (Morbus Basedow) als auch eine Unterfunktion (Hashimoto-Thyreoiditis) nach sich ziehen. Mögliche Auslöser für diese autoimmunbedingten Erkrankungen sind Infekte, eine eingeschränkte Leberfunktion, Iod-, Selen- und Eisenmangel, aber auch Östrogendominanz oder erhöhte Cortisolwerte. Lassen Sie sich diese Punkte durch den Kopf gehen und beziehen Sie dabei ein, was Sie inzwischen über Stresshormone und Sexualhormone wissen. Es kommt darauf an, die eigentliche Ursache für eine veränderte Schilddrüsenfunktion zu finden, damit die richtige Therapie eingeleitet werden kann.

Schilddrüsenunterfunktion (Hypothyreose)

Das Erste, was mir beim Gedanken an eine unzureichende Schilddrüsenfunktion in den Sinn kommt, ist das Verlangen nach Kaffee. Die Betroffenen erzählen mir praktisch durchgängig, dass Kaffee sie glücklich macht, und dass sie sich eigentlich nur in den ersten 20 Minuten nach einer Tasse Kaffee »normal« fühlen. Auch Schokolade finden Hypothyreose-Patientinnen zumeist sehr hilfreich, und das liegt nicht unbedingt nur am Koffeingehalt, sondern auch an ihrer förderlichen Wirkung auf die Dopaminausschüttung. Dopamin ist ein Neurotransmitter, dessen Fehlen bei Depressionen eine Rolle spielen kann, wohingegen ein Übermaß Suchtverhalten fördern kann. Menschen mit einer Schilddrüsenunterfunktion fühlen sich mit Schokolade daher oft etwas besser. Was keineswegs bedeutet, dass jeder, der Schokolade liebt, ein Schilddrüsenproblem hat! Viele Leute mögen Schokolade einfach so.

Klassische Hinweise auf eine Schilddrüsenunterfunktion sind:

- allmähliche Gewichtszunahme über Monate hinweg ohne ersichtlichen Grund
- häufiges Frösteln, mitunter bis in die Knochen, als würde einem nie richtig warm sein
- Darmträgheit, Neigung zu Verstopfung
- Niedergeschlagenheit, Vergesslichkeit und das Gefühl, sich leicht durcheinanderbringen zu lassen
- Haarausfall oder trockeneres Haar als früher
- trockene, brüchige Nägel
- Menstruationsstörungen
- Schwierigkeiten mit der Empfängnis
- unendliche Müdigkeit oder das Gefühl, ständig abgekämpft zu sein
- Kopfschmerzen

Frauen mit Schilddrüsenunterfunktion neigen zu einer abgrundtiefen Müdigkeit und reagieren eher depressiv als rastlos und besorgt. Mir sind jedoch zahllose Frauen begegnet, die bezüglich Verhalten und Stimmung zwischen den beiden Extremen hin und her pendeln. Deshalb war es mir wichtig, beide Pole der Schilddrüsenfunktion näher zu untersuchen. Da die Schilddrüse der Hypophyse untersteht, wird sie bei einer Fehlfunktion, bei der aufgrund der persönlichen Wahrnehmung von hohem Druck und mangelnder »Sicherheit« das ganze endokrine System aus dem Gleichgewicht gerät, häufig in Mitleidenschaft gezogen.

Sehen wir uns einmal an, wie es zu einer Schilddrüsenunterfunktion kommen kann und wie man die Gesundheit der Schilddrüse unterstützen kann.

Infekte und schlechte Entgiftung durch die Leber

Eine Schilddrüsenunterfunktion kann zum Beispiel auf eine frühere Infektion mit Pfeiffer'schem Drüsenfieber (infektiöse Mononukleose; Erreger ist das Epstein-Barr-Virus) zurückgehen, aber auch auf eine überlastete Leber. Beide Ursachen erfordern eine sorgfältige Behandlung der Leber, und ich empfehle meine leberbezogenen Maßnahmen aus den Lösungsansätzen (am Ende des Buches). Lassen Sie sich außerdem von einem naturheilkundlich orientierten Arzt oder Heilpraktiker beraten, ob Tragant (Astragalus) für Sie das Richtige sein könnte. Astragalus ist eine ausgezeichnete Heilpflanze bei chronischer Infektneigung.

Östrogendominanz

Zu viel Östrogen kann die Schilddrüsenfunktion dämpfen, wohingegen ein optimaler Progesteronspiegel ihre Funktion unterstützt. Wenn Sie vermuten, dass hier die Ursache für Ihre Schilddrüsenprobleme liegt, könnten die Lösungsansätze zum Umgang mit Östrogendominanz greifen.

Erhöhter Cortisolspiegel durch Stress

Wenn der Cortisolspiegel durch Stress erhöht ist, gehen die Mengen des aktiven, fettverbrennenden Schilddrüsenhormons T3 zurück. Das drosselt den Stoffwechsel. Parallel dazu verleiten hohe Cortisolmengen den Körper zum Abbau von Muskelmasse, um das Gehirn mit Zucker zu versorgen. Das Fehlen von Muskelmasse bremst den Stoffwechsel dann noch zusätzlich aus. Ein gesunder, nicht gestresster Körper kann fT4 in T3 umwandeln, doch bei erhöhtem Cortisolspiegel kommt dieser Prozess ins Stocken, es wird entsprechend weniger T3 aus fT4 gebildet.

Auch eine Einschränkung der Nahrungsaufnahme kann eine verringerte Umwandlung von fT4 in aktives T3 nach sich ziehen. Der Körper geht davon aus, dass Sie zu verhungern drohen und dass er deshalb das Stoffwechseltempo herabsetzen muss, um kostbare Fettreserven zu erhalten. Das klingt frustrierend, aber der Körper will in erster Linie, dass wir überleben.

Erhöhte Cortisolwerte hemmen auch die Freisetzung von TSH aus der Hypophyse, und mit weniger TSH erzeugt der Körper weniger T4. Setzen Sie die Lösungsmethoden zum Umgang mit einem hohen Cortisolspiegel um, wenn Sie sich in diesem Szenario wiederfinden. Übrigens kann eine Schilddrüsenunterfunktion auch erhöhte Cholesterinwerte nach sich ziehen. Sobald die Schilddrüse behandelt ist, normalisieren sich diese Werte.

Mineralstoffmangel

Eine Schilddrüsenunterfunktion kann auch von einem Mangel an Selen, Iod und Eisen beeinflusst sein. Wählen Sie Nahrung, die viel von diesen Mineralien enthält. Paranüsse liefern Selen, Meersalz und Algen (zum Beispiel Kombu) tragen zur Iodversorgung bei. Gute Eisenquellen sind Rindfleisch, Lammfleisch, Eier, Muscheln, Sardinen, Linsen, grünes Blattgemüse und Datteln. Viele Lebensmittel haben zudem einen geringen Eisengehalt, sodass es wie üblich auf die Vielfalt ankommt. Wichtig ist auch, dass der Körper Eisen leichter aufnimmt, wenn Vitamin C vorhanden ist. Der Eisenbedarf lässt sich auch ohne tierische Produkte decken. Bei manchen Vegetarierinnen nutzt der Körper auch Eisen aus pflanzlichen Quellen sehr effizient. Mit einem Bluttest können der Eisengehalt und die Menge des gespeicherten Eisens (Ferritin) überprüft werden.

Natürlich kann man diese Mineralstoffe auch über ein Ergänzungsmittel zuführen. Es gibt auf dem Markt ausgezeichnete Mittel zur Unterstützung der Schilddrüse. Vor der Einnahme von Eisen sollte man beim Arzt den Eisenspiegel ermitteln lassen, weil eine Überdosierung auch nicht gesund ist. Bei nachgewiesenem Eisenmangel kann es ohne gezielte Ergänzung sehr lange dauern, die Speicher wieder aufzufüllen. Ein Bluttest ist also nützlich. Viele Ergänzungsmittel mit Eisen verursachen Verstopfung, doch bei flüssigen Eisenpräparaten bleibt diese Nebenwirkung meist aus.

Den folgenden Artikel über die Bedeutung von Iod habe ich vor einiger Zeit für ein Magazin geschrieben, weil das wirklich jeder wissen sollte.

Iod

Iod ist für den Stoffwechsel so unerlässlich, dass der Körper ohne Iod bestimmte Funktionen einstellt. Die Schilddrüse ist zwingend auf Iod angewiesen, sie kann ohne diesen Mineralstoff keine Schilddrüsenhormone produzieren. Zu den Symptomen einer Schilddrüsenunterfunktion zählen starke Müdigkeit und Trägheit, trockene Haut oder trockenes Haar, Frösteln, Verstopfungsneigung, verquollene Augen und Niedergeschlagenheit. Eine erhöhte Iodzufuhr kann hier helfen.

Schilddrüsenhormone haben entscheidenden Einfluss auf das Stoffwechseltempo von Erwachsenen und das Wachstum von Kindern. Schon im Mutterleib hat die Iodversorgung Einfluss auf die Gehirnentwicklung und die Intelligenz. Neuere Studien belegen leider, dass manche Kinder in der westlichen Welt so stark unter Iodmangel gelitten haben, dass dadurch ihr Intelligenzquotient gemindert ist.

Warum ist das so?

Viele Böden sind sehr iodarm, und ein Nährstoff, der nicht in der Erde steckt, kann nicht in die Nahrung gelangen. Früher nahmen wir über Vollkorngetreide von iodhaltigem Ackerland noch gewisse Iodmengen zu uns, aber inzwischen sind viele Böden ausgelaugt. Böden sind also eher schlechte Iodquellen, Meere haben etwas mehr davon zu bieten.

Wo kommt Iod vor?

Gute Iodlieferanten sind Meeresalgen aller Art. Mit Algen kann man Suppen, Eintöpfe, Aufläufe oder Salate würzen. Sie sind leicht salzig und erhöhen den Mineralstoffgehalt des Essens. Nori-Algen werden gern für Sushi verwendet. In etwas geringeren Mengen ist Iod auch in Fisch, Muscheln und anderen Meeresfrüchten enthalten, doch selbst der tägliche Verzehr von Lebensmitteln aus dem Meer ist für die optimale Iodversorgung nicht ausreichend.

Iodsalz, also mit Iod angereichertes Speisesalz, ist seit 1924 auf dem Markt, wobei es neuerdings aber durch den Siegeszug von Steinsalz (wie Himalaya-Salz) und Meersalz (aus der Carmargue oder aus der Bretagne) aus der Mode gekommen ist. Meersalz liefert zwar eine breite Palette an Spurenelementen, hat aber zu wenig Iod, wenn es nicht mit Iod versetzt wurde. Das einzig Bedenkliche an konventionellem Iodsalz sind allenfalls die Trennmittel bzw. Rieselhilfen, die ein Verklumpen verhindern sollen.

Iod im menschlichen Körper

Die Wirkung einer Iodtherapie auf das gesunde Brustgewebe ist gut bekannt, wird aber nur selten thematisiert. Auch in den Eierstöcken wird Iod eingelagert und Studien zufolge wird eine bestimmte Östrogenvariante, die mit Brustkrebs in Verbindung gebracht wird, von den Eierstöcken erst bei Iodmangel erzeugt. Diese Veränderung ist reversibel, sobald wieder ein optimaler Iodspiegel erreicht ist.

Die Iodmengen im Körper sind gar nicht so leicht nachzumessen. Für einen korrekten Test muss man 24 Stunden lang seinen gesamten

Urin auffangen, und dieses Verfahren wird nicht überall auf der Welt angeboten.

Erwachsene Frauen benötigen 120 Mikrogramm (µg) Iod pro Tag, um einem Iodmangel vorzubeugen, Männer benötigen 150 µg. Weitaus sinnvoller ist jedoch die Ermittlung der individuell erforderlichen Dosis. Zur Behandlung eines Iodmangels sind anfangs oft Mengen zwischen zwölf und 50 Milligramm (mg) erforderlich. Das ist mit einem bis drei Tropfen einer hochwertigen Iodlösung pro Tag leicht zu erreichen. Lassen Sie sich am besten in der Apotheke oder von Ihrem Arzt beraten, wie Sie Ihren individuellen Bedarf optimal decken können.

Schilddrüsenmedikamente

Nach der Diagnose einer Schilddrüsenunterfunktion wird heutzutage zumeist Thyroxin (T 4) verordnet. Manchen Menschen geht es damit blendend, und alle entsprechenden Symptome einschließlich der Gewichtszunahme gehen zurück. Wenn die Thyroxineinnahme langfristig nicht in dieser Form anschlägt, kann ein anderer Ansatz zum Ziel führen. Nach jahrelanger vergeblicher Thyroxineinnahme hilft das bisherige Medikament offenbar nicht weiter. Es gibt jedoch unterschiedliche Präparate. Sprechen Sie bitte mit Ihrem Arzt, falls es Ihnen trotz Medikation nach wie vor schlecht geht. Manchmal hilft der Wechsel zu einem anderen Mittel. Ich habe etliche Male die umgekehrte Variante gesehen: Eine Frau war mit ihrem Thyroxinpräparat rundum zufrieden, bis nach einem Präparatwechsel alle Symptome zurückkehrten. Ziehen Sie diese Möglichkeit auch in Betracht, wenn die Blutwerte für TSH, fT 4 und T 3 »normal« sind, aber dennoch weiterhin Symptome vorliegen.

Eine hilfreiche Alternative bei Schilddrüsenunterfunktion ist natürlicher Schilddrüsenextrakt. Er wird anstelle von synthetischen Wirkstoffen eingenommen und stellt nicht nur ein Schilddrüsenhormon bereit, sondern das gesamte Spektrum. Besprechen Sie eine mögliche

Umstellung und deren Ablauf jedoch unbedingt mit Ihrem behandelnden Arzt.

Wenn bei Ihnen keine Schilddrüsenunterfunktion diagnostiziert wurde, aber zahlreiche passende Symptome vorliegen, reichen Bluttests allein für eine Diagnose nicht aus. Suchen Sie sich einen Therapeuten, der Ihre Symptome und nicht Ihre Blutwerte behandelt, der aber beides im Auge behält, wenn Sie verschiedene Behandlungsansätze ausprobieren. »Normale« Blutwerte bei anhaltenden Symptomen sind nicht ausreichend. Besonders einprägsam war diesbezüglich für mich die herzzerreißende Geschichte von Patricia.

Schilddrüsenantikörper

Patricias Fall zeigt sehr deutlich, wie wichtig Tests auf Schilddrüsenantikörper sind. Als sie zu mir kam und ich sie fragte, was ich für sie tun könne, brach sie in Tränen aus. Sie sagte, ihr wäre seit 30 Jahren klar, dass sie eine Schilddrüsenunterfunktion hätte, doch niemand wolle sie behandeln. Denn Patricias Blutwerte hatten sich immer im Normalbereich bewegt. In diesen 30 Jahren hatte sie über 100 Kilogramm zugenommen. Angefangen hatte alles nach dem Tod ihrer geliebten Mutter. Danach hatte sich Patricia drei bis vier Monate lang falsch ernährt und dabei an Gewicht zugelegt. Als die erste Trauer abklang, war sie wieder zu besseren Ernährungsgewohnheiten zurückgekehrt. Das hatte aber nichts geholfen, sie wurde dennoch immer dicker. Daraufhin meldete sie sich zusätzlich im Fitnessstudio an und achtete noch mehr auf ihre Ernährung. Als wir uns schließlich kennenlernten, war Patricia aufgrund ihrer Knieschmerzen durch das viele Gewicht nicht mehr in der Lage, Sport zu treiben. Ihrer Aussage nach wog sie »ungefähr 180 Kilo«, doch das, was sie aß, stand in keinerlei Verhältnis zu ihrer Körperfülle.

Natürlich schleppte Patricia viel alten Kummer mit sich herum (wogegen die Ärzte ihr – in bester Absicht – regelmäßig Antidepressiva anboten, die sie stets ablehnte, weil sie glaubte, ihre Schilddrüse wäre schuld daran), und ja, es hatte Zeiten gegeben, in denen sie sich falsch ernährt hatte. Andererseits hatte sie sich auch Monate und Jahre hindurch ebenso intensiv wie erfolglos bemüht, Gewicht abzubauen.

Da Patricia bei den Symptomen einer Schilddrüsenunterfunktion jedes einzelne Kriterium erfüllte, ordnete ich neue Blutuntersuchungen an und ließ dabei auch die Schilddrüsenantikörper ermitteln, speziell die Thyroidperoxidase-Antikörper (PAK oder TPO-AK) und die Thyreoglobulin-Antikörper (TAK oder TGAK). An der Universität hatte ich gelernt, dass Schilddrüsenantikörper bei normalen Schilddrüsenhormonwerten nur äußerst selten erhöht sind. Insofern konnte ich verstehen, warum dieser Test noch nie vorgenommen worden war. Aus symptomatischer Sicht hingegen konnte ich dies nicht nachvollziehen.

Um es kurz zu machen: Trotz ihrer nach wie vor weitgehend »normalen« Werte für die Schilddrüsenhormone hatte Patricia die höchsten Antikörperergebnisse, die ich je gesehen habe. In diesem Kontext sei gesagt, dass in dem beauftragten Labor der Normalwert für beide Antikörper bei unter 50 liegt. Bei Patricia hingegen lagen die Ergebnisse für beide Antikörper bei über 6500. Das war jenseits der Skala und weit über das normale Maß hinaus. Als ich ihr diesen Befund telefonisch mitteilte, war sie zunächst begeistert, dass es am Ende doch einen Grund gab, weshalb es ihr solange schlecht gegangen war. Später jedoch berichtete sie mir von der Wut, die danach wegen ihres verpassten Lebens in ihr aufgestiegen sei, nur weil niemand der Sache nachgegangen war. Sie war eine schüchterne Frau geblieben, was sie auf ihren Körperumfang zurückführte, und im Nachhinein war es sehr bitter, dass ihr keine Partnerschaft vergönnt gewesen war. Patricia wählte die natürlichste Behandlungsoption, die für ihre starke Schilddrüsenunterfunktion existierte, nahm gleich in den ersten drei Monaten erheblich an Gewicht ab und buchte daraufhin ihre erste Fernreise. Mit dieser Geschichte wollte ich Ihnen zeigen: Es gibt immer eine Ursache. Man muss sie nur finden.

Schilddrüsenüberfunktion (Hyperthyreose)

Schilddrüsenhormone haben auf viele Organe einen direkten Einfluss. Das Herz schlägt daraufhin beispielsweise schneller und kräftiger. Letztlich reagieren alle Körperzellen auf einen Anstieg der Schilddrüsenhormone mit einer gesteigerten Geschwindigkeit ihrer jeweiligen Funktionen.

Typische Anzeichen für eine überaktive Schilddrüse sind:

- Herzklopfen (Palpitationen)
- Wärmeintoleranz oder schnelles Überhitzen
  (das kann auch ein Hinweis auf eine Leberstauung sein)
- Nervosität
- Schlafstörungen
- Atemnot
- verstärkte Darmtätigkeit
- leichte oder ausbleibende Monatsblutungen
- Erschöpfung, aber einhergehend mit dem Gefühl,
  eher aufgekratzt als müde zu sein
- schneller Puls
- zitternde Hände
- Gewichtsverlust (nicht immer, denn bei Schilddrüsenüberfunktion steigt der Appetit, und manche Menschen essen genug, um den beschleunigten Stoffwechsel zu kompensieren)
- Muskelschwäche
- warme, feuchte Haut
- Haarausfall
- starrer Blick
- hervortretende Augen

Eine Schilddrüsenüberfunktion, die manchmal auch autoimmun bedingt ist (Morbus Basedow), geht praktisch immer mit einem enormen Lebenstempo einher. Meiner Beobachtung nach spielt das, was die Frauen ihrem Körper abverlangen, auch bei der Entstehung dieses Phänomens eine große Rolle. Mehr als jede andere Gruppe opfern diese Frauen ihren Schlaf und jonglieren gleichzeitig mit mehr Bällen als die meisten anderen Menschen. Wie ich gern zu einer meiner engsten

Turbo-Freundinnen sage: »Es ist, als würde sie ein kleines Reich regieren«, so viele Fäden hält sie in der Hand. Etliche Betroffene sind mit ihren vielen Aktivitäten auch sehr zufrieden. Meist reagieren sie eher überfragt, wenn es darum geht, warum ihr Körper sie nun derart im Stich lässt (wenn sie schließlich erfahren, dass sie erhöhte Schilddrüsenantikörper und erhöhte Schilddrüsenhormonwerte aufweisen). Dabei hat der Körper ihnen längst unmissverständlich signalisiert, dass ihre bisherige Lebensweise ihrer Gesundheit und ihren sonstigen langfristigen Plänen und Träumen nicht gerade dienlich ist.

Ich glaube, der Körper gibt sich große Mühe,
uns Tag für Tag auf das aufmerksam
zu machen, was wirklich zählt.

Schon so manche überaktive Schilddrüse hat sich wieder beruhigt, wenn die Betroffenen sich dies eingestanden und ihr Leben neu ausgerichtet haben.

Bei allen Frauen, die in Zusammenarbeit mit mir wieder eine normale Schilddrüsenfunktion erreicht haben (nachdem zuvor eine Überfunktion vorlag) und bei denen die Symptome vollständig zurückgegangen sind, beruhte diese Verbesserung darauf, dass sie ihr Leben gründlich umgekrempelt haben. Meistens war das mit einem neuen Arbeitsplatz verbunden, und wo dies nicht infrage kam, haben sie ihre Einstellung zu ihrem Beruf und ihrem Leben vollkommen verändert. Es war für mich sehr inspirierend, diese Prozesse zu begleiten. Louise Hay konstatiert hierzu ein Gefühl der »Wut, übergangen worden zu sein« und ermuntert zu der Affirmation: »Ich stehe im Mittelpunkt des Lebens; ich bin mit mir und allem, was ich sehe, einverstanden.« (aus: Louise L. Hay, Heile deinen Körper)

Es ist schlichtweg unmöglich, das Tempo zu drosseln und das Leben in Ruhe und aus der eigenen Mitte heraus anzugehen, wenn der Körper ständig die Botschaft bekommt, dass er sich mit allem beeilen muss.

Deshalb sollte der körperliche Aspekt der Erkrankungen unbedingt behandelt werden. Wie soll man an einem Meditationskurs teilnehmen, wenn das Herz vor Ungeduld am liebsten aus der Brust springt? Dennoch möchte ich Sie ermuntern, auch den wahren Ursachen auf den Grund zu gehen, warum Ihr Leben überhaupt auf der Überholspur stattfinden muss. Mögliche Grundüberzeugungen werden im Kapitel »Emotionen« angesprochen.

Blutwerte: Was ist eigentlich »normal«?

Normalbereiche bei jeglichen Blutspiegeln helfen Medizinern dabei, ungewöhnliche Werte zu erkennen. Das Konzept ist durchaus sinnvoll. Allerdings habe ich große Bedenken, sich bei individuellen Fragen, bei gesundheitlichen Aussagen und Behandlungsentscheidungen einzig und allein auf Laborergebnisse zu verlassen.

Laut Dr. Karen Coates, einer klugen, weitsichtigen Allgemeinmedizinerin, werden die Normalwerte für bestimmte Bluttests von jedem Pathologielabor von Zeit zu Zeit überprüft und neu berechnet. So kann man sichergehen, dass der Referenzbereich, der bei den Testergebnissen angegeben wird, »korrekt« ist. An solch einem Tag werden beispielsweise bei den ersten 100 eingehenden Blutproben der TSH-Wert (oder der Eisenwert oder andere Werte) ermittelt, um hieraus den Referenzbereich abzuleiten. Aber warum geben die meisten Menschen Blutproben ab? Weil es ihnen gerade bestens geht? Nein, normalerweise ist das Gegenteil der Fall. Und dennoch scheint der »Normalbereich« sich aus solchen Durchschnittsergebnissen abzuleiten. Auch die »Durchschnittsmengen« eines bestimmten Nährstoffs oder Hormons werden auf interessante Weise festgelegt. Rein mathematisch liegt dabei der obere Referenzwert »zwei Standardabweichungen« über dem Durchschnitt, und der untere Wert »zwei Standardabweichungen« darunter. Laut dieser relativ willkürlichen Festlegung müssen 95 Prozent der 100 Blutproben in den Normalbereich fallen. Die statistische Definition der Standardabweichung verlangt, dass nur vier oder fünf Ergebnisse außerhalb dieses Referenzbereichs liegen dürfen – zwei Proben darunter und zwei darüber.

Worauf ich damit hinaus will, ist erstens: Die Referenzbereiche für manche Parameter werden damit breiter. Während ich an der ersten Fassung meines Buches »Stoffwechsel-Geheimnis« arbeitete, lag der Normbereich für TSH noch zwischen 0,4 und 4,0. Als das Buch vier Monate später erschien, wurde die Spanne zwischen 0,3 und 5,0 für »normal« erklärt. Dabei sehen die Menschen am oberen und unteren Ende dieses Spektrums völlig unterschiedlich aus und fühlen sich auch unterschiedlich, und sie weisen höchstwahrscheinlich Symptome einer Schilddrüsenstörung auf. Solange Sie symptomfrei sind – wunderbar. Dann versucht der Körper nicht, Sie auf Ihre Schilddrüse aufmerksam zu machen. Meine Sorge ist nur, dass die Behandlung allein von den Blutwerten abhängig gemacht wird und Menschen, die an einem Ende der Skala mit Symptomen kämpfen, im Stich gelassen werden, ohne dass jemand sich um ihre Gesundheit bemüht. Damit sind wir bei der Überleitung zum nächsten Punkt, nämlich dass die Ausgangsbasis der Proben vermutlich mehrheitlich von Menschen stammt, die nicht rundum gesund sind. Solange Werte aus dem potenziell ungesunden Normalbereich zum Vergleich herangezogen werden, ist es natürlich schwieriger, wirklich gesund zu sein, Krankheiten vorzubeugen und eine optimale Lebensqualität zu erreichen.

Was tun mit den Laborergebnissen?

Am besten lassen Sie sich stets Kopien Ihrer Testergebnisse aushändigen. Sie sollten unbedingt prüfen, ob die Werte am Ende des Normalbereichs angesiedelt sind. Das möchte ich erklären.

Dort, wo ich lebe, liegt der Referenzbereich für TSH aktuell zwischen 0,4 und 4,0 – in diesen Bereich ist man zurückgekehrt. (In Deutschland liegt die Spanne zwischen 0,3 und 4,5, je nach Labor.) Der Unterschied mag gering erscheinen, aber jemand mit einem TSH von 0,4 sieht völlig anders aus und wird sich auch anders fühlen als jemand mit einem TSH von 4. Hinzu kommt, dass man bei Werten, die nicht ausdrücklich außerhalb des Normalbereichs liegen, normalerweise (in bester Absicht) gesagt bekommt, dass die Schilddrüse völlig in Ordnung ist. Zu mir kommen häufig Klientinnen, deren TSH mit 2,5 oder mehr gemessen wurde. Alles schreit förmlich danach, dass die Schilddrüse endlich mehr fT 4 herstellt. Die Normalwerte für fT 4 liegen in dem von mir beauftragten Labor beispielsweise zwischen 10 und 20. Es gibt jedoch Menschen mit Symptomen einer Schilddrüsenunterfunktion, die einen fT 4-Wert von 11 aufweisen. So ein Mensch ist bis in die Knochen erschöpft, hat Probleme mit dem Stuhlgang, eine trockene Haut, wenig Antriebskraft, neigt zu Depressionen, leidet unter Konzentrationsschwäche, und die Kleider scheinen immer enger zu werden. Dann braucht die Schilddrüse Hilfe.

In solchen Fällen beginne ich die Therapie normalerweise mit Iod-, Selen- und manchmal auch Eisengaben, Unterstützung für die Nebennieren, getreidefreier Ernährung und einem ausführlichen Gespräch über die Grundüberzeugungen der Betroffenen und ihre Wahrnehmungen zum Leben.

Schilddrüsenprobleme ganzheitlich betrachtet

Die geniale Vorreiterin der metaphysischen Medizin, Louise Hay, lehrt, dass Schilddrüsenprobleme für Gefühle der Demütigung stehen, für die Vorstellung, nie das tun zu können, was man tun möchte (wie vielen Müttern kommt das gerade bekannt vor?). Hay zufolge stellt jemand mit Schilddrüsenproblemen unbewusst die Frage: »Wann komme ich endlich an die Reihe?«, und sie schlägt vor, neue Denkmuster zu entwickeln: »Ich lasse die alten Begrenzungen hinter mir und gestatte mir nun, mir frei und schöpferisch Ausdruck zu geben.« Einer Schilddrüsenunterfunktion liegen ihr zufolge Gefühle der Hoffnungslosigkeit zugrunde, ein Gefühl, erstickt zu werden und aufgegeben. Sie empfiehlt ein neues Gedankenmuster – und zwar die innere Einstellung: »Ich erschaffe mir ein neues Leben mit neuen Regeln, die mich selbst perfekt unterstützen.« (aus: Louise L. Hay, Gesundheit für Körper und Seele).

Diese Informationen habe ich an dieser Stelle eingefügt, um Ihnen ein ganzheitliches Bild von Ihrer Schilddrüse zu vermitteln – von der normalen Funktion der Hormone und Drüsen, über die Blutwerte und die erforderlichen Nährstoffe wie Iod und Selen bis hin zu metaphysischen Überlegungen. Irgendwo zwischen diesen Ansätzen liegt Ihre persönliche Antwort, die nicht notwendigerweise im einen oder im anderen begründet ist. Gehen Sie daher am besten allen Denkanstößen nach.

Die Hypophyse

Mit meiner Arbeit möchte ich Menschen unter anderem dazu befähigen, ihrem persönlichen Gesundheitsproblem auf die Spur zu kommen. Normalerweise muss man dazu klären, was bei der einzelnen Person körperlich und seelisch vor sich geht. An der Gesundheit von Körper und Psyche sind diverse Systeme beteiligt, die Aussehen, Wohlbefinden und Verhalten regulieren. Wie Sie bereits wissen, spielt bei der Selbstwahrnehmung nicht nur das Nervensystem, sondern auch das endokrine System eine große Rolle. Die zentrale Schaltstelle für die Hormonsysteme ist die Hypophyse, auch Hirnanhangsdrüse genannt. Dennoch wird sie bei weiblichen Gesundheitsproblemen leicht übersehen, sofern kein ausdrücklicher Hinweis auf eine Hypophysenbeteiligung vorliegt. Andererseits kann die Erzeugung eines Umfelds, in dem die Hypophyse optimal arbeiten kann, der Schlüssel zur Dämpfung der dort aufkeimenden Panik und damit zur Regulierung aller anderen endokrinen Drüsen einschließlich Nebennieren, Eierstöcken und Schilddrüse sein.

Was steuert die Hypophyse?

Die Hypophyse ist eine erbsengroße Drüse, die an der Schädelbasis zwischen den Sehnerven sitzt. Ihre Hauptaufgabe ist die Hormonausschüttung. Dass sie gern als Steuerzentrale bezeichnet wird, liegt dran, dass ihre Botenstoffe grundlegende Körperfunktionen regulieren, zum Beispiel die Körpertemperatur, die Schilddrüsenaktivität, das Wachstum im Kindesalter, die Harnproduktion und den Eisprung. Wie ein sensibles Thermostat kontrolliert diese Drüse alle anderen Drüsen, die für die Hormonerzeugung zuständig sind. Sie spielt eine entscheidende Rolle bei der zumeist unbewussten Reaktion auf unsere Umwelt und verbindet Nervensystem und endokrine Systeme.

Struktur und Funktionsweise der Hypophyse

Die Hypophyse besteht aus zwei separaten Teilen, dem Vorderlappen und dem Hinterlappen. Der Hypophysenvorderlappen (Adenohypophyse) besteht aus einer gesonderten Ansammlung individueller Zellen, die als separate Hormonfabriken fungieren (medizinisch spricht man von »Funktionseinheiten«). Hier werden spezifische hormonregulierende Botenstoffe oder Faktoren erzeugt. Diese Faktoren werden als Reaktion auf die äußere Umgebung und die innerlichen Reaktionen des Körpers auf diese Umgebung ausgeschüttet. Danach gelangen diese Hypophysenhormone über den Blutstrom zur jeweiligen Zieldrüse und regen dort die Produktion des passenden Hormons in der erforderlichen Menge an, damit der Körper richtig auf den Reiz reagieren kann. Allein das ist schon erstaunlich komplex. Es gibt »Fabriken« für diverse, spezifische Hormone, das heißt eine für Cortisol, eine für das Wachstumshormon, eine für Prolaktin (das vor allem die Milchbildung steuert), eine andere für Gonadotropin (das die Keimdrüsen stimuliert) und wieder eine andere für die Schilddrüsenaktivierung. Gemeinsam bilden diese fünf Fabriken die neuroendokrine Einheit des Hypophysenvorderlappens. Die Einzelheiten müssen Sie sich nicht einprägen. Ich möchte nur darlegen, wie die Hypophyse ihre Rolle als Chefin der in den bisherigen Kapiteln untersuchten endokrinen Drüsen wahrnimmt.

Im Hypophysenhinterlappen (Neurohypophyse) werden Hormone aus dem Hypothalamus gespeichert und bei Bedarf freigesetzt. Beide Hypophysenlappen sind unmittelbar mit dem Hypothalamus verbunden und werden von dort aus gesteuert. Der Hypothalamus ist ein Teil des Gehirns, in dem grundlegende Überlebensinstinkte wie Hunger, Durst, Sexualität, Fortpflanzung und die Selbstverteidigung verankert sind. Die Hypophyse ist sowohl über Neuronen (aus dem Nervensystem) als auch über feine Blutgefäße (für den Transport von Hormonen des endokrinen Systems) mit dem Hypothalamus verbunden. Der Hypothalamus kommuniziert somit auf zweierlei Weise mit der Hypophyse, über Nervenimpulse und über chemische Botenstoffe.

Der Hypophysenvorderlappen erhält seine Anweisungen aus dem Hypothalamus über freigesetzte Hormone, der Hypophysenhinterlappen hingegen erhält seine Befehle über Nervenimpulse.

Überaktive Hypophyse = zu viele Hormone

Wenn eine der Fabriken im Hypophysenvorderlappen nun überaktiv reagiert und zu viel von ihrem jeweiligen hormonellen Faktor erzeugt, wird am Ende auch von dem entsprechenden Hormon zu viel ausgeschüttet. Zum Beispiel können die Cortisolzellen ihre Fähigkeit verlieren, auf normale Reize aus der Umgebung und aus dem Hypothalamus zu reagieren. Sie gehen dann zu einer unabhängigen, unkontrollierten autonomen Ausschüttung über und erzeugen mehr Cortisol, als der Körper benötigt. Das bedeutet wiederum eine Überstimulation der Nebennieren, die nun ihrerseits unkontrolliert unnötige Stresssubstanzen ausschütten, die Katecholamine. Es resultiert also eine übertriebene Produktion dieser wichtigen Substanzen, die zum Beispiel das Signal zur Fettspeicherung geben, den Blutdruck beeinflussen (meist erhöhen) und das Herz schneller schlagen lassen. Das alles bedeutet überflüssigen Stress für die einzelnen Organe und den ganzen Körper. Leider können die Folgen einer Überlastung der inneren Organe die Gesundheit beeinträchtigen und irgendwann lebensbedrohliche Formen annehmen. Im Extremfall können sich die Zellen, die zu viel von den jeweiligen Hormonen bilden, auch in einem bestimmten Bereich der Hypophyse zusammenklumpen und eine auf Hochtouren laufende Hormonfabrik bilden. Hier spricht man von einem Hypophysentumor. Nicht jeder derartige Tumor ist bösartig, aber wegen der von ihm erzeugten hormonellen Fehlregulierung ist in jedem Fall eine medizinische Behandlung notwendig.

Welche Hormone erzeugt die Hypophyse?

Im Hypophysenvorderlappen entstehen folgende sechs Hormone:

- Thyreoideastimulierendes Hormon (TSH): fordert die Schilddrüse zur Erzeugung von Schilddrüsenhormonen auf
- Luteinisierendes Hormon (LH): Signal an die Eierstöcke
- Follikelstimulierendes Hormon (FSH): Signal an die Eierstöcke
- Prolaktin: stimuliert Brustentwicklung und Milchproduktion
- Somatotropes Hormon (STH): für das Wachstum aller Gewebe im Körper
- Adrenocorticotropes Hormon (ACTH): fordert die Nebennieren zur Erzeugung von Cortison auf (das in Cortisol umgewandelt wird)

Im Hypophysenhinterlappen werden die folgenden zwei Hormone gebildet:

- Antidiuretisches Hormon (ADH): kontrolliert die Harnmenge
- Oxytocin: fordert die Gebärmutter bei Bedarf zu Kontraktionen auf (zum Beispiel bei der Geburt oder beim Orgasmus)

Es gibt noch andere endokrine Drüsen, die keine Botschaften der Hypophyse benötigen, um Hormone zu erzeugen. Zu diesen Drüsen zählen die Nebenschilddrüsen, die den Kalziumhaushalt regulieren, und die Bauchspeicheldrüse mit der Insulinproduktion. Sie werden über andere Regelkreise gesteuert.

Beispiel: ACTH

Untersuchen wir die Funktionsweise eines Hypophysenhormons einmal anhand des ACTH, dem mit der Steuerung der Nebennieren eine lebenswichtige Funktion zukommt. Der ACTH-releasing-Faktor aus dem Hypothalamus sorgt dafür, dass die Hypophyse ACTH ins Blut abgibt. Speziell programmierte Rezeptoren auf den Nebennieren nehmen das ACTH auf und senden Signale in den Zellkern, dass bestimmte Nebennierenhormone benötigt werden. Diese Hormone werden dann ins Blut ausgeschüttet, gelangen ins Gehirn und werden dort entsprechend wahrgenommen. Zu diesen Hormonen zählen die

Glukokortikoide (darunter Cortisol), die den Stoffwechsel beeinflussen, die Mineralokortikoide (zum Beispiel Aldosteron), die an der Regulierung des Wasserhaushalts beteiligt sind, und Progesteron, das für die Fortpflanzung unerlässlich ist, weil es die Gebärmutter auf die Aufnahme der befruchteten Eizelle vorbereitet.

Wie so viele andere Hormone unterliegt die ACTH-Ausschüttung einem zirkadianen Rhythmus. Jeder Mensch hat einen persönlichen zirkadianen Rhythmus, der festlegt, wie viel Schlaf er individuell benötigt, wann er besonders wach ist und wann er am liebsten isst. Abweichungen von diesem Rhythmus können sich auf biologische Funktionen, Stimmungslage und sogar auf die intellektuellen Fähigkeiten auswirken.

Bei den meisten Menschen ist der ACTH-Wert im Blut frühmorgens am höchsten. Dank seiner Wirkung auf die Nebennieren und die dort ausgeschütteten Hormone hat ACTH Einfluss darauf, ob man lieber noch liegen bleibt oder gleich aus dem Bett steigt. Da in den Nebennieren auch die Stresshormone entstehen, sieht es danach aus, dass sich diese Drüsen bei zu lange anhaltendem Stress schlechter an die Umgebung anpassen können. Sie empfangen also auch dann die Botschaft, dass Stresshormone benötigt werden, obwohl man in Wirklichkeit in Sicherheit ist.

Typische Hinweise auf eine gestörte Hypophysenfunktion

Bei einer signifikanten Fehlfunktion der Hypophyse kommt es häufig zu folgenden Symptomen:

- Kopfschmerzen
- Sehstörungen
- Müdigkeit und Lethargie
- Antriebslosigkeit; alles erscheint sehr mühsam
- unerwartetes, anomales Wachstum
- Schlafstörungen

- Sekretion aus den Brustdrüsen
- Potenzstörungen (bei Männern)
- ausbleibende Regelblutung oder Zyklusstörungen
- Veränderungen von Haut und Haaren

Dabei müssen nicht alle diese Symptome gleichzeitig auftreten oder überhaupt vorkommen. Die Symptome können auch auftreten, weil das Zielorgan nicht richtig funktioniert, es ist also dann gar nicht der Fehler der Hypophyse selbst. Endokrinologen wissen, mit welchen Tests sie herausfinden können, was im Körper tatsächlich los ist. Bei einer diagnostizierten Hypophysenstörung müssen normalerweise die entsprechenden Hormone verschrieben werden.

Suboptimale Hypophysenfunktion

Ich habe zahllose Frauen getroffen, deren Symptome alle oder die meisten Zielorgane der Hypophysenhormone umfassten, ohne dass bei ihnen eine ausdrückliche Hypophysenstörung vorlag. In solchen Fällen spreche ich gern von einer suboptimalen Hypophysenfunktion. Die Betroffenen zeigen Symptome der Nebennieren (im Zusammenhang mit Stresshormonen), des Sexualsystems (darunter PMS, PCOS, Endometriose oder massive Menopausenbeschwerden) und mitunter auch der Schilddrüse. Wenn sie sich im Internet belesen, wird ihnen nicht klar, ob ihr Problem nun in den Nebennieren, den Sexualhormonen oder der Schilddrüse begründet ist, weil ihre Symptome (die in den bisherigen Abschnitten beschrieben wurden) auf Probleme mit all diesen Drüsen hindeuten. Normalerweise sind diese Frauen müde, aber aufgekratzt, und meistens liegen auch Schlafstörungen vor. Sie leiden unter abrupten Stimmungsschwankungen und reagieren oft ungeduldig gegenüber den Menschen, die sie am meisten lieben. Danach machen sie sich Vorwürfe wegen ihres Verhaltens – nicht gerade ein Erfolgsrezept für ein glückliches Leben. Wenn auch ich aus den Symptomen nicht schlau werde, überprüfe ich Stresshormone, Sexualhormone und Schilddrüsenfunktion, um mir ein klareres Bild zu verschaffen. Dabei zeigt sich, dass bei vielen Frauen heutzutage alle drei Systeme betroffen sind, und nicht nur die aus dem Takt geratenen Drüsen selbst Unterstützung benötigen, sondern auch die Hypophyse.

Angst stört die Hypophysenfunktion

In meinen Augen ist dieses Schlamassel die Folge einer unbewussten Angst, die unserer permanenten Eile zugrunde liegt. Wie ich im Kapitel »Emotionen« noch näher ausführen werde, kann diese Angst auf eine reale Bedrohung zurückgehen oder auch auf eine irreale, die wir nichtsdestotrotz als Bedrohung einstufen. Mir begegnen so viele Frauen, die mir erzählen, dass sie jemanden lieben. Das tun sie auch, aber dennoch haben sie Angst … Angst davor, ihren Job nicht gut genug zu machen, nicht genug für ihre Kinder da zu sein, Angst, dass ihre Beziehung zerbrechen könnte, wenn sie von einem bestimmten Verhalten abweichen, dass sie pleite gehen könnten, dass sie angeschrien werden könnten und so weiter. Darum tun sie alles in ihrer Macht Stehende, um nie wieder das Gefühl haben zu müssen, nicht zu genügen (weil solche Befürchtungen instinktiv den Schalter auslösen, nicht geliebt zu werden … Sie erinnern sich?). Damit solche Ängste sich nicht bewahrheiten, verfallen diese Frauen dann in Überaktivität, und das zehrt im Einzelfall offenbar an der Hypophyse und den von ihr gesteuerten Drüsen.

Kontrolle

Hier kommt ein etwas ungewöhnlicher Aspekt, den ich bei gesundheitlichen Problemen im Hinterkopf habe: Wenn die Hypophyse im menschlichen Körper das Kontrollzentrum darstellt, erscheint die Schlussfolgerung logisch, dass diese Drüse bei Frauen, die sich selbst als »Kontrollfreaks« einstufen, besonders betroffen ist. Solche Frauen haben meist ihr Grundvertrauen ins Leben verloren – dass alles Teil eines größeren Ganzen ist, das wir nur selten erfassen oder verstehen können –, und sie wissen nicht mehr, wie man in jedem Augenblick voll präsent ist.

Kürzlich wurde ich an die Freude erinnert, die wir Erwachsenen so leicht verpassen. Ich saß auf einer Parkbank und beobachtete, wie die unterschiedlichsten Menschen sich an der Sonne und der Natur erfreuten. Eine Mutter spielte mit ihren beiden Söhnen Ball. Der eine Sohn war entwicklungsverzögert. Im Gegensatz zu dem anderen Sohn konnte er den Ball nicht jedes Mal auffangen. Wenn der normal entwickelte Junge den Ball auffing, blieb seine Mimik unverändert. Er warf den Ball einfach zu seiner Mutter zurück. Der Junge mit der Entwicklungsverzögerung hingegen jubelte jedes Mal, wenn er den Ball fing. Seine Begeisterung war jedes einzelne Mal genauso groß wie zu Beginn, und er hüpfte vor Freude, bevor er den Ball zurückspielte. Das jüngere, normal entwickelte Kind empfand das Fangen als Routine, über die es sich nicht mehr freuen konnte, wohingegen das nicht altersgemäß entwickelte Kind ganz in der Gegenwart aufging und jedes Mal deutlich zeigte, wie beglückt es über seine Leistung war.

Wie viele Ihrer Fähigkeiten sind für Sie längst selbstverständlich und nicht der Rede wert? Spüren Sie immer ganz deutlich, wie Sie die Haut eines anderen Menschen berühren oder wie sich das Fell Ihres Haustiers unter den Fingern anfühlt? Atmen Sie dabei tief durch und genießen Sie das Gefühl? Fühlen ist etwas zutiefst Weibliches. Als Sie diese Dinge zum ersten Mal gefühlt haben, war das vielleicht wie Magie. Nehmen Sie sich immer wieder Zeit, diese Magie zu erleben. Sie steht jeden Tag für Sie bereit, rund um die Uhr.

Wenn wir unser Leben als selbstverständlich ansehen, uns vom Empfinden abkoppeln und uns dem Dauerstress überlassen, werden wir vorübergehend blind. Es ist an der Zeit, das Leben ins rechte Licht zu rücken.

Bin ich »sicher«?

Das typische gesundheitliche Bild, das ich bei immer mehr Frauen beobachte, sieht so aus: Der Hypothalamus fragt Tag für Tag rund um die Uhr: »Bin ich sicher?« Das hat er schon immer getan. Auf diese Weise bewertet er die äußere Umgebung – ist es zu heiß oder zu kalt? –, aber auch die Emotionen.

Dummerweise hegen wir Grundüberzeugungen, von denen wir überhaupt nichts ahnen. Kindheitserfahrungen bringen uns dazu, dem Gesichtsausdruck und den Worten anderer Bedeutungen zuzuschreiben, die wir bewusst gar nicht erkennen. Wir glauben, die Welt sei, wie sie eben sei – nicht, wie sie wirklich ist. So erzählen wir uns unablässig Geschichten, wer wir sind und wer oder was wir sein sollten. Je nach den Bedeutungen, die in unserem Nervensystem verankert sind, schließt der Hypothalamus aus dem äußeren Geschehen, dass wir nicht sicher sind (zum Beispiel vor Anschreien oder Kritik), und sendet eine Botschaft an die Hypophyse, die sofort über das sympathische Nervensystem und alle nötigen Hormone weiterfunkt, dass eine Kampf-oder-Flucht-Reaktion erforderlich ist.

Das bedeutet, dass die Nebennieren Adrenalin oder Cortisol oder (meistens) beides ausschütten. Die Progesteronproduktion in den Nebennieren wird vermindert, sodass dieses wichtige angstlösende Hormon wegfällt. Stattdessen tritt Östrogen in den Vordergrund, das uns dick, verquollen und launisch erscheinen lässt. Die Schilddrüse bekommt das Signal, ihre Hormonproduktion entweder zu erhöhen oder zu drosseln, und der Blutzucker lässt sich nicht mehr ordentlich regulieren, was Heißhungerattacken auslösen kann. All dies führt zu immer stärkeren Schlafstörungen, was die Biochemie noch mehr auf Dauerstress polt. Das Gefühl der Verunsicherung setzt den Kreislauf in Gang, und die daraufhin angestoßenen biochemischen Prozesse erhalten ihn aufrecht.

Es gibt zahlreiche Ansatzpunkte ...

Wenn ich es so beschreibe, können Sie jedoch erkennen, wo man möglicherweise ansetzen muss, nämlich bei der eigenen Einstellung. In den kommenden Kapiteln biete ich Ihnen selbstverständlich Lösungsansätze für die verschiedenen hormonellen Beschwerdebilder an – das ist ein wichtiger Teil meiner Tätigkeit und der Grund, warum es Menschen wieder besser geht. Ich ermuntere Sie auch dazu, alles Erdenkliche dafür zu tun, Ihren Körper in die Lage zu versetzen, die Sexualhormone wieder auszugleichen, nicht mehr Unmengen Stresshormone auszuschütten und die Schilddrüse ihre Arbeit tun zu lassen. Dazu kann jede Frau viel beitragen. Gleichzeitig fordere ich Sie jedoch dringend auf, der Sache wirklich auf den Grund zu gehen und herauszufinden, warum Sie so in Eile sind und warum Sie sich nicht »sicher« fühlen. Alles andere wäre, als wolle man eine Badewanne vor dem Überlaufen bewahren, indem man den Stöpsel ein wenig lockert, damit ein bisschen Wasser ablaufen kann, während weiterhin der Wasserhahn aufgedreht bleibt und so jede Menge Wasser nachfließt. Erst wenn man die emotionale Seite des Problems betrachtet, kann man den Zufluss abdrehen.

Eine hilfreiche Unterstützung bei dieser Ursachenforschung ist eine ausgewogene vollwertige Ernährung mit natürlichen Lebensmitteln. Eine meiner wichtigsten Botschaften lautet:

Es ist sehr schwer, freundlich, mitfühlend und geduldig gegenüber sich selbst und anderen zu sein, wenn man sich mit stimulierenden Substanzen und nährstoffarmem Essen vollstopft. Essen Sie echte, also natürliche und nahrhafte Speisen und erfahren Sie, wie Körper und Seele davon profitieren.

Aktuell – an dieser Stelle des Buches – wünsche ich mir lediglich, dass Sie die körperlichen Systeme identifizieren, die bei Ihnen Unterstützung gebrauchen könnten. Wie diese Unterstützung aussehen könnte, klären wir später. Momentan sollten Sie nur so einfühlsam wie möglich wahrnehmen, dass es ist, was es ist. Sie haben es in der Hand, Ihre Gesundheit zu verändern. Und dabei möchte ich Ihnen helfen.

Megastress bei Naturkatastrophen

In den letzten Jahren wurde die Welt von vielen tragischen Katastrophen heimgesucht, ob Naturkatastrophen (wie Erdbeben) oder menschengemachten (wie Gewalt). Wenn ich von Stress rede, möchte ich gewiss nichts von dem kleinreden, was Einzelne vielleicht durchgemacht haben. Bei einer Naturkatastrophe hat die Kampf-oder-Flucht-Reaktion ihre Berechtigung, denn man muss der Gefahr entrinnen und sein Leben retten. Viele Tausend Frauen, die so etwas hinter sich haben, berichten mir jedoch, dass der Stress innerlich lange anhält, obwohl das äußerliche Ereignis längst vorbei ist. Ich bewundere ihren Mut und ihre Resilienz.

Damit Sie die Stressreaktion noch besser verstehen, bringe ich an dieser Stelle einen Artikel, den ich 2010 nach den Erdbeben im neuseeländischen Christchurch für eine Frauenzeitschrift schrieb. Einiges davon kennen Sie bereits aus dem Abschnitt über die Nebennieren und die Stresshormone. Ich habe den Artikel dennoch nicht gekürzt, weil ich damit die Macht der menschlichen Biochemie und des menschlichen Herzens unterstreichen möchte. Zusätzlich möchte ich Ihnen eine Grundregel mitgeben:

Die Auswirkungen und die Bedeutung einer Katastrophe liegen nicht in dem Ereignis an sich. Die Fähigkeit, sie hinzunehmen, besteht nicht in dem, was geschehen ist, sondern darin, wie wir das Ereignis auf uns selbst beziehen und wie wir darüber und über uns selbst denken und fühlen.

Aus dieser schlichten Erkenntnis erwächst Freiheit.

Die Stressreaktion

Nach all dem, was in unserem schönen Land in jüngster Zeit geschehen ist, sind Überlegungen, was wir in stressreichen Zeiten körperlich, geistig und emotional für unsere Gesundheit tun können, wichtiger denn je. Sehen wir uns zunächst an, was sich nach einem Trauma im Körper abspielt und was anhaltender Stress infolge tief sitzender Zukunftsangst bewirken kann.

Menschen sind mental und körperlich überaus widerstandsfähig, und der Körper verfügt über natürliche Selbstheilungskräfte. Daran sollten Sie immer denken! Wir sind erstaunliche Geschöpfe, und wir können aktiv zu dieser Heilung beitragen, indem wir die Stressreaktion des Körpers unterstützen. Wenn ich in diesem Artikel darstelle, was körperlich bei einer Stressreaktion geschieht, möchte ich damit niemandem noch mehr Angst einjagen. Stattdessen möchte ich Ihnen vielmehr darlegen, dass Veränderungen von Körper, Gesundheit oder Grundeinstellung ein natürlicher Prozess sind, und darüber hinaus will ich Sie an die Selbstheilungskräfte des Körpers erinnern.

Stadium 1

Unser akutes Stresshormon ist Adrenalin. Unter Einfluss von Adrenalin bekommen wir starkes Herzklopfen, wir beginnen zu zittern, die Gedanken überschlagen sich und wir zucken zusammen, wenn wir erschrecken. Adrenalin behindert auch eine optimale Verdauung, denn das Wichtigste ist nun mal die Konzentration darauf, was gerade das Leben bedroht. Adrenalin ist der Alarmknopf, der uns sagt, dass jetzt nur Kampf oder Flucht infrage kommen. Im ersten Schreck ist dies die Überlebensreaktion, mit der unser Körper uns aus der Gefahrenzone retten will.

Es ist das spontane Stresshormon, das bei jedem ausgeschüttet wurde, der die jüngsten Erdbeben miterlebt hat oder unmittelbar davon betroffen war. Manche Menschen bleiben biochemisch in diesem Stadium hängen, weil sie sich vor einem weiteren Erdbeben fürchten oder sich um Angehörige sorgen. Darunter kann der Schlaf leiden, denn der Körper folgert aus dem Empfinden, dass das Leben immer noch in Gefahr ist. Im Tiefschlaf könnten wir womöglich nicht rechtzeitig kämpfen oder fliehen. Das Beste, was man in diesem Stadium tun kann, um wieder zur Ruhe zu kommen, ist die Konzentration auf etwas, wofür Sie dankbar sind (nein, das sage ich keineswegs gedankenlos daher). Achten Sie dabei auf ruhige Bauchatmung – bei jedem Atemzug sollte sich der Bauch dehnen und zusammenziehen, erst in zweiter Linie die Brust. Zwerchfellatmung ist die beste Methode, dem Nervensystem Sicherheit zu vermitteln.

Heilkräuter wie Ashwaganda (Withania somnifera; Schlafbeere), Passionsblume (Passiflora) und Ziziphus können ebenfalls unterstützend wirken. Eine ausreichende Flüssigkeitszufuhr ist ebenso wichtig wie zusätzliches Vitamin B (aus Vollkorn), Vitamin C (aus vielen Früchten und Paprika) und Magnesium (aus grünem Blattgemüse und Nüssen).

Stadium 2

Nach dem ersten Schreck setzt normalerweise die zweite Stressphase ein. Sie geht mit der Produktion eines anderen Stresshormons einher – dem Cortisol. Historisch betrachtet wurde Cortisol nur bei Überschwemmungen, Hungersnöten oder Kriegen im Überschuss produziert, also bei Nahrungsknappheit. Aus diesem Grund lässt Cortisol uns beim Essen gern über die Stränge schlagen, denn auf reichlich Nahrung reagiert ein Körper voller Cortisol mit großer Begeisterung: Welch ein Glück, dass Sie gerade eine ganze Packung Reiscracker gefunden haben!

In diesem Stadium kann man meist gut einschlafen, wacht aber zwischen zwei und drei Uhr morgens auf, sobald der natürliche Cortisolanstieg einsetzt. Anfangs hat das Cortisol noch eine wunderbare Wirkung, denn als Entzündungshemmer schützt es uns vor den entzündlichen Stoffwechselreaktionen infolge des Adrenalins. Hält der Stress jedoch länger an, als der Körper es verträgt (diese Zeitspanne ist individuell unterschiedlich), dann beginnt das Cortisol mit dem Muskelabbau, unterdrückt das Immunsystem und erzeugt ein unbändiges Verlangen nach Süßem. Wenn man merkt, dass der

Cortisolpegel erhöht ist, sollte man täglich Atemübungen machen, Heilpflanzen wie Sibirischen Ginseng, Rosenwurz (Rhodiola), Süßholz oder Ashwaganda einsetzen und möglichst viel frische Nahrung zu sich nehmen.

Stadium 3

Das nächste biochemische Stadium, insbesondere bei anhaltendem Stress, kann mit einem Cortisolabfall einhergehen. Wenn der Körper über Jahre sehr viel Cortisol erzeugt hat, sind die Nebennieren irgendwann so ausgelaugt, dass sie ihre Funktion einstellen. Diese Nebennierenschwäche wird auch gern als »Burnout« bezeichnet. Ein Leitsymptom ist anhaltende, starke Müdigkeit.

Das Cortisol sollte morgens am höchsten sein und uns hellwach aus dem Bett hüpfen lassen. Es wirkt sich auf das Vitalitätsgefühl aus und hilft dem Körper, Entzündungsreaktionen zu dämpfen. Ein Leitsymptom für eine Nebennierenschwäche ist die Steifheit. Unter chronischem Stress ist der morgendliche Cortisolspiegel irgendwann eher niedrig, und damit kommt man kaum aus dem Bett. Im Verlauf des Nachmittags kommt dann der Tiefpunkt, an dem man entweder etwas Süßes braucht – manchmal mit Koffein – oder aber ein Nickerchen, um den Rest des Tages durchzuhalten. Bei einer Nebennierenschwäche sinkt der Cortisolspiegel am Abend stark ab. Wenn man jedoch nicht vor zehn Uhr ins Bett geht, folgt ein neuer kleiner Energieschub, der einen leicht bis Mitternacht wachhält, und dann fällt das Einschlafen richtig schwer. Dank der Müdigkeit, die mit diesem biochemischen Erscheinungsbild einhergeht, erscheint Sport wie eine unglaubliche Zumutung. Tatsächlich fühlt man sich bei Nebennierenschwäche nach dem Sport schlechter als vorher, während andere in dieser Situation energiegeladen sind. Solchen unendlich müden Menschen rate ich praktisch immer zu einem Kräutertonikum mit Panax ginseng, Süßholz, Löwenzahnblättern und Tragant (Astragalus) sowie einem individuell gewählten weiteren Heilkraut (meist für die Leber oder die Sexualorgane).

Für Dauerstress war der Mensch noch nie geschaffen, und nicht jeder reagiert gleich. Manche Menschen schütten ihr Leben lang bei Stress vor allem Adrenalin aus, andere schalten rasch in eine cortisoldominierte Stressreaktion um. Wenn man überhaupt nicht mehr abschalten kann, besteht die Gefahr, dass die Nebennieren irgendwann ihren Dienst einstellen und die Cortisolausschüttung weder optimal noch erhöht ist, sondern kaum noch stattfindet. Die extremste Ausprägung ist Morbus Addison. Doch solange der Cortisolspiegel im Blut zwar niedrig ist, aber noch im Normalbereich liegt, teilt man demjenigen mit, dass alles in Ordnung sei. Den Betroffenen geht es überhaupt nicht gut, aber ihre Testergebnisse sind immer »normal« – selbst wenn sie sich keineswegs »normal« fühlen oder für andere »normal« erscheinen.

Langfristig kann Cortisol sehr tückisch sein, weil es die Regulierung der Sexualhormone stören, über seine Wirkung auf Melatonin den Schlafrhythmus verändern und über Serotonin auf die Psyche wirken kann.

Ernährung

In stressreichen Phasen empfehle ich gern Nahrungsergänzungsmittel mit Kräutern beziehungsweise Nährstoffen. Dennoch kann die Heilkraft einer natürlichen, vollwertigen Ernährung nicht hoch genug eingestuft werden. Ergänzungsmittel jeglicher Art sind kein Freibrief für nährstoffarmes, minderwertiges Essen. Zusätzliche Präparate können aber in besonderen Einzelfällen im Zuge der Genesung durchaus sinnvoll sein.

Abschließend möchte ich betonen, dass die menschliche Güte viel zur Heilung beiträgt. Wir durften Zeuge solcher selbstloser Taten werden. Der Mut dieser Nation ist beispielhaft.

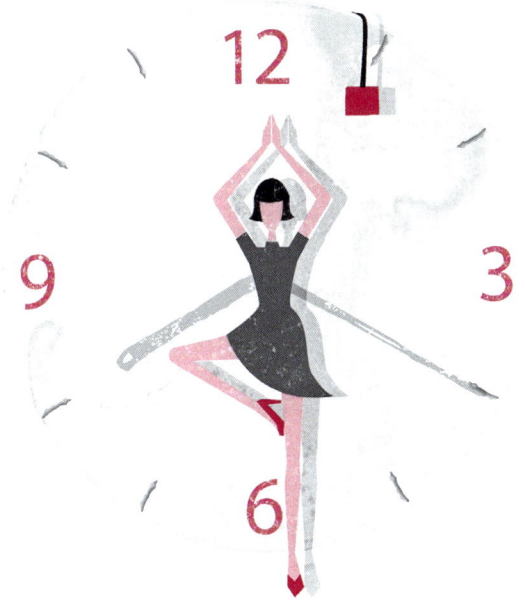

Kapitel 4
Die Verdauung

Der Zusammenhang zwischen Verdauung und Stress

Das Wunderwerk Körper fasziniert mich immer wieder aufs Neue. Man kann doch nur darüber staunen, wie viele Prozesse in uns ablaufen, ohne dass wir den geringsten Gedanken daran verschwenden. Ein Beispiel dafür ist die Verdauung. Die Nährstoffe, die dem Körper durch die Verdauung zur Verfügung gestellt werden, sind ein Geschenk, ohne das wir nicht überleben könnten. Die Verdauung ist der gesamte Vorgang, durch den wir der Nahrung alles entziehen, was wir brauchen. Der Prozess ist komplex und kompliziert und doch relativ robust. Wie wir uns fühlen und wie wir »funktionieren«, hängt sehr stark von der Verdauung ab: wie viel Energie wir an einem Tag haben, wie viel Fett wir verbrennen, wie die Haut aussieht oder sich anfühlt, ob wir einen geblähten Bauch haben oder wie unsere Laune ist. Die Verdauung ist für sehr vieles verantwortlich, was sich in unserem Körperinneren abspielt. Wer Verdauungsprobleme hat, sich Abend für Abend kugelrund vorkommt, abwechselnd unter Durchfall und Verstopfung leidet oder Sodbrennen bekommt, kann irgendwann einen Punkt erreichen, an dem er all das als ganz normal empfindet. Dann ist es eben »Veranlagung« oder es »liegt in der Familie«.

Nein, Verdauungsprobleme müssen nicht sein

Unglücklicherweise leiden über 70 Prozent der Frauen in der westlichen Welt an dem Reizdarmsyndrom. Dabei handelt es sich nicht etwa um eine Darmkrankheit, sondern um eine funktionelle Störung des Verdauungssystems. Die Beschwerden können entweder nur leicht ausgeprägt sein oder aber das Leben massiv beeinträchtigen. Zu den Hauptsymptomen zählen Durchfall, Verstopfung oder beides im Wechsel, übermäßige Blähungen, schleimiger Stuhlgang und ein aufgetriebener Bauch. Ich weiß natürlich, dass dies kein repräsentativer Querschnitt ist, doch neun von zehn Frauen bejahen, wenn ich sie nach dem Vorhandensein von Blähungen befrage. Dennoch gilt: Nahrung sollte den Bauch nicht aufblähen.

Bevor ich näher auf das Reizdarmsyndrom und sinnvolle Gegenmaßnahmen eingehe, sollten Sie verstehen, wie das Verdauungssystem funktioniert. Manches Rätsel, das Ihnen Ihr Bauch aufgibt, löst sich dabei vielleicht von selbst.

Wenn die Verdauung streikt, kann mehr Verständnis um die natürlichen Vorgänge im Körper auch dazu beitragen, bestimmte Stressreaktionen besser zu verstehen. Immerhin wird der Darm gern als zweites Gehirn bezeichnet.

Wussten Sie, dass die körpereigene Serotoninproduktion zu 80 Prozent im Darm abläuft? Serotonin zählt zu den wichtigsten Hormonen, die Glück, Zufriedenheit und Gelassenheit vermitteln. Damit kann eine Darmstörung erheblich aufs Gemüt schlagen.

Manche Informationen in diesem Kapitel bringen Sie vielleicht zum Schmunzeln – es ist gar nicht so einfach, »Darmangelegenheiten« in passende Worte zu fassen. Der eine oder andere Hinweis klingt für Sie womöglich zu banal und zu simpel, um viel zu bewirken. Manches habe ich auch bereits in meinem Buch »Stoffwechsel-Geheimnis« angesprochen und kommt Ihnen schon bekannt vor. Doch hier möchte ich weiter ins Detail gehen, weil Eile, Stress und Zeitdruck starken Einfluss auf den Darm haben können, egal ob man es Ihnen anmerkt oder ob Sie alles in sich verschließen. Denken Sie beim Weiterlesen also an Ihre persönlichen Essgewohnheiten und die Funktionen Ihres Magen-Darm-Trakts. Denn die meisten Verdauungsprobleme sind lösbar.

Wie funktioniert das Verdauungssystem?

Beim Verdauungsvorgang wird die Nahrung abgebaut, das heißt in immer kleinere Bestandteile zerlegt, sodass wir sie nutzen und daraus Energie für all unsere Lebensvorgänge ziehen können. Beispielsweise werden Proteine zu Aminosäuren abgebaut. Das Zerlegen der Nahrungsmittel und die anschließende Aufnahme der Nährstoffe ins Blut (Resorption) machen die Ernährung aus. Diese permanente Kaskade von Ereignissen, ohne die wir nicht existieren könnten, ist wahrhaft erstaunlich.

Das Verdauungssystem besteht aus dem Magen-Darm-Trakt – im Grunde genommen also einem langen, dicken Schlauch – und zahlreichen ergänzenden Organen bzw. Drüsen, nämlich Leber, Gallenblase und Bauchspeicheldrüse (Pankreas). Das schlauchförmige System beginnt im Mund, wo beim Kauen die ersten Verdauungsprozesse eingeleitet werden. Anschließend gelangt die Nahrung über die Speiseröhre (Ösophagus) in den Magen. An beiden Enden (also Ein- und Ausgang) des Magens befindet sich ein Schließmuskel, der die richtige Richtung vorgibt. Vom Magen aus gelangt der Speisebrei in den sehr langen Dünndarm und von dort aus über eine Klappe (die Bauhin-Klappe oder auch Ileozökalklappe) in den Dickdarm. Am Ende des Systems befinden sich Mastdarm und Anus, hier werden die unverdaulichen Reste schließlich ausgeschieden. Wenn dieser Prozess reibungslos läuft, geht es uns bestens, und das sieht man uns auch an. Gibt es jedoch unterwegs Hindernisse, so kann das Gegenteil der Fall sein. Das Beheben der Störung kann das ganze Leben deutlich verändern.

Gründlich kauen!

Die Nahrung wird beim Schlucken aus dem Mund über die Speiseröhre in den Magen befördert. Aber was passiert davor? Wir kauen, manchmal schlingen wir auch das Essen hinunter. Hat die Nahrung den Mund erst einmal verlassen, so ist der Kauvorgang definitiv abgeschlossen. Dennoch essen viele Menschen, als wäre ihre Speiseröhre mit kleinen Zähnen gesäumt. Wir sind beim Essen (oder mit unserem

Leben an sich) derart in Eile oder vielleicht auch so begeistert vom Geschmack, dass viele Menschen jeden Bissen nur noch höchstens vier Mal kauen. Das läuft dann so: kau, kau, kau, kau, mmmm, mmmm, lecker, nächste Gabel, kau, kau, Hilfe, mein Mund ist so voll, lieber etwas runterschlucken … Dabei schlucken wir auch Essen herunter, das nur teilweise gekaut oder gänzlich unzerkaut ist, und zwar tagein, tagaus und Jahr für Jahr. Häufig sind wir uns dieser Angewohnheit nicht einmal bewusst. Aber dennoch erwarten wir von unserem Magen, dass er dabei mitspielt, ohne sich zu beschweren.

Irgendwann jedoch reicht es dem Magen, und er lehnt sich gegen das aberwitzige Tempo auf, das wir ihm vorgeben. Denn ihm bleibt keine Zeit, sich mit der Produktion von Magensäure und Verdauungsenzymen auf den Nahrungszustrom vorzubereiten. Und wenn gleichzeitig alle Hormone (zum Beispiel Adrenalin) und die Botschaften des Nervensystems (Aktivierung des Sympathikus) dem Körper mitteilen, dass er in Lebensgefahr ist, stellt er keine Ressourcen für die Verdauung bereit. Schließlich glaubt der Körper, dass es aktuell auf Kampf oder Flucht ankommt, nicht auf Ruhe, Reparatur und Verdauung.

♡ **Kauen Sie langsam, ruhig und konzentriert**

Drosseln Sie bitte Ihr Tempo und nehmen Sie sich Zeit zum Kauen. Wenn das eine Herausforderung ist, weil Sie Ihr Essen gern schlingen, probieren Sie es folgendermaßen: Nehmen Sie einen Bissen in den Mund, kauen Sie ihn sehr gründlich und schlucken Sie ihn herunter, bevor Sie wieder etwas in den Mund stecken. Ich weiß, es klingt lächerlich einfach, aber versuchen Sie es. Gewohnheitsmäßige Schnellesser müssen sich teilweise extrem darauf konzentrieren, ihr Essverhalten zu verändern. Manchmal hilft es, nach jedem Bissen Löffel oder Gabel abzulegen oder sich zwischendurch am Gespräch zu beteiligen. Vielleicht fällt Ihnen auch ein eigener Trick ein, wie Sie sich bremsen können, wenn Sie Ihr Essen gern in sich hineinschaufeln. Wir müssen nicht nur darauf Acht geben, was wir essen, sondern auch wie wir essen. Im Idealfall essen wir grundsätzlich in aller Ruhe, in einer entspannten Atmosphäre. Das ist natürlich nicht immer und überall machbar, aber Sie sollten es so oft wie möglich versuchen.

Die richtige Menge

Nun aber zurück zum Magen, wo das Essen nach dem Schlucken als Erstes landet. Bitte ballen Sie Ihre Hand zur Faust: So groß ist ein ungefüllter Magen. Klein, oder? Und nun überlegen Sie bitte, was passiert, wenn Sie sich abends jede Menge Essen auf den Teller laden und diesen ganzen Berg vertilgen. Der Magen muss sich dehnen, um das alles unterzubringen. Danach sollte das Essen mindestens eine halbe Stunde im Magen verweilen, damit Magensäure und Verdauungssäfte anfangen können, es in seine Bestandteile zu zerlegen. Da erscheint es logisch, dass eine zu große Nahrungsaufnahme zu Blähungen und Verdauungsproblemen führen kann. Merken Sie sich folgende Faustregel (im wahrsten Sinne des Wortes): Ein ungefährer Anhaltspunkt für die passende Nahrungsmenge pro Mahlzeit sind etwa zwei Faustgrößen »konzentrierter« Energieträger wie protein- oder kohlenhydratreiche Lebensmittel. Dazu gehört eine größere beliebige Menge Grünzeug (stärkearmes Gemüse oder Salat). Diese Nahrungsmittel enthalten viele Nährstoffe, aber ansonsten größtenteils Wasser.

Vielen Menschen ist durchaus bewusst, dass sie weniger essen oder nach dem Abendessen nicht mehr naschen sollten. Dennoch können sie sich irgendwie nicht zügeln, wenn sie einmal angefangen haben. Womit wir wieder bei der Suche nach den Gründen sind.

Die Aufgabe der Magensäure

Nach dem Kauen und Schlucken kommt das Essen im Magen an. Doch noch vor dem ersten Bissen kann schon der Duft der Speise die Magensäureproduktion anregen. Magensäure spielt für eine gute Verdauung eine äußerst wichtige Rolle, denn sie muss die Nahrung aufspalten. Stellen Sie sich die Nahrung am besten als eine lange, dicke Kette aus vielen zusammenhängenden Kringeln vor. Die Magensäure zerlegt diese Kette in kleinere Abschnitte, also Einheiten aus beispielsweise zwei bis drei Kringeln.

In unserem Körper spielen bestimmte pH-Bereiche eine Rolle. Wissenschaftlich betrachtet bezieht sich der pH-Wert auf die Konzentration der freien Wasserstoffionen und misst damit, ob ein Milieu sauer oder alkalisch (basisch) ist. Auf einer Skala von 1 bis 14 bezeichnet 1 das saure Ende des Spektrums und 14 das alkalische oder basische Ende. Der Wert 7 gilt als neutral. Jede Flüssigkeit, jedes Gewebe und jede Zelle im Körper funktioniert bei einem bestimmten pH-Wert optimal. Der optimale pH-Wert für die Magensäure beträgt 1,9 – das ist so sauer, dass es die Haut verätzen würde. solange die Magensäure jedoch brav im Magen bleibt, schadet sie dem Körper nicht, weil die Zellen der Magenschleimhaut diese Säure nicht nur selbst erzeugen, sondern diese äußerst saure Umgebung auch bestens aushalten können.

Bei vielen Frauen ist die Magensäure jedoch nicht sauer genug, und der pH-Wert liegt deutlich oberhalb von 1,9. Das ist für die Verdauung suboptimal. Tierische Proteine beispielsweise werden bei einem pH-Wert von 1,9 optimal zersetzt, für Stärke eignet sich am besten ein pH-Wert von 2,1. Das erscheint ziemlich nah beieinander, aber für den Körper kann dies den Unterschied zwischen einem flachen und einem geblähten Bauch ausmachen.

Reflux und Magenprobleme

Erwachsene, die unter Reflux und Magenproblemen leiden, gehen meist davon aus, dass das schmerzhafte Sodbrennen von einer zu hohen Magensäureproduktion stammt. In Wahrheit ist oft das Gegenteil der Fall: Entweder erzeugen sie nicht ausreichend Magensäure oder ihr pH-Wert ist zu hoch (oder beides). Denken Sie noch einmal an die lange Kette und die Aufgabe der Magensäure, diese Kette zu zerlegen. Bei einem pH-Wert deutlich über 1,9 kann dieser Vorgang nicht ausreichend ablaufen. Es bleiben größere, unverdaute Segmente zurück, die nicht so weit abgebaut werden können, dass eine effektive weitere Verarbeitung möglich ist. Anstatt solche Bestandteile nun in den Dünndarm zu schicken, befördert der Körper das Essen wieder nach oben, um es loszuwerden. So entsteht Sodbrennen.

Wenn uns der saure Nahrungsbrei dann die Speiseröhre verätzt, glauben wir, wir hätten zu viel Magensäure, obwohl diese in Wirklichkeit nur nicht sauer genug ist, um alles ordentlich abzubauen und an den Dünndarm zu übergeben. Das brennende Gefühl liegt daran, dass das Gewebe oberhalb des Magens tatsächlich mit einem zu hohen Säuregehalt konfrontiert ist. Innerhalb des Magens schadet uns die Säure nicht, doch das Gewebe in der Speiseröhre oder am Beginn des Dünndarms ist nicht für einen derart sauren Inhalt ausgelegt.

Was tun gegen Sodbrennen?

Viele Menschen mit Reflux sprechen sehr gut darauf an, wenn die Säureausschüttung stimuliert wird oder wenn sie Speisen weglassen, die ihnen Probleme bereiten. Die Symptomatik geht dabei meist stark zurück. Häufig verschwinden Refluxsymptome vollständig, wenn man auf Milchprodukte (besser gesagt, das darin enthaltende Kasein) und/oder Gluten verzichtet, das in vielen Getreidesorten (wie Weizen, Roggen, Gerste, Triticale und auch Haferflocken) vorkommt. Manche Betroffene haben so starkes Sodbrennen, dass sogar ein operativer Eingriff durchgeführt werden muss. Wenn weder dies noch Medikamente helfen, sind die meisten am Boden zerstört. Solche Menschen reagieren begeistert, wenn eine Ernährungsumstellung ihnen helfen kann.

Der Körper ist viel klüger, als wir uns vorstellen können. Er weiß ganz genau, was er braucht und was gut für uns ist. Und dies teilt er uns mit. Wir müssen seine Signale nur aufmerksam wahrnehmen.

Es gibt auch Menschen, bei denen bestimmte Speisen nur zeitweise Reflux auslösen. Solche Probleme sind schwieriger anzugehen. Hier scheint eine Kombination von bestimmten Lebensmitteln mit einer besonderen Konstellation von Hormon- und Nervensignalen vorzuliegen, die dem Körper mitteilen, dass er aktuell nicht verdauen, sondern in Alarmbereitschaft sein sollte. Darauf gehen wir später noch ein, weil dieses Szenario auch bei Reizdarmsymptomen oder einem Bläh-bauch vorliegen kann.

Die Magensäureproduktion anregen

Die Magensäureproduktion reagiert auf Duft und Geschmack unserer Speisen und den Kauprozess, aber auch auf den Konsum von Zitronen-saft und Apfelessig. Früher hat das Kochen viel länger gedauert, und die Düfte haben dem Magen signalisiert, dass es bald etwas zu essen gibt. Auch das Kauen sendet eine Botschaft an das Gehirn, das darauf-hin dem Magen mitteilt, dass bald Nahrung zu erwarten ist. Wenn wir zu schnell essen, kommt dieser Prozess nicht ausreichend in Gang.

Zitronensaft und Apfelessig: Diese beiden Flüssigkeiten können die Magensäureproduktion auf direktem Weg anregen. Wer damit keine Erfahrung hat, sollte solche Produkte zunächst verdünnen und fünf bis 20 Minuten vor dem Frühstück (oder vor jeder Hauptmahlzeit) zu sich nehmen. Beginnen Sie mit einem halben Teelöffel Apfelessig in beliebig viel Wasser. In den folgenden Tagen und Wochen arbeiten Sie auf einen Esslöffel Apfelessig mit immer weniger Wasser hin. Wer sich eher mit Zitronensaft anfreunden kann, beginnt mit dem Saft einer halben Zitrone in beliebig viel warmem Wasser und arbeitet sich all-mählich zum Saft einer ganzen Zitrone in weniger warmem Wasser vor. (Achtung, Zitronensaft kann den Zahnschmelz angreifen. Es ist da-her ratsam, nach jeder Mahlzeit mit Einnahme von Zitronensaft die Zähne zu putzen.) Mit diesen Tipps können Sie die Magensäure-produktion schon vor dem Essen anregen.

Zum Essen nicht trinken

Für eine optimale Verdauung und zur Vorbeugung von Blähungen brauchen wir im Magen einen pH-Wert von ungefähr 2. Wasser hat je nach Mineraliengehalt einen pH-Wert von 7 (neutral) oder mehr; je höher der Mineralstoffgehalt, desto alkalischer ist der pH-Wert. Was passiert, wenn Sie eine Flüssigkeit mit einem pH-Wert von 2 mit einer Flüssigkeit von pH 7 oder mehr mischen? Richtig, sie wird verdünnt. Dabei brauchen wir im Magen so viel Säure wie möglich, um unsere Nahrung bestmöglich aufzuschließen. Im Idealfall trinkt man daher 30 Minuten vor und nach dem Essen kein Wasser. Wasser sollte man zwischen den Mahlzeiten trinken, nicht während der Mahlzeiten. Es ist gar nicht so leicht, sich von seinen festgefahrenen Gewohnheiten zu verabschieden. Wenn Sie zum Essen unbedingt Wasser trinken wollen, dann versetzen Sie es mit frischem Zitronensaft. Probieren Sie es doch einfach mal eine Woche lang aus, zum Essen nichts zu trinken. Nur eine Woche lang – eine klitzekleine Woche in Ihrem langen Leben – und prüfen Sie, ob das einen Unterschied macht.

Der Einfluss des pH-Werts auf die Verdauung

Nach der Zerlegung im Magen wandert der Nahrungsbrei über den Magenpförtner (auch Pylorus, ein Ventil, das nur in eine Richtung führt) in den Zwölffingerdarm, den ersten Abschnitt des Dünndarms. Noch während die Nahrung im Magen verweilt, werden Signale an die Bauchspeicheldrüse gesendet. Diese schüttet dann (neben Verdauungsenzymen) Natriumhydrogenkarbonat (Bikarbonat) aus, das einen sehr alkalischen pH-Wert ausweist. Das Bikarbonat soll die Schleimhaut am Beginn des Dünndarms schützen und die weitere Verdauung einleiten. Im gesamten Verdauungstrakt wird ein pH-Gradient hergestellt, denn jeder Bereich in diesem langen Schlauchsystem hat einen idealen pH-Wert. Wenn schon im Magen nicht der passende Gradient entsteht und der pH-Wert höher liegt als erwünscht, kommt es im späteren Verlauf zu Verdauungsproblemen. Dünndarm oder Dickdarm reagieren mit Blähungen und Schmerzen.

Ein ungünstiger pH-Gradient kann auch die Resorption, also die Nährstoffaufnahme in den Körper, behindern. Wenn die Bauchspeicheldrüse zu wenig Bikarbonat erzeugt, kann es im Bereich des Magenpförtners (unterhalb des Magens) ebenfalls zu einem starken Brennen kommen. Manchmal deuten Schmerzen in diesem Bereich aber auch darauf hin, dass die Gallenblase Unterstützung braucht oder näher untersucht werden müsste. Beschwerden in dieser Region sollten vom Arzt abgeklärt werden.

Die beste Methode, der Bauchspeicheldrüse mitzuteilen, dass sie bald benötigt wird, ist eine ausreichende und optimale Magensäureproduktion. Über das Gehirn senden die einzelnen Organe des Verdauungsapparats eine ganze Signalkaskade zur nächsten Station. Mit den bisher vorgestellten Maßnahmen, insbesondere dem gründlichen Kauen, lässt sich die Bauchspeicheldrüse optimal anregen.

In einzelnen Fällen empfehle ich die Einnahme von Pankreasenzymen. Dieses Vorgehen bietet sich an, wenn nicht eine unzureichende Magensäureproduktion die Ursache ist, sondern ein echter Enzymmangel. In der Regel sollte man erst die genannten Strategien einsetzen und nur dann Ergänzungsmittel oder Arzneimittel einnehmen, wenn diese Standardmaßnahmen versagen. Bei schweren Symptomen und nach Ausschluss anderer Ursachen kann ein Gastroenterologe prüfen, ob die Bauchspeicheldrüsenenzyme ausreichen.

Die Resorption

Bei der Passage durch den Dünndarm gibt nicht nur die Bauchspeicheldrüse Verdauungsenzyme ab, sondern auch die Dünndarmschleimhaut selbst. Diese Enzyme sollen das fortsetzen, was mit dem Einwirken der Magensäure begonnen hat, nämlich die Zerlegung der Nahrung in immer kleinere Bausteine. All die guten Substanzen, die wir zum Leben brauchen, wie zum Beispiel Vitamine und Mineralstoffe sowie andere Nährstoffe, werden im Dünndarm aus der Nahrung herausgeholt und von dort ins Blut aufgenommen. Dies nennt man Resorption. Über die Blutbahn werden die Substanzen im gesamten Körper verteilt und können dort wirken, wo sie gebraucht werden.

Die einzigen Substanzen, die direkt über den Magen (anstatt über den Dünndarm) ins Blut gelangen, sind Alkohol und Vitamin B_{12}. Alkohol kann schon innerhalb von fünf Minuten nach dem Konsum ins Blut übergehen. Das ist der Grund, warum Menschen, die auf leeren Magen trinken, so schnell beschwipst sind.

Der Dünndarm ist der Bereich, in dem die Nährstoffe aus dem Verdauungstrakt in das hiervon getrennte und in sich geschlossene Blutsystem übertreten, also von einem Röhrensystem ins andere.

Die Verwertung der Nährstoffe hängt von vielen Faktoren ab

Nur weil man Nahrung zu sich nimmt, heißt das noch lange nicht, dass man alle darin enthaltenen Nährstoffe auch bekommt. Die zehn Milligramm Zink, die eine Speise möglicherweise enthält, können wir meist nicht vollständig aufnehmen. Die Nährstoffresorption hängt von diversen Faktoren ab. Manches davon haben wir bereits besprochen, zu anderen Punkten kommen wir noch.

Zu schnelles Essen, Wasser zu den Mahlzeiten oder eine zu geringe Magensäureproduktion können dazu führen, dass wir unsere Nahrung nur unzureichend verwerten. Das sollte man sich bewusst machen: Nährstoffe sind lebenswichtig, doch schon durch die Art und Weise, was wir essen und wie wir essen, können wir uns einen Teil dieser wertvollen Substanzen vorenthalten. Setzen Sie also die bisher genannten Tipps um, damit Sie alle guten Nährstoffe in Ihrem Essen auch wirklich nutzen können. Das schenkt Ihnen mehr Energie und am Ende auch mehr Gesundheit!

Darmbakterien – Freund oder Feind?

Nun widmen wir uns dem letzten Abschnitt des Verdauungstrakts. Vom Dünndarm aus wandert der Speisebrei in den Dickdarm, und der ist ein wahres Biotop. Ein Erwachsener hat durchschnittlich zwei bis vier Kilogramm Bakterien im Dickdarm. Denken Sie beim Wiegen daran. Damit ist die Zahl auf der Waage endgültig bedeutungslos und hat lediglich Einfluss auf das Selbstwertgefühl.

Die Gesamtheit der Bakterien im Dickdarm wird als Darmflora bezeichnet. Manche Bakterien sind hilfreich, andere unerwünscht. Es kommt also darauf an, die erwünschten Bakterien zu fördern. Ihre Aufgabe ist die Vergärung all dessen, was im Dickdarm ankommt. Um noch einmal auf das anfängliche Bild zurückzukommen: Die Darmflora liebt alles, was nur ein oder zwei »Nahrungs-Kringel« groß ist. Damit kommt sie klar. Falls die bisherige Verdauung weniger erfolgreich war, kommen hier jedoch auch Nahrungsreste mit fünf oder sieben Kringeln an. Darmbakterien haben keine große Entscheidungsfreiheit. Alles, was hier ankommt, wird vergoren.

Welche Assoziationen haben Sie bei Worten wie »Fermentierung« oder »Gärung«? Diese Frage stelle ich auch gerne in meinen Seminaren, und die Antworten sind für alle Anwesenden immer wieder amüsant. Zunächst fallen meist Schlagworte wie »Bier«, »Wein« oder »Sauerkraut«, doch irgendwann höre ich dann die Antwort, auf die ich hinauswill, und das ist »Gas«. Gärung bedeutet, dass Bakterien auf ein Nahrungsmittel einwirken, und dabei entsteht Gas. Manche Gase halten die Zellen der Darmschleimhaut gesund, andere hingegen scheinen den Darm zu reizen und blähen den Bauch unangenehm auf, egal ob wir uns »gesund« ernährt haben oder nicht.

Das »Bauch-Problem«

Das Problem an einem vorgewölbten Bauch bei Frauen ist die entsprechende Wahrnehmung im Gehirn. Wenn eine Frau an sich herunterblickt und einen dicken Bauch sieht, funkt irgendetwas in ihrem Inneren sofort an jede Zelle im Körper, dass sie fett ist. Das muss ihr noch nicht einmal bewusst sein. Viele meiner Klientinnen legen im Laufe des Tages eine Kleidergröße zu, selbst wenn sie sehr maßvoll essen. Dieser Vorgang kann einer Frau völlig überflüssigen Stress bereiten, ganz besonders, wenn sie keine Ahnung hat, wie es dazu kommt. Manchmal sind es die Lebensmittel, die wir wählen. Manchmal steckt die Darmflora dahinter. Manchmal ist es auch die Folge einer schlechten Verdauung wegen zu wenig Magensäure. Die Traditionelle Chinesische Medizin (TCM) ordnet diese Beschwerden den Funktionskreisen der Milz oder der Leber zu, und TCM-Therapeuten stärken diese Organe mittels Akupunktur oder Kräutern. Aus metaphysischer Sicht gibt es etwas, das man nicht »verdauen« kann und eine Furcht, die noch zu überwinden ist.

Der Einfluss von Stress auf die Verdauung

Verdauungsprobleme, Reizdarmsymptome oder einfach Blähungen können nicht nur auf bestimmte Lebensmittel oder Parasiten (dazu später mehr) zurückgehen, sondern auch auf Stress.

♡ **Hören Sie auf Ihren Bauch!**

Wenn eine ernste Darmerkrankung ausgeschlossen ist, wenn Sie ernsthaft (und ich meine wirklich ernsthaft) alle möglichen Diäten und den Verzicht verschiedener Lebensmittel und Inhaltsstoffe (z. B. Gluten) ausprobiert haben, wenn Sie vielleicht sogar mit Heilpflanzen gegen unerwünschte Darmbakterien vorgegangen sind, aber dennoch typische Reizdarmbeschwerden oder ein geblähter Bauch vorliegen, dann sollte man diese Symptome als Weckruf des Verdauungssystems betrachten. Der Körper schreit nach einer anderen Behandlung. An diesem Punkt ist Schluss mit halbherzigen Versuchen und mit nutzlosen Mittelchen. Jetzt geht es um das Sein. Sie müssen sich bewusst Zeit für sich selbst einräumen. Es ist an der Zeit, das persönliche Bauchgefühl zu akzeptieren und auf die eigene Intuition zu hören. Diesmal führt die Reise vom Kopf zum Herzen. Jetzt ist Schluss mit der Rennerei, buchstäblich und im übertragenen Sinne. Erinnern Sie sich daran, dass Sie mehr sind als Ihre Vergangenheit, mehr als Ihre Geschichten. Was immer auch gewesen ist, es kann Sie nur noch verletzen, wenn Sie es heute zulassen. Es ist an der Zeit, dass Sie voll und ganz akzeptieren, dass Sie wunderbar sind und dass Sie geliebt werden – genau so, wie Sie sind.

Der Körper hat immer unser Bestes im Sinn. Wenn wir Adrenalin ausschütten und der Sympathikus Alarm schlägt, weil der uns auf Kampf oder Flucht vorbereiten will, sollten wir aus körperlicher Sicht möglichst nicht daran denken, dass wir lange nichts gegessen haben. Essen wäre jetzt reine Ablenkung, weil es aktuell wichtiger ist, einer »Bedrohung« zu entgehen, als die nächste Mahlzeit sicherzustellen. Um uns die Flucht zu ermöglichen, wird das Blut aus dem Magen-Darm-Trakt in die Peripherie, also in Arme und Beine, umgeleitet. All das, was in diesem Stadium im Verdauungssystem ankommt, kann nicht angemessen verarbeitet werden. Eine gelungene Verdauung ist auf ein dominantes parasympathisches Nervensystem (das System für Ausruhen und Verdauen) angewiesen, nicht auf einen dominanten Sympathikus.

Löcher im Darm?

Bei einer weiteren faszinierenden Theorie, die sich auf die Verdauung bezieht, geht es um den »leaky gut«. Wörtlich übersetzt bedeutet das »undichter Darm« oder »löchriger Darm«. Mit den dieser Theorie zugrunde liegenden Vorstellungen lassen sich weitreichende Effekte auf unser Fühlen und Funktionieren erklären, zum Beispiel die Transitzeit (wie schnell Nahrung sich durch den Verdauungstrakt bewegt), die Gemütslage, die Konzentration, das Verhalten und möglicherweise auch die Sucht nach bestimmten Lebensmitteln.

Die Zellen in der gesunden Dünndarmschleimhaut gleichen einer sauber verarbeiteten Ziegelmauer, aus der fingerförmige Ausstülpungen, die Darmzotten oder »Villi«, herausragen.

Im gesunden Darm diffundieren nur die winzigen Nährstoffe (Vitamine und Mineralstoffe) durch die Darmwand ins Blut. Es kann jedoch vorkommen, dass sich zwischen den Zellen in der Darmschleimhaut Lücken (Löcher) bilden, so als ob Steine aus der Mauer herausfallen.

Bei der Geburt bestehen noch kleine Abstände zwischen den Darmzellen. Das ist der Grund, weshalb man Neugeborenen nicht beliebige Nahrung verabreichen kann. Ein Kind muss langsam und schrittweise an verschiedene Lebensmittel herangeführt werden, damit sich im Verlauf der Darmreifung keine Allergien herausbilden. Der zunächst unreife Darm reift von der Geburt bis ins Alter von zwei bis fünf Jahren allmählich aus. Diese Dauer ist individuell verschieden und hängt mit der Gesundheit und den Erfahrungen des Kindes in den ersten Lebensjahren zusammen.

Doch auch im Erwachsenenalter können die Zellen, die den Darm auskleiden, wieder auseinanderrücken. Gründe dafür sind eine übermäßige Produktion des Proteins Zonulin (dazu später mehr), Magen-Darm-Infekte oder übermäßiger Stress. Eine chronische Ausschüttung von Stresshormonen kann die Darmzellen schädigen und ihnen das Signal geben, sich ein wenig voneinander zu lösen, damit mehr Nährstoffe ins Blut gelangen, denn in stressigen Zeiten steigt unser Nährstoffbedarf. Alles im Körper ist auf Überleben gepolt! Das Dumme ist nur, dass wir in dieser Stressreaktion hängenbleiben können.

Der Zusammenhang zwischen Stress, Darmveränderungen und Unverträglichkeiten

In einem gesunden Darm mit einer intakten Auskleidung rutscht der Nahrungsbrei einfach nur »geradeaus« durch. Ist die innere Zellschicht jedoch zerstört und somit durchlässig, können manche Nahrungsbruchstücke auch direkt aus dem Darm ins Blut übergehen. Dieser Vorgang ist jedoch nicht vorgesehen. Nährstoffe wie Vitamine und Mineralstoffe sind erwünscht; doch wenn andere Fragmente ins Blut gelangen, identifizieren die Immunzellen diese Nahrungsbestandteile als schädliche Fremdsubstanz und setzen Abwehrreaktionen in Gang. Auf diese Weise kann sich bei Erwachsenen eine Lebensmittelunverträglichkeit ausprägen.

So kommt es vor, dass man bestimmte Speisen immer gut vertragen hat, aber irgendwann nach dem Genuss plötzlich Verdauungsprobleme entstehen. Dieser Prozess kann abheilen, wenn die Darmschleimhaut geschont wird, indem man reizende Lebensmittel oder Zutaten vorübergehend weglässt und gleichzeitig die Darmgesundheit aktiv unterstützt. Sobald wir herausfinden, warum die entsprechende Symptomatik erstmals eingetreten ist, kehrt die Toleranz gegenüber diesen Substanzen oft wieder zurück. Manchmal stecken beispielsweise Stress oder eine Infektion dahinter.

Das »Warum« ist immer der erste Schritt zur Heilung, deshalb lohnt sich die Überlegung, wann und wie es zu etwas gekommen ist.

Die Blutgefäße, in die die Nahrungsfragmente übertreten, sind über den Kreislauf mit allen Blutgefäßen im Körper verbunden, bis ins Gehirn. Beim Menschen liegt hier die sogenannte Blut-Hirn-Schranke vor, eine teilweise durchlässige Membran, welche die Blutversorgung des Gehirns von der des restlichen Körpers abgrenzt. Die Blut-Hirn-Schranke funktioniert sehr selektiv. Lange Zeit ging man davon aus, dass sie nur erwünschte Substanzen ins Gehirn durchlässt. Inzwischen hat sich gezeigt, dass dies keineswegs der Fall ist. Bei einer erhöhten Darmdurchlässigkeit liegt vermutlich vielfach auch eine erhöhte Durchlässigkeit der Blut-Hirn-Schranke vor.

Erhöhte Darmdurchlässigkeit, Blähungen und die Sucht nach bestimmten Lebensmitteln

Es gibt Nahrungsbruchstücke, die in ihrer Struktur große Ähnlichkeit mit bestimmten Opioiden aufweisen. Opioide sind Substanzen, die das Wohlbefinden des Menschen erhöhen und das Schmerzempfinden dämpfen. Unsere körpereigenen Wohlfühlhormone, die Endorphine, besitzen eine opioidbasierte Struktur. In Gehirn und Darm besitzen wir Opioidrezeptoren. Dass der Körper eine Substanz herstellt (zum Beispiel ein Hormon), heißt noch lange nicht, dass man die Wirkung dieser Substanz auch spürt. Dafür muss die jeweilige Substanz erst an einem passenden Rezeptor andocken. Wenn Endorphine sich nun mit den Opioidrezeptoren verbinden, erzeugt das ein angenehmes Gefühl. Heroin und Morphium sind ebenfalls Opioide, die sich an die Opioidrezeptoren im Gehirn anheften. Da allem, was einem Menschen Vergnügen bereitet, ein gewisses Suchtpotenzial innewohnt, können Menschen von solchen Drogen abhängig werden. Selbst Sport kann abhängig machen, weil Bewegung Endorphine freisetzt. Bei allem, was uns glücklich macht – ob ein Sonnenuntergang, der Spinning-Kurs, ein bestimmter Duft, ein Lied oder Kinderlachen –, stecken die dabei ausgeschütteten Endorphine dahinter. Sie binden sich an Opioidrezeptoren, und das erzeugt Glücksgefühle.

Opioide und die Verbindung zu Verdauung, Ernährung und Stress

Sie fragen sich jetzt wahrscheinlich, was Opioide mit dem Essen zu tun haben. Worin besteht der Zusammenhang zu Verdauung, Ernährung, einem Leben in Eile und Stress? Nun, einige der Nahrungsfragmente, die über einen »löchrigen« Darm ins Blut gelangen, weisen ebenfalls eine Opioidstruktur auf. Zu diesen Substanzen gehören Beta-Casomorphin und Gluteomorphin, die unzureichend verdauten Überreste von Casein (dem wichtigsten Protein aus Kuhmilchprodukten) und Gluten (aus den Getreidesorten Weizen, Dinkel, Grünkern, Kamut, Roggen, Gerste, Hafer und Triticale). Wie Endorphine haben diese Substanzen aus der Nahrung die Fähigkeit, sich an die Opioidrezeptoren im Gehirn zu binden, und sorgen so für ein subtiles Wohlgefühl. Normalerweise kommt es dabei nicht zu einem Hochgefühl, sondern eher zu dem Eindruck, man könnte ohne dieses Lebensmittel nicht auskommen und bräuchte es täglich oder gar zu jeder Mahlzeit.

Dieses Phänomen habe ich schon oft miterlebt. Manche Menschen können bei verdächtigen Symptomen problemlos eine Zeitlang versuchsweise auf bestimmte Lebensmittel verzichten. Andere hingegen flehen mich an, ihnen genau dies nicht wegzunehmen. Dabei sind sie extra zu mir gekommen, weil sie Darmprobleme haben. Ich bitte sie lediglich darum, vier Wochen lang vollständig auf ein bestimmtes Nahrungsmittel zu verzichten, damit wir so vielleicht die Lösung für ihr Gesundheitsproblem ermitteln können. Ich möchte Menschen, die so reagieren, keineswegs verurteilen. Ich weise lediglich darauf hin, dass Speisen, die eine bestimmte Macht über uns haben, mit einer Sucht vergleichbar sind. Der Bezug zu solchen Nahrungsmitteln und das Verlangen danach sind oft hoch emotional und infolge der Opioidwirkung unter Umständen auch körperlich verankert.

Die Verdauung aus Sicht der Traditionellen Chinesischen Medizin

Nach den Vorstellungen der Traditionellen Chinesischen Medizin (TCM) wird die Verdauung von der Milz gesteuert. Hier wird jedem Organ eine eigene Energieform zugeschrieben; zusätzlich gibt es noch die Ganzkörperenergie. Bei einem Mangel an Milzenergie ist man bei den Mahlzeiten zwar hungrig, fühlt sich aber schon nach einer kleinen Essensmenge voll und oftmals auch gebläht. Das Kurzzeitgedächtnis ist nicht mehr so zuverlässig wie früher, und man hat das Gefühl, man äße wie ein Spatz, aber trotzdem säßen die Kleider immer enger. Bei dieser Form der Medizin deutet also eine gestörte Verdauung auf zu wenig Milzenergie hin.

Hier kann eine Stimulierung der Milz durch Akupunktur oder bittere Kräuter viel bewirken. Milzenergie verlieren wir beispielsweise auch durch übermäßiges Nachdenken (was oft in stressreichen Phasen der Fall ist). In der TCM raubt unablässiges Grübeln dem lebenswichtigen Verdauungsprozess die nötige Energie. Die Milz kann aber auch darunter leiden, dass die Leber oder die Nieren (auf denen die Nebennieren sitzen, die Adrenalin erzeugen) zu viel oder zu wenig Energie haben. Ein guter TCM-Therapeut kann die Heilung des Darms unterstützen. Darüber hinaus finden Sie bei den Lösungsansätzen weitere Hilfen für das Verdauungssystem.

Zonulin und der intakte Darm

Im Jahr 2000 entdeckte Dr. Fasano ein neues Protein im Körper: das Zonulin. Es handelt sich um einen physiologischen Modulator für die »tight junctions« zwischen den Darmzellen. Vereinfacht ausgedrückt hat Zonulin Einfluss darauf, ob die Zellen der Darmschleimhaut fest gepackt und dicht aneinanderliegend sind oder ob sie auseinanderklaffen und »undicht« werden. Zonulin steht beispielsweise auch in Zusammenhang mit Zöliakie – jener Krankheit, bei der das Protein Gluten die Zerstörung der Dünndarmzotten durch das Immunsystem auslöst. Ursprünglich ging die Wissenschaft davon aus, dass Zöliakie nur mit Gluten und den Genen zu tun hat. Inzwischen hat sich gezeigt, dass Zonulin bei Zöliakiepatienten mindestens 30 Mal so hoch ist wie bei Menschen ohne Zöliakie (die durchaus Darmsymptome aufweisen können), und dies sogar noch nach zweijährigem Glutenverzicht.

Unerwünschte Darmbakterien wie Salmonellen können die Zonulinproduktion anregen und dadurch Darmdurchlässigkeit und Löcher begünstigen. Wenn solche Keime vorliegen, kann das Gluten der Darmschleimhaut leichter zusetzen. Umgekehrt können hilfreiche Keime wie Bifidus-Bakterien den Darm nachweislich vor Schäden durch Gluten bewahren. Parallel dazu wird gegenwärtig eine mögliche Verbindung zwischen Zonulin, erhöhter Darmdurchlässigkeit und dem Entstehen von Autoimmunerkrankungen wie Multipler Sklerose und Lupus untersucht. Die Ergebnisse stehen bisher noch nicht fest. Dennoch kann ich mit Nachdruck sagen, dass der Darm für die Gesundheit unglaublich wichtig ist.

Das Thema Darm: von Antibiotika, Dauerstress, Ernährungsweisen und Forschung

Diese Informationen habe ich hier nicht grundlos eingebaut. Erstens möchte ich unterstreichen, dass die Wissenschaft ständig mehr über den Darm herausfindet, und das ist faszinierend. Ich glaube, dass wir insgesamt erst sehr wenig über die unglaublich vielseitigen Zusammenhänge zwischen Darmflora und Gesundheit wissen.

Zweitens halte ich es für wahrscheinlich, dass die Darmflora an dem markanten Anstieg an darmbasierten Gesundheitsproblemen beteiligt ist. Teilweise dürfte dies auf die Auswirkungen von Dauerstress zurückzuführen sein, bei dem zahllose Hormon- und Nervensignale die Verdauung beeinträchtigen.

Ein weiteres Element dürften Antibiotikarückstände in der Nahrung sein. Allein in den USA werden laut Schätzungen der Arzneimittelbehörde FDA pro Jahr 13 Millionen Kilogramm Antibiotika für Tiere aufgewendet, die der menschlichen Ernährung dienen (Zahlen von 2008), und satte 3,3 Millionen Kilogramm für menschliche Therapiezwecke (Zahlen von 2009). Der Rest der Welt kommt zwar mit weniger aus, und viele Länder haben strenge Vorgaben für den Antibiotikaeinsatz bei Tieren, doch mir geht es darum, dass im Fleisch, das der Mensch so gerne und oft isst, Antibiotikarückstände vorhanden sein können. Langfristig dürfte sich dies auf die Bakterienzusammensetzung im menschlichen Darm auswirken und unser Verdauungssystem verändern. Diese Aussage beruht auf meiner jahrelangen subjektiven Beobachtung, dass Menschen, die sich dauerhaft vegan ernähren, praktisch die Einzigen sind, die keinerlei Darmprobleme haben (auch wenn dies wissenschaftlich nicht gestützt ist).

Ich verlange natürlich nicht, dass deshalb jeder vegan leben sollte, sofern diese Ernährungsform einem nicht zusagt. Mir geht es nur um mögliche Erklärungen für die weit verbreiteten Darmprobleme unter den Frauen von heute. Die Kombination aus Stress und einer veränderten Darmflora spielt dabei eine große Rolle.

Machen Sie sich bitte bewusst, wie viel Fleisch Sie essen, woher es kommt, wie die Tiere gefüttert wurden und wie sie aufgewachsen sind – wenn schon nicht aus Tierschutzgründen, dann doch aus Eigennutz. Wählen Sie nach Möglichkeit Fleisch von biologisch aufgezogenen Tieren aus Weidehaltung. Die Nachfrage hat Einfluss auf das Angebot. Durch unsere Kaufentscheidungen können wir die Welt allmählich beeinflussen. Inzwischen existieren ernst zu nehmende wissenschaftliche Hinweise, dass eine stark pflanzlich ausgerichtete Ernährung sowohl besser vor vielen degenerativen Erkrankungen schützt als auch gewisse Schäden durch Typ-2-Diabetes, Bluthochdruck und Herzerkrankungen rückgängig machen kann. Hätten Sie der Ernährung so viel Macht zugetraut?

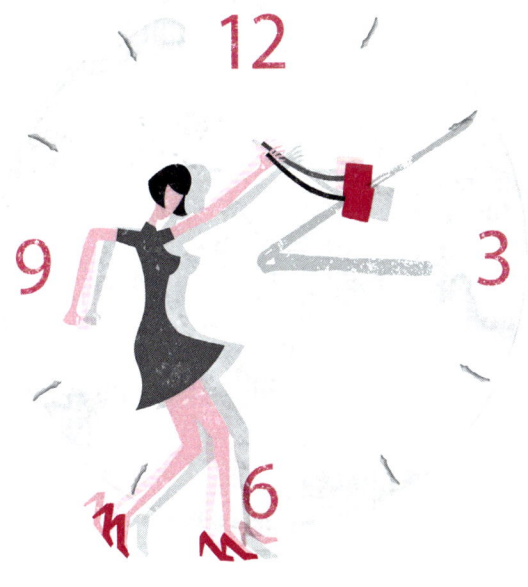

Kapitel 5
Alles eine Frage der Emotionen?

Der Unterschied zwischen Verhalten und Überzeugungen

Dieses Kapitel bietet Ihnen die Möglichkeit, zum Kern des Problems vorzustoßen. Das wichtigste Wort ist hier das »Warum«. Warum haben Sie das Bedürfnis, alles im Leben möglichst schnell zu erledigen? Warum haben Sie sich entschieden (und das sage ich mit Bedacht), das zu tun, was Sie tun, und Ihre Tage und Nächte in dieser Form auszufüllen? Diese Frage steht im Zentrum meiner Arbeit, denn erst wenn man sie beantworten kann, sind Verhaltensänderungen von Dauer. Hier kann der müde Anteil in Ihnen sich ausruhen und wir wecken den Anteil, der vor sich hin schlummert. Danach eröffnet sich Ihnen auf allen Ebenen – körperlich, emotional und spirituell – neue Zugänge zu optimaler Gesundheit.

Überzeugungen und Verhalten

Die größte Angst des Menschen ist die, nicht zu genügen und deshalb nicht geliebt zu werden. Diese Angst ist uns angeboren; das lernen Psychologie-Studenten im ersten Semester. Menschenbabys, die nicht geliebt werden, sterben. Andere Tiere nicht. Es handelt sich dabei also nicht um ein äußerliches Konstrukt, das sich mit der Zeit entwickelt, sondern diese Angst ist fest in uns (quasi in unseren Genen) verankert.

Für Erwachsene ist Liebe eine Wohltat, aber nicht mehr überlebensnotwendig. Wer so lebt, als könne er ohne Liebe nicht überleben, und deshalb alles Erdenkliche tut, um auf keinen Fall Zurückweisung zu erfahren, setzt seine Kinderrolle fort. Die meisten Menschen haben keine Ahnung, dass sie genau dies tun. Wir begreifen nicht, dass wir (trotz üppigem Abendessen) zum Kühlschrank laufen, um solche Gefühle der Zurückweisung zu vermeiden. Lieber reden wir uns ein, dass wir eben Lust auf eine Nascherei haben oder das kleine Extra verdient haben, weil wir doch so viel arbeiten. Das menschliche Verhalten ist aber nur äußerlicher Ausdruck unserer innersten Überzeugungen. Weiter nichts. Denken Sie einmal darüber nach.

Das menschliche Verhalten ist der äußerliche Ausdruck unserer inneren Überzeugungen, und diese Überzeugungen sind bei den meisten schon entstanden, bevor sie alt genug waren, selbstständig nachzudenken. Solange wir diese Überzeugungen nicht hinterfragen, sehen wir alles, was uns widerfährt, aus diesem einen Blickwinkel.

Unsere gegenwärtige Ära der Eile beruht darauf, dass man von sich und anderen erwartet, stets prompt zu funktionieren und zu kommunizieren – ob durch das Smartphone, das man ständig bei sich trägt, E-Mails, die sofortiges Antworten erfordern, Supermärkte, in denen jederzeit absolut alles verfügbar sein soll, Ergebnisse für jede erdenkliche Suchanfrage in Sekundenbruchteilen oder Beiträge in den sozialen Medien, auf die rund um die Uhr Reaktionen erfolgen. Früher äußerte sich das Gefühl, nicht auszureichen, nicht geliebt zu werden oder sich abgelehnt vorzukommen, beispielsweise in der Art und Weise, wie wir aßen, wie wir unser Geld ausgaben oder wie wir mit den Menschen in unserem Umfeld redeten. Das ist auch weiterhin so. Doch im Zeitalter des Internets gibt es für diese Tendenz eine neue, offensichtlichere, intensivere und meiner Ansicht nach womöglich noch schädlichere Ausdrucksform, denn jetzt entsteht bei Frauen der Eindruck, dass sie für alle Menschen alles sein müssen, damit sie niemals Zurückweisung erleben, auch wenn diese Frauen keine Ahnung haben, dass genau dieses Schema bei ihnen abläuft. Um alles unterzubringen, was sie ihrer Meinung nach tun »müssen«, damit sie auf keinen Fall irgendjemanden enttäuschen und zurückgewiesen werden, verfallen sie in einen Turbomodus. Warum sollte eine Frau so etwas tun, wenn sie nicht in ihrem tiefsten Inneren der Ansicht wäre, dass ihr Leben davon abhinge? Das ist mein voller Ernst. Denn am Ende geht es immer um Liebe. Bei allem und ohne Ausnahme.

Bedeutungszusammenhänge aus der Kindheit bestehen auch im Erwachsenenalter

Meine Lieblingsautorin Geneen Roth sagt dazu: »Wir alle befolgen Anweisungen, die wir vor zehn, 30 oder gar 50 Jahren von Menschen bekommen haben, die wir heute nicht einmal nach dem Weg fragen würden.« Aus dem, was in sehr jungen Jahren um uns herum vorgegangen ist, haben wir bestimmte Schlüsse gezogen, doch daran erinnern wir uns nicht mehr. Wir wussten nur, wenn Papa diesen speziellen Gesichtsausdruck hatte, war er froh oder traurig oder wütend. Und wenn Mama auf eine bestimmte Weise seufzte, hieß das, dass sie enttäuscht oder müde oder erleichtert war. Diese Bedeutungen haben wir selbst diesen Verhaltensweisen zugewiesen. Unsere Eltern haben uns in solchen Situationen nicht erklärt, was sie fühlten oder dachten, wenn sie auf eine spezielle Weise seufzten oder guckten. Wir haben sie und unsere Umgebung beobachtet und daraus Schlussfolgerungen über die Welt abgeleitet. Dennoch bleibt es unsere eigene Version der Welt. Wenn man sich mit Zwillingen über ihre Kindheit unterhält, fragt man sich mitunter, ob sie wirklich in derselben Familie aufgewachsen sind.

Die folgenden Beispiele sollen dieses Konzept verdeutlichen. Wer zu oft einen Satz wie »Spiel dich nicht so auf, das mögen die Leute nicht« hört, entwickelt irgendwann vielleicht die Überzeugung: »Wenn ich geliebt und akzeptiert werden will, muss ich mich unauffällig verhalten und mich dumm stellen.« Und noch ein anderes Beispiel: Wenn die Eltern viel wegen finanziellen Angelegenheiten stritten, wenn Geld ein Dauerkonfliktthema war oder aber wenn es hieß »Über Geld spricht man nicht«, kann daraus dann vielleicht die folgende Überzeugung resultieren: »Wenn ich in einer Beziehung glücklich sein will, rede ich am besten nie über Geld, denke nicht darüber nach und spreche dieses Thema keinesfalls an.«

Wie Überzeugungen entstehen

Wir verstehen Situationen, indem wir ihnen einen Sinn zuschreiben. Aus solchen Deutungen erwachsen dann Überzeugungen, die zu einem Muster werden, wie wir uns sehen und wie wir uns verhalten. Beispiele für solche typischen Überzeugungsmuster sind: »Ich bekomme nie genug«, »Ich muss den Frieden bewahren«, »Ich bin faul/dumm/nicht liebenswert«, »Wenn ich nicht schlank/reich/mit allem einverstanden bin, werde ich nicht geliebt« und so weiter und so fort. Und dementsprechend verhalten wir uns dann unser Leben lang – eben so, als wären die individuellen Überzeugungen eben die reine Wahrheit.

Wir sind dann der Meinung, dass die Art und Weise, wie wir die Situation betrachten, die Art und Weise ist, wie die Dinge nun einmal liegen. Eine andere Sichtweise gibt es für uns nicht. Also verhalten wir uns dementsprechend.

Die meisten Menschen wissen nicht einmal, was sie glauben. Wir sind so sehr davon überzeugt, dass das, was wir sehen und empfinden, richtig ist, dass wir nicht erkennen, dass unsere Sicht der Umstände lediglich uns entspricht, nicht den Umständen selbst. Wir kommen gar nicht auf die Idee, dass unser Glaubenssystem subjektiv ist, obwohl man dieselbe Situation auf vielerlei Weise interpretieren könnte.

Geneen Roth bringt dies sehr schön auf den Punkt: »Solange wir nicht erkennen und benennen, in welchem Ausmaß unsere persönliche Version der Realität auf Anweisungen von Menschen basiert, die wir heute nicht einmal mehr nach dem Weg fragen würden, bleibt unser Leben emotional, finanziell und spirituell in der Vergangenheit verhaftet und wird von Überzeugungen geprägt, die für unsere gegenwärtigen Ideale und Werte und für uns als Erwachsene, zu denen wir mittlerweile geworden sind, keine Bedeutung mehr haben.«

Überzeugungen ändern durch Affirmationen?

So sehr ich eine positive, optimistische Einstellung zu schätzen weiß (weil auch ich selbst in diese Kategorie falle), kann ich doch nicht bestätigen, dass man bestimmte Überzeugungen allein durch Affirmationen ausradieren und ersetzen kann. Affirmationen sind natürlich eine große Hilfe, denn sie können dazu beitragen, sich auf das Positive zu konzentrieren, und darauf zu hoffen, dass das Leben besser sein kann. Andererseits kann man sich tausendmal vorbeten: »Ich bin liebenswert« – wenn umgekehrt eine uralte Überzeugung in Ihnen der Meinung ist, dass Sie nicht liebenswert seien (weil Sie das nun einmal schon wussten, bevor Sie überhaupt sprechen konnten), also Sie selbst nicht an das Gesagte glauben, dann hilft Ihnen das nicht weiter. Sie fühlen sich allerhöchstens einen klitzekleinen Moment besser. Solange man nicht ernsthaft seine Grundüberzeugungen auseinanderpflückt, können solche Affirmationen sich nicht in uns verankern und ihr Einfluss ist nicht von Dauer. Damit will ich gewiss niemanden davon abhalten, mit Affirmationen zu arbeiten – sie können wahrlich Seelenfutter sein. Ich sage nur, dass mir noch niemand begegnet ist, der dadurch den inneren »Wahrheiten« näher gekommen wäre, die sich bei ihm zu Beginn seines Lebens herausgebildet haben. Natürlich sollen Sie das Positive sehen und sich bewusst machen, dass Sie geliebt werden. Arbeiten Sie jedoch darüber hinaus auch an solchen frühen Glaubenssätzen und gehen Sie der Sache auf den Grund, damit die Veränderung tatsächlich von Dauer sein kann.

♡ **Was glauben Sie?**

Kennen Sie Sätze wie »Man muss nur fest genug daran glauben«? Denken Sie einmal darüber nach. Glauben Sie womöglich, der Tag hätte nie genug Stunden, Sie wären arm dran, Sie wären ein schlechter Mensch oder Sie würden Ihr Leben lang dick sein? Dann wird auch genau dies eintreten.

*Wer durch zerbrochene Brillengläser blickt,
sieht auch eine zerbrochene Welt.*

Der Mensch richtet seine Handlungen danach aus, woran er glaubt. Und da unsere Handlungsweise bestimmte Folgen nach sich zieht, manifestieren sich diese Überzeugungen auf vielerlei Weise. So sehen wir die Ergebnisse unseres Handelns – das auf unseren Glaubenssätzen beruht – überall. Wir nehmen dann selektiv wahr. Wir sehen überall »Beweise« für das, was wir glauben, und blenden die unendlich vielen Gegenbeispiele einfach aus.

Für eine nachhaltige Veränderung reicht es natürlich nicht aus, die eigenen Glaubenssätze nur zu benennen, doch es ist der erste Schritt auf dem richtigen Weg. Meiner Erfahrung nach sind weitreichende gesundheitliche Veränderungen unmöglich, wenn man sich nicht zuvor die tief verwurzelten Überzeugungen und Bedeutungszusammenhänge bewusst macht, die das eigene Verhalten antreiben. Machen Sie sich also klar, dass Ihre Sichtweise der Dinge nicht die einzig mögliche ist. Sie nehmen sich, Ihre Familie und Ihre Beziehungen zum Essen, zum Geld und zur Welt durch einen verzerrten Spiegel wahr, der entstanden ist, bevor Sie sprechen konnten – auch wenn Sie felsenfest daran glauben, dass man die Welt nur so und nicht auf eine andere Weise betrachten kann.

Erwartungen rund um die Uhr

Seit etwa fünf Jahren erlebe ich, dass die Menschen mit veränderten Erwartungen zu mir kommen. Viele gehen davon aus, dass eine 90-minütige Ernährungsberatung ihr ganzes Leben in Ordnung bringt, nachdem sie sich mindestens 15 768 000 Minuten ihres Lebens (sprich: 30 Jahre) mit Essen über Schwierigkeiten hinweggetröstet haben. Um zu dem eigentlichen Kern des Problems vorzudringen, muss man sich liebevoll und unvoreingenommen Schicht für Schicht vorkämpfen, auch wenn die meisten Menschen glauben, dass man

Körper und Gesundheit nur in den Griff bekommen kann, wenn man sich gewisse Dinge verbietet und sich mehr anstrengt, und wer davon überfordert wäre, der hätte schon versagt, bevor er es überhaupt probiert hätte.

Die Kalorien sind nicht das Problem!

Tausende Male habe ich gesehen, zu welch heroischen Anstrengungen Frauen in der Lage sind. Selbst nach meinen sehr hohen Maßstäben für gesunde Ernährung könnten sie sich nicht besser ernähren, und sie können auch nicht noch mehr Sport machen. Dennoch nehmen sie immer weiter zu. Ohne meine Anleitung können sie nicht »sehen«, dass es noch andere Methoden zum Zunehmen oder Abnehmen gibt als nur die Kaloriengleichung, die sie ihr Leben lang gehört haben: weniger essen, mehr bewegen. Genau dieses Konzept erkläre ich detailliert in meinem Buch »Stoffwechsel-Geheimnis«. Fettabbau hat nicht nur mit Kalorien, sprich der Energiebilanz, zu tun. Wenn der Körper aufgrund von permanentem Stress tagtäglich stundenlang die Botschaft erhält, dass wir in Lebensgefahr sind und jeden Augenblick Kampf oder Flucht anstehen, weigert er sich, Körperfett als Treibstoff einzusetzen. Darum müssen viele Frauen erst einmal zur Ruhe kommen. Sie müssen anders essen und anders Sport treiben, aber vor allem müssen sie generell anders leben, denken und sich anders verhalten – immer mit dem Blick auf mehr Ruhe.

Wenn ich diesen Frauen jedoch erkläre, dass diese Panik, die Hast und die Eile das Erste ist, was sie verändern müssen, ernte ich derart verständnislose Blicke, als sollten sie mathematische Formeln oder lateinische Merksätze aus der Schulzeit abspulen: »Was wollen Sie damit sagen, Yoga statt Marathon? Das ist doch verrückt. Ich verbrauche beim Laufen Unmengen Kalorien und nehme trotzdem nicht ab! Wenn ich jetzt bloß noch Yoga mache, gehe ich doch auf wie ein Hefekloß!« Dabei ist es doch viel verrückter, tagein, tagaus dasselbe zu tun wie bisher und dabei zu erwarten, dass vielleicht doch mal etwas anderes dabei herauskommt.

*Wenn das, was Sie suchen, dort zu finden wäre,
wo Sie bereits gesucht haben, müssten Sie
es eigentlich schon gefunden haben.*

Mit diesem Sprichwort möchte ich Sie zum Nachdenken anregen. Es ist an der Zeit, etwas zu ändern und der Gesundheit auf die Sprünge zu helfen.

So schalten Sie einen Gang zurück

Viele Frauen haben keine Ahnung, wie sie das mit dem »Runterkommen« »machen« sollen. Ich erkläre ihnen dann, dass es nur darum geht, »zu sein« anstatt etwas »zu tun«. Schließlich sind wir menschliche Wesen und nicht menschliche Aktivisten. (Aus diesem Grund heißt »Mensch« auf Englisch »human being« und nicht »human doing«!) Sehr häufig werde ich auf diese Erklärung hin komisch angeschaut, ich kann an den Gesichtern der Frauen ablesen, wie schwer ihnen das fällt.

Darum bekommen sie Aufgaben von mir. Ich biete ihnen Methoden an, wie Ruhe und Gelassenheit wieder Einzug in ihr Leben finden können. Gemeinsam untersuchen wir freundlich und neugierig – ohne jedes Urteil –, was sie dazu bringt, so rastlos dem nachzujagen, was sie sich zu wünschen glauben. Dieser Teil ist unerlässlich. Aber danach kommt der nächste Schritt. Denn es geht gar nicht darum, das ersehnte Ziel zu erreichen – was es auch sein mag, ob ein gefülltes Bankkonto, das abbezahlte Haus oder schlankere Oberschenkel. Es geht um die persönliche Wahrnehmung, wie es uns gehen würde, wenn dieser Traum erfüllt wäre. Am Ende hat noch jede Frau, die vor mir saß, den Schleier gelüftet und erkannt, dass sie sich in Wahrheit nach Liebe sehnt (ob ihr Leben schon voller Liebe ist oder nicht). An diesem Punkt kommen mir immer wieder die Tränen, weil ich weiß, dass ihr Leben sich gerade von Grund auf verändert. Denn in diesem Augenblick erhascht sie einen Blick darauf, dass das, wonach sie gesucht hat, wofür sie sich unablässig abstrampelt, bereits in ihr steckt. Wenn wir uns der Stille öffnen und zur Ruhe kommen, können wir es erkennen und spüren. So sind wir geboren. Wir haben es nur vergessen. Und wahrscheinlich vergisst die Frau es wieder, aber beim nächsten Mal fällt es ihr schneller wieder ein. Dazu tragen die Strategien bei, die im letzten Kapitel dieses Buches vorgestellt werden.

Wie ich schon sagte: Verrückt ist, Jahr für Jahr immer wieder dasselbe zu tun und zu hoffen, dass etwas anderes dabei herauskommt. Und dennoch tun wir zehn Jahre, dreißig Jahre oder mitunter ein Leben lang alles, was wir können, um »mehr« aus uns zu machen – als wären wir nicht bereits genug. Und wir begreifen nicht, dass wir nur immer und immer wieder dasselbe tun, ohne dass unser Leben sich auch nur im Geringsten ändert. Wir glauben, wir müssten nur eine neue Diät machen, anders trainieren oder weniger essen und schon wäre alles anders. Dabei müssen Frauen als Erstes aufhören, Diäten zu machen.

Den folgenden Artikel zur Frage, warum Diäten nicht helfen, habe ich für eine Zeitschrift geschrieben. Ich füge ihn hier ein, damit Sie die wissenschaftlichen und psychologischen Hintergründe eines Themas begreifen, das bei Frauen immens viel Stress auslösen kann.

Warum Diäten nicht helfen

Dass die meisten Menschen (83 Prozent), die eine Diät machen, innerhalb von zwei Jahren alles, was sie abgenommen hatten, wieder auf den Rippen haben (und noch mehr dazu), ist wohl jedem bekannt. Dieser Jo-Jo-Effekt beruht auf einem gut erforschten Prozess, der oberflächlich betrachtet harmlos erscheint. Dahinter steckt jedoch ein Wechsel zwischen strenger Regulierung bzw. strikter Entbehrung und ungezügeltem Futtern. Viele Menschen wollen abnehmen, indem sie sich schlecht machen und sich Dinge verbieten. Das hilft jedoch oft nichts, und am Ende fühlen sie sich schlecht und beraubt, es fehlt ihnen etwas.

Der Einfluss von Cortisol

Biochemisch betrachtet ist an dieser Reaktion das Stresshormon Cortisol aus den Nebennieren beteiligt. In früheren Zeiten wurde Cortisol nur ausgeschüttet, wenn Menschen körperlichem Stress ausgesetzt waren und die Nahrung knapp wurde – bei Flutkatastrophen, Hungersnöten oder im Krieg. Menschen mit hohem Körperfettanteil konnten solche Phasen leichter überleben. Daher wurde über Cortisol der Stoffwechsel gedrosselt und dem Körper mitgeteilt, dass er Fett einlagern sollte. In der modernen Welt laufen unsere unbewussten biochemischen Reaktionen auf chronischen Stress nach wie vor nach dem gleichen Schema ab, auch wenn wir bewusst etwas anderes denken. Und unser Unterbewusstsein, das 95 Prozent unseres Lebens steuert, ist unendlich viel mächtiger als der bewusste Verstand.

In den letzten 20 Jahren wurde dem menschlichen Körper mehr Veränderung abverlangt als zu jedem früheren Zeitpunkt der Menschheitsgeschichte. Dieses Tempo nenne ich inzwischen »Google-Geschwindigkeit«. Seit dem Siegeszug von Internet, Smartphone, E-Mails und sozialen Medien sind wir 24 Stunden am Tag erreichbar und auf dem Sprung. Chronischer Stress – und damit die Cortisolproduktion – entsteht durch anhaltende Sorgen um Beziehungen, Finanzen und Gesundheitsprobleme, aber auch Körperumfang, Kleidergröße und Gewicht. Dabei vergessen wir, wie wichtig es für jeden Aspekt unserer Gesundheit ist (auch für den Körperumfang), einfach abzuschalten, zur Ruhe zu kommen und damit wichtige Erholungsprozesse zu aktivieren.

Für den Körper bedeutet Diät lebensbedrohliche Nahrungsknappheit. Auch wenn man absichtlich hungert, erzeugt der Körper meist zu viel Cortisol. Wer die Nahrungszufuhr abrupt von Völlerei auf Diät herunterschraubt, sorgt für eine vermehrte Cortisolausschüttung, denn das Konzept »Diät« kennt der Körper nicht. Er registriert lediglich, dass es nichts mehr zu essen gibt – also will er uns das Leben retten, und dazu muss er den Stoffwechsel verlangsamen. Nach dem Ende der Diät kehren wir normalerweise zur alten Ernährungsweise zurück, falls wir nicht inzwischen erkannt haben, was eigentlich los ist. Und prompt sind wir nicht nur so rund und schwer wie zuvor, sondern noch dicker, weil der Stoffwechsel noch immer auf Sparflamme läuft.

Sport verstärkt die Interpretation »Lebensgefahr«

Diesen Prozess versuchen viele Menschen durch fanatisches Sporttreiben abzufangen. Dies jedoch kann der Körper so interpretieren, als würden wir vor einer Gefahr davonlaufen. Unbewusst ergeht dabei dieselbe Botschaft wie bei »Überschwemmung, Dürre oder Krieg« mitsamt dem biochemischen Signal, dass es sicherer erscheint, Fett einzulagern, anstatt es zu verbrennen.

Was aber tun die meisten Menschen, wenn die Hose zu eng sitzt? Sie machen eine Diät. Und isst man bei einer Diät mehr oder weniger? Normalerweise weniger, und damit bestätigt man dem Körper, dass seine Wahrnehmung (die Botschaft des Cortisols) korrekt ist – es gibt tatsächlich zu wenig zu essen (auch wenn in Wahrheit Essen in Hülle und Fülle bereitsteht).

Diäten bewirken nur einen kurzfristigen Gewichtsverlust

Eine Methode, bei der man nur das Gewicht betrachtet, anstatt zu ergründen, was dem Übergewicht tatsächlich zugrunde liegt, kann nicht funktionieren. Damit ist jede Ernährungsform, mit der man anfangs abnimmt, auf die Dauer aber wieder zulegt, ein Misserfolg. Ich höre jeden Tag, dass diese oder jene Diät geholfen hat, und dennoch ist die Frau, die vor mir sitzt, schwerer als damals, was also bedeutet: Nein, diese Diät hat ihr nicht geholfen.

Es geht nicht ums Essen

Wenn jemand durch eine Diät abnimmt und dauerhaft schlank bleibt, ist innerlich weit mehr in Bewegung gekommen, was diese anhaltende Veränderung ermöglicht hat. Denn – und diese Aussage aus dem Mund einer Ernährungsexpertin mag Sie überraschen – es geht nicht ums Essen.

Hinter jeder Sucht (und das kann eine Sucht nach dem Essen an sich oder eine Sucht nach ständiger Selbstbewertung der eigenen Körperform sein) steckt das Gefühl, in irgendeiner Weise mangelhaft zu sein, aber auch die Annahme, diesen Mangel durch eine äußerliche Substanz oder Verhaltensweise beheben zu können.

Es gibt viele Gründe, weshalb Menschen sich einseitig und unausgewogen ernähren. Manchmal steckt eine biochemische Reaktion dahinter, zum Beispiel weil ein niedriger Blutzuckerspiegel dazu verleitet, nachmittags zu viel Süßigkeiten zu futtern. Manchmal sind es auch emotionale Ursachen, zum Beispiel, weil man in das konstruktive Feedback der Kollegin persönliche Ablehnung hineininterpretiert und diese Verletzung durch Essen abmildern will. Oder es ist beides – und das ist meistens der Fall.

Sie dürfen es also gerne glauben: Diäten helfen nicht, und dafür gibt es handfeste biochemische und emotionale Gründe. Auch wenn uns immer wieder neue Ideen und Trends als die ultimative Lösung zum Abspecken vorgestellt werden, sind die Erfolge wenn überhaupt nur kurzfristig. Langfristig nimmt man davon zu. Eine dauerhafte Gewichtsabnahme lässt sich nicht mit einer Diät erzielen, bei der Körper und Seele verhungern.

Selbstreflexion

Vor Kurzem bekam ich von einer Klientin den folgenden Text:

»Mir ist während der Arbeit mit Ihnen etwas Wichtiges klar geworden, nämlich dass ich nie ernsthaft über mich selbst nachgedacht habe oder darüber, warum ich tue, was ich tue. Ich dachte, ich hätte zu viel um die Ohren, jedenfalls habe ich es so wahrgenommen. Ich dachte, eine Pille, eine Website, eine Zeitschrift oder eine Person hätte die Antwort für mich. Es ist so leicht, den richtigen Fragen an sich selbst aus dem Weg zu gehen – zumindest kurzfristig. Wenn ich manchmal in den Spiegel sah, dachte ich, das Licht ist zwar an, aber es ist keiner zu Hause. Einmal hatte ich einen Termin. Am Tag zuvor wurde ich angerufen, um den Termin

zu bestätigen, und es hieß, ich dürfte nicht auf dem Parkplatz parken. Einen Tag später parkte ich trotzdem dort. Es war, als würde ich zwar Worte hören, hätte aber die Fähigkeit verloren, sie auch aufzunehmen und die Informationen zu verarbeiten. Ich brachte Termine durcheinander, Tage und Uhrzeiten, weil ich mich immer mehr darauf verließ, dass mir schon jemand Bescheid sagen würde. Wenn der Friseur mir keine Nachricht mehr schickte, kam ich nicht. Mir entfielen einfach die Details, weil ich derart viel im Kopf hatte, was ich an einem einzigen Tag alles erreichen wollte.«

Diese wunderbare Frau musste den Weg vom Kopf zum Herzen bewältigen. Es war die kürzeste Distanz, die sie je zurückgelegt hatte, und doch sträubte sie sich eine Weile und wollte es nicht wahrhaben. Sie konnte ihre äußerlichen Symptome nicht als Hilfeschrei bzw. als Schrei nach Liebe einstufen. Jetzt hat sie einen ersten Eindruck davon bekommen, und ihr Leben ist immer noch prallvoll, doch in diesem unveränderten Leben hat sie selbst sich verändert.

Die To-do-Liste

Ich will keinesfalls behaupten, dass es im Laufe des Tages keine Aufgaben gäbe. Nichts läge mir ferner! Ich lebe in derselben Welt wie Sie, und auch meine To-do-Liste wird niemals leer. Dabei liebe ich es, die einzelnen Punkte abzuhaken. Ich liebe das sogar so sehr, dass ich etwas, was ich im Laufe des Tages schon getan habe, ohne dass es auf der Liste stand, extra dazuschreibe, damit ich es gleich abhaken kann und beim Blick auf meine Liste noch stolzer bin, weil ich an diesem Tag noch mehr erledigt habe.

Das Problem sind nicht die unfertigen Aufgaben. Oft ist es unsere Einstellung dazu, die der Gesundheit zusetzt, und diese Einstellung beruht auf Grundüberzeugungen. Wenn auf der Liste 800 Punkte stehen, kann man vor lauter Stress schon vorher in Panik geraten und sich innerlich verrückt machen oder man kann bewusst durch beide Füße die Erde spüren, so tief durchatmen, dass es mindestens elf Sekunden in Anspruch nimmt, und zur Kenntnis nehmen, dass da 800 Punkte stehen und mehr nicht.

Ob wir ruhig bleiben oder halb durchdrehen – diese Liste ist, wie sie ist. Wir können nur entscheiden, wie wir damit umgehen. Damit wir stets ruhig und zentriert bleiben, bedarf es regelmäßiger Übung. Fördern Sie die innere Ruhe durch eine bewusste Lebensgestaltung, anstatt sich mit drei doppelten Latte für den Morgen zu dopen, und prüfen Sie, wieso Sie unablässig in Angst leben. Gibt es dafür körperliche beziehungsweise biochemische Gründe (wie zu viel Koffein vor dem Mittagessen), ist es emotional bedingt oder beides?

Braves Mädchen

Nehmen wir einmal an, Sie öffnen neugierig die Tür zu Ihrem hektischen Dauerzustand: Könnte es sein, dass Sie solche Angst haben, etwas falsch zu machen, weil Sie zum »braven Mädchen« erzogen wurden, zu einer Goldmarie, die immer gut und fleißig sein will? Und jetzt bemühen Sie sich Ihr Leben lang, alles zu erledigen, bevor jemand auch nur darum bittet? Oder bevor jemand Sie anschreit, weil es noch nicht gemacht ist? Oder damit bloß keine Kritik aufkommt? Hier geht es nicht um richtig oder falsch, gut oder schlecht. Ob es gut ist, dass Sie das brave Mädchen verinnerlicht haben, darüber fällen wir an dieser Stelle kein Urteil. Manche Verhaltensweisen können uns einerseits dienlich sein, uns aber gleichzeitig auch schaden.

Was mir am Herzen liegt, ist die Frage, warum Sie sich so und nicht anders verhalten. Erst wenn man dies weiß, kann man sich bewusst für Verhaltensweisen entscheiden, die der Gesundheit gut tun, und andere loslassen, die einem nicht (mehr) gut tun.

Destruktive Verhaltensweisen in jeglichem Lebensbereich gehören gründlich auf den Prüfstand, bis wir zum Kern der Sache vorstoßen, ansonsten ist jede Veränderung ein mühsamer Kampf, und man fällt immer wieder in die alten Muster zurück.

Ich befürchte, dass ein Leben unter der falschen Prämisse, nämlich dass wir unbedingt brav und lieb sein müssten, um niemals abgelehnt zu werden, uns zwar vielleicht zu überaus netten, liebenswerten Menschen macht, uns aber zugleich auch für Dauerstress prädestiniert – einschließlich aller entsprechenden gesundheitlichen Folgen, sofern wir diese überhaupt noch erleben. Wie hoch ist der Preis, den Sie für das unablässige Bemühen, auf keinen Fall Ablehnung zu erfahren, zahlen?

Vater und Tochter

An dieser Stelle wage ich den Stich ins Wespennest. Aus emotionaler Sicht geht es um die wichtigste Aussage in diesem ganzen Buch. Mir ist noch keine dauergestresste Frau begegnet, der nicht ihr Vater das Herz gebrochen hat. Für erwachsene Frauen gilt: Entweder war, ist und bleibt der Vater ihr Held oder er hat sie in Kindheit und Jugend enttäuscht. Natürlich kann man sich im Erwachsenenalter bewusst mit diesem Thema auseinandersetzen und seinen Frieden damit machen. Mir ist nur wichtig, dass Ihr Vater eine dieser beiden Rollen gespielt hat: Held oder Herzensbrecher.

Wenn er nach wie vor der Held ist, kann kein männlicher Partner ins eigene Leben treten – oder er spielt dauerhaft die zweite Geige. Was er auch tut, er kann dem Vater nie das Wasser reichen, selbst wenn dieser Vater schon verstorben ist. Solche Frauen geraten weniger in Dauerstress, sondern bestimmen selbst, wo es langgeht.

Anderen hingegen hat ihr Vater das Herz gebrochen. So etwas kann auf dramatische Ereignisse wie Tod oder Gewalt innerhalb der Familie oder gegenüber der Gesellschaft zurückgehen. Es kann sich aber auch um Verhaltensweisen handeln, die nur Sie verletzt haben und die anderen nicht einmal aufgefallen sind, oder Kommentare, die oberflächlich betrachtet vielleicht gar nicht verletzend gemeint waren, aber als solche interpretiert wurden. Vielleicht war es nur die beiläufige Bemerkung, dass Sie ganz schön viel Geld kosten, oder (wie kürzlich bei einer Klientin) der Satz: »Du bist genau wie deine Mutter.« Vielleicht kam er auch immer zu spät zum Abholen. Kinder haben nicht die nötige emotionale Reife, um zu begreifen, dass er vielleicht immer zu spät kommt, weil er sich abrackert, um das Haus zu bezahlen, in dem sie leben, oder um die Ausbildung zu finanzieren, die er ihnen zukommen lassen möchte, damit sie später einen guten Start haben. Die Tochter sieht nur, dass der Vater nie da ist, wenn sie es sich wünscht. Und das liegt ja wohl an ihr.

Eine meiner Freundinnen fühlte sich von ihrem Vater verraten und war 32 Jahre lang wütend auf ihn, weil er an Krebs starb, als sie neun Jahre alt war. Mit 41 sagte diese Frau zu mir: »Was für ein Vater lässt seine Neunjährige im Stich?« Als wäre er einfach weggegangen, nicht gestorben. Als hätte er eine Wahl gehabt! Und doch saß diese erwachsene Frau vor mir und sprach das aus, was sie als Neunjährige empfunden hatte. Weil ihr Vater tot war, musste die Mutter arbeiten gehen, sodass meine Freundin auch ihre Mutter viel seltener sah. Hinzu kamen finanzielle Engpässe nach seinem Tod. Für meine Freundin sah das so aus, als hätte ihr Vater sie im Stich gelassen. Außerdem glaubte sie, dass das Geld knapp wäre. Sie arbeitete unglaublich hart und kümmerte sich rastlos um jeden Aspekt ihres Lebens. Wenn man sich vergegenwärtigt, auf welcher Erfahrung dieser enorme Einsatz beruht, empfindet man großes Mitgefühl mit ihr. Selbstverständlich erwachsen aus einer solchen Vergangenheit bestimmte Persönlichkeitsmerkmale. Als Außenstehender kann man dies völlig nachvollziehen und entwickelt spontan Mitleid mit dem Kind, das seinen Vater in so jungen Jahren verloren hat.

Jeder Mensch hat Verhaltensweisen, die auf alten Überzeugungen beruhen

Auch Sie haben diese Verhaltensweisen, die auf alten Überzeugungen beruhen. Doch wenn Sie sich diese nie bewusst gemacht haben, haben Sie garantiert kein Mitleid mit sich. Vielmehr werden Sie sich höchstwahrscheinlich verurteilen und voller Ungeduld und Härte behandeln. Doch nur mit Einfühlungsvermögen und Freundlichkeit gegenüber sich selbst wagt man es, die Verhaltensweisen und Glaubenssätze abzulegen, die dazu führen, dass man zu allem Ja sagt, dass man sich selbst kritisiert, falls man den irrsinnig hohen eigenen Maßstäben nicht gerecht wird, dass man Schuldgefühle entwickelt, weil man die Mutter oder die beste Freundin nicht oft genug anruft, ganz zu schweigen von den unbeantworteten E-Mails, und genau darum kommt man nie mehr richtig zur Ruhe. All diese Verhaltensweisen schaden der Gesundheit.

Stellen Sie sich Ihrer Vergangenheit!

Wenn also Ihr Vater (in der Regel unwissentlich) Ihre Gefühle verletzt hat und Sie nun der Ansicht sind, dass Sie hübscher, schlanker, größer, schlauer, lauter, ruhiger, sparsamer, großzügiger, netter, süßer, mutiger oder vorsichtiger sein müssten, damit er sie liebt, dann beruhen viele Ihrer Verhaltensweisen darauf, dass Sie ihm gewisse Erwartungen, die er vermeintlich an Sie stellt, zuschreiben.

Erinnern Sie sich? Menschen tun wesentlich mehr, um Schmerz zu verhindern, als um Lust zu empfinden. So sind wir gestrickt. Denn wir wollen überleben. Eine Frau, die sich mit aller Macht abstrampelt, so zu leben, dass der Vater stolz auf sie sein kann (oder es wäre, wenn er noch am Leben wäre), gerät in Dauerstress. Das ist eine unbewusste Entscheidung, weil ein Teil des Nervensystems diese Verbindung irgendwann einmal hergestellt hat, um unser Überleben zu sichern. Erwachsene hingegen können zu dem logischen Schluss gelangen, dass ein derart stressiges Leben gesundheitsschädlich ist (wie in den vorherigen Kapiteln dargelegt) und die Beziehungen zu den Menschen, die uns am nächsten stehen, belasten kann.

Stellen Sie sich also Ihrer Vergangenheit und betrachten Sie die Ereignisse aus einer anderen Perspektive. Es ist an der Zeit, die Welt so zu sehen, wie sie wirklich ist, nicht durch die Augen des inneren Kindes. Es wird Zeit, dass Sie für sich und Ihre Entscheidungen die Verantwortung übernehmen. Echtes Verständnis für das, worauf diese Entscheidungen beruhen (Zurückweisung vermeiden), ändert alles.

Behandeln Sie sich selbst wie ein geliebtes Kind!

Wenn Sie anfangen, diese vergangenen Geschichten zu untersuchen (die im Widerspruch zur Realität stehen), kommt es darauf an, dass Sie mit sich umgehen wie mit einem geliebten Kind. Bei so viel Zärtlichkeit löst sich die Furcht, nicht zu genügen, auf und steht als Antriebskraft für das heutige Verhalten nicht mehr zur Verfügung. Je bewusster Sie leben und je stärker Sie im Augenblick präsent sind, desto klarer erkennen Sie, dass Sie wunderbar sind. Jedes kleine Mädchen auf der Welt wird mit dem Wissen geboren, dass es wunderbar ist – nicht im Sinne von eitel, sondern im Sinne von wertvoll. Und das verlieren wir. Es liegt in der Natur des Menschen. Mädchen verlieren dieses Wissen zu unterschiedlichen Zeitpunkten, aber am Ende verlieren wir es alle. Und ich glaube, dass wir den Rest des Lebens darum ringen, dieses Gefühl zurückzubekommen. Dabei sollen uns Essen, Kaufen, berufliche Erfolge oder das Bemühen, andere Menschen glücklich zu machen, helfen. Doch wenn wir wüssten, wer wir wirklich sind, wären wir hingerissen.

Das Gefühl der Anerkennung

Die Autorin Allison Pearson beschreibt das »Vaterding« in ihrem genialen Werk »I Don't Know How She Does It« mit den Worten ihrer Heldin Kate, einer unglaublich geschäftigen Frau mit hoch dotiertem Job in der Londoner Innenstadt und zwei Kindern und noch so viel mehr folgendermaßen: »Das ist nämlich das Komische. Alle Frauen in der Stadt, die ich kenne, sind auf die eine oder andere Weise Papatöchter. Candys Vater ist gegangen, als sie fünf war, und ich glaube, seitdem ist sie auf der Suche nach ihm. Debras Vater hatte eine Motorenfabrik in den West Midlands. Deb und ihre Schwestern bekamen ihn gelegentlich am Wochenende zwischen den Golfrunden zu Gesicht. Töchter, die danach streben, der Sohn zu sein, den ihre Väter nie hatten, Töchter, die Klassenbeste waren, um damit den Mann auf sich aufmerksam zu machen, der immer anderweitig beschäftigt war, Töchter, die dem Geist der väterlichen Liebe nachjagten. Warum also wollen wir Papatöchter ausgerechnet an einem derart frauenfeindlichen Ort arbeiten?

Weil nur die Anerkennung der Männer uns wahren Trost bringt. Ist das nicht traurig? Ist das nicht unglaublich traurig?«

Wen betrifft das Rushing-Woman-Syndrom?

Als mir klar wurde, welche enormen gesundheitlichen Konsequenzen der empfundene Druck und die ständige Eile mit sich bringen, fragte ich mich sofort: Woher kommt das, was erhält es aufrecht und wen betrifft das? Meine Überlegungen zu diesen Fragen habe ich bereits dargelegt. Zur dritten Frage möchte ich jedoch noch etwas ergänzen.

Bei meinen Überlegungen, wer Dauerstress ausgesetzt ist, dachte ich zunächst an Frauen zwischen 30 und 50. Nachdem ich meine Klientinnen jedoch in den letzten fünf Jahren auch in dieser Hinsicht beobachtet habe, ist mir klar, dass kaum eine Frau immun dagegen ist. Ich kenne unwahrscheinlich freundliche, liebevolle, großzügige Frauen, die noch mit Ende 60 innerlich in Panik verfallen, wenn jemand sie um etwas bittet. Spontan fallen mir jetzt besonders zwei ein, die beide belegen, dass der permanente Stress nicht nur aus den rasant anwachsenden technischen Möglichkeiten erwächst.

Zwei Beispiele

Diese besagten Frauen schreiben beide keine E-Mails, und ihre Handys dienen nur dem Zweck, mit den Verwandten in Übersee Kontakt zu halten. Unabhängig voneinander suchten sie mich aus unterschiedlichen gesundheitlichen Gründen auf: Die eine wollte abnehmen, die andere hatte so starken Durchfall, dass sie morgens nicht einmal bis zum Ende der Straße spazieren konnte, ohne abrupt nach Hause rennen zu müssen. Untersuchungen beim Gastroenterologen waren ergebnislos geblieben. Ich fragte diese Dame, wie es um die Beziehung zu ihren engsten Angehörigen stünde. Ihre Kinder seien Schätze, sagte sie (beide waren erwachsen und lebten im Ausland), doch ihren Mann könne sie kaum ertragen, so tyrannisch sei er. Er hatte diverse Affären gehabt, von denen sie wusste, und beim kleinsten Missgeschick fuhr er aus der Haut und schrie herum. Äußerlich wirkte sie glücklich, aber innerlich war sie ständig auf der Hut und immer in größter Eile. Sie glaubte, ihn zu lieben, sagte sie. Tatsächlich allerdings lebte sie in ständiger Angst vor ihm, nicht wegen körperlicher Gewalt, sondern wegen der seelischen. Dennoch blieb sie, weil ihr der Gedanke, das Heim zu verlieren, das sie in den letzten vierzig Jahren geschaffen hatte, unerträglich vorkam. Als ich sie fragte, ob sie glaube, dass er sie noch liebe, verneinte sie. Er hätte vor 37 Jahren aufgehört, sie zu lieben, dabei hätte sie in jeglicher Hinsicht an ihrem Aussehen, ihrem Körper, ihrer Kochkunst und ihrer unglaublichen Hingabe gearbeitet, um sich seine Liebe zu verdienen. Und dieser Wunsch nach seiner Liebe geht in das Bedürfnis über, jeden glücklich zu machen … um des lieben Friedens willen.

Aus dieser Quelle nähren sich die Eile, der Dauerstress und die Unbedingtheit, mit der wir Frauen unsere To-do-Liste angehen. Wir wollen uns die Liebe verdienen. Niemals zurückgewiesen werden. Und natürlich zu viel Koffein. Aber das hatten wir schon zur Genüge.

Auch hier möchte ich nicht werten. Ich möchte Ihnen mit dieser Geschichte einfach nur zeigen, dass der Dauerstress, der heutzutage den Alltag so vieler Frauen prägt, nicht nur auf moderner Technik und ständiger Erreichbarkeit beruht. Die Technik macht es Menschen wie mir (Gesundheitsberaterinnen) nur leichter, dies zu sehen. Wenn man versucht, etwas zu füllen, was mit dem, was man dazu wählt, nicht gefüllt werden kann, wird die Leere nie vergehen, und man möchte immer noch mehr. Normalerweise lässt sich so etwas aber nur erkennen, indem man die eigene Innenwelt erforscht.

Das Zusammenspiel aus Gedanken, Emotionen, Überzeugungen und Handlungen

Gedanken und Überzeugungen lösen Emotionen aus, und Emotionen lösen Handlungen aus. Umgekehrt können Emotionen auch zur Ausprägung von Überzeugungen führen, die wiederum Handlungen auslösen. Wie wir auf andere Menschen reagieren und wie wir unsere

Kinder, Partner, Kollegen und auch Fremde behandeln, beruht auf solchen Grundüberzeugungen. Alles, was wir tun, jedes Wort, das wir sagen, jede Beziehung, die wir eingehen, ist Ausdruck dessen, woran wir glauben. Eine Teilzeitkollegin von mir, Sonia, sagte einmal zu mir, sie wünschte, sie könnte in Vollzeit mit mir zusammenarbeiten und zwar für immer. Ich musste lachen und fragte sie nach dem Grund, da zählte sie auf: Ich wäre immer fröhlich, ich wäre freundlich zu ihr und wir könnten zusammen lachen. Als ich nach ihren anderen Jobs fragte, meinte sie, dort würde kaum jemand auch nur lächeln, und die meisten redeten kein Wort mehr mit ihr, sobald sie wüsste, was sie zu tun hätte. Deshalb frage ich mich, ob Höflichkeit und Freundlichkeit womöglich vom Aussterben bedroht sind.

Jeder Mensch hat seine Geschichte. Es gibt einen Grund dafür, warum wir so sind, wie wir sind. Daran sollte man immer denken, denn es hilft dabei, andere zu verstehen und nicht über sie zu urteilen.

Der Dalai Lama hat es sehr schön in Worte gefasst: »Mitgefühl und Liebe sind die Grundpfeiler des Menschseins. Deshalb können schon wenige Einzelne, die sich bemühen, mit sich im Reinen und glücklich zu sein, und anderen gegenüber verantwortungsbewusst und gütig bleiben, ihre Gemeinschaft positiv beeinflussen.«

Und Tony Robbins sagte dazu: »Je mehr du das Beste in anderen erkennst, desto dankbarer bist du für die Gaben, die sie zu genau diesen Menschen machen. Je mehr du dieser Dankbarkeit Ausdruck verleihst, desto lebendiger und erfüllter fühlst du dich – und desto besser bist du in der Lage, das Beste an dir selbst zu würdigen.«

Nicht genug

Die Überzeugung, dass man nicht genug ist und nicht genug hat, kann dazu führen, dass man genau die Menschen schlecht behandelt, die man eigentlich liebt. Es kann auch das verzweifelte Verlangen nach mehr auslösen… mehr von etwas oder jemandem. So etwas zeigt sich zum Beispiel, indem wir zu viel essen, übertriebene Ausgaben tätigen oder uns immer wieder auf kurze intime Begegnungen einlassen. Die Überzeugung, nicht genug zu haben, macht dann blind und gefühllos gegenüber denen, die weniger haben – weil wir ja glauben, selbst zu dieser Gruppe zu gehören. Wer im Bann des Mangels festhängt, kennt nur noch eine einzige Aufgabe: mehr zu bekommen, was auch immer dafür zu tun ist. Wenn uns in diesem Zustand ein erheblicher Geldbetrag in den Schoß fällt, sehen wir es nicht, sondern werden einen Weg finden, das Geld verschwinden zu lassen, damit unser Umfeld weiterhin mit den eigenen Überzeugungen übereinstimmt.

Wir glauben nicht, was wir sehen, sondern wir sehen, was wir glauben!

Jahrzehntelang hat die Wissenschaft mit zahllosen Experimenten von der Wirkung von Antifaltencremes bis zur Autofarbe nachgewiesen, dass wir nicht glauben, was wir sehen, sondern sehen, was wir glauben. Lassen Sie das mal einen Moment auf sich wirken.

Solange wir nicht bereit sind, unsere Überzeugungen in Worte zu fassen (weil die Umstände uns dazu zwingen oder weil wir plötzlich schmerzhaft erkennen, dass wir durch eine verzerrte Brille blicken oder weil wir es satt haben, ständig unserem Leben hinterherzuhetzen und dafür mit unserer Gesundheit zu bezahlen), bleiben wir in unserer selbst geschaffenen Version der Realität verhaftet und handeln dementsprechend.

Darum sieht eine Frau, die glaubt, dass alle Männer fremdgehen, den »Beweis« dafür in jeglicher Interaktion zwischen ihrem Mann und einer beliebigen Frau. Darum verjubeln Lottogewinner ihr Geld und sind am Ende pleite. Obwohl sie Millionen besitzen, halten sie sich für arm, und unsere Handlungen entsprechen immer unseren Überzeugungen.

Wer sich seiner Überzeugungen nicht bewusst ist, wird weiterhin der Meinung sein, dass die eigene Version der Realität die einzige Wahrheit ist, nicht das, was wir aufgrund unserer Überzeugungen so entschieden haben.

Das Benennen von Überzeugungen und das Erforschen der eigenen Gefühle ist ein spannender Prozess, der das Herz öffnet und nie zu Ende geht.

Das schlummernde Selbst

Manchmal dient Eile einem wichtigen Zweck. Solange die Anstrengung vorübergehend bleibt, werden Körper und Seele davon auch nicht beeinträchtigt. Wir werden problemlos damit fertig. Wenn man jedoch Tag für Tag und Jahr um Jahr in diesem Zustand verweilt, kann uns dies gesundheitlich teuer zu stehen kommen.

Vielen Frauen, die wegen verschiedenster Gesundheitsbeschwerden zu mir kommen, sage ich auf den Kopf zu, dass die körperlichen Symptome einzig und allein auf dem Dauerstress beruhen. Entweder streiten die Frauen dann sofort ab, dass sie gestresst sind, auch wenn die Bluttests eine deutliche Sprache sprechen, und erklären, ihr Leben sei nun einmal so. Oder aber die Frauen versprechen, es langsamer anzugehen (»Komisch, dass Sie das sagen, meine Mutter sagt auch immer, ich soll mal langsamer machen.«), setzen es aber letztlich nicht um. Sie ändern nichts, keinen einzigen Aspekt ihres Lebensstils.

Solange der Sympathikus dominiert, können die beste Diät, die besten Supplemente und das beste Trainingskonzept nichts bewirken. Damit der Parasympathikus in Ruhe verdauen und den Körper reparieren kann, müssen Frauen als allererstes begreifen, was die Sympathikusdominanz ihnen antut, also warum sie etwas ändern müssen. Im zweiten Schritt müssen sie dann ihre Innenwelt erkunden, bis sie verstehen, warum sie dieses Gefühl haben, alles ganz schnell und dringend erledigen zu müssen.

Inzwischen wissen Sie, dass im Körper uralte hormonelle Mechanismen aktiv sind, die meinen, dass sie das Thema Überleben besser beherrschen als der bewusste Verstand. Der Körper kann ein großartiger Lehrmeister sein, wenn wir lernen, seine Botschaften zu entschlüsseln. Und unsere Verhaltensweisen, unser überschüssiges Körperfett oder eine unangemessene Panik gegenüber dem Leben sind mitunter nur Ausdrucksformen, die uns verzweifelt daran erinnern möchten, dass ein Teil von uns müde ist und Ruhe braucht, wohingegen ein anderer, schlummernder Teil erwachen sollte. In uns Frauen schlummert das tiefe Wissen, wie wertvoll wir sind, und dass wir nur die allerbeste Behandlung verdient haben, umfassende Freundlichkeit und Pflege, Nahrung für Körper, Geist und Seele. All diese Geschenke können und sollten wir uns bewusst zugestehen. Jeden Tag.

Und die Mütter, die dies lesen, jene Frauen, die Schuldgefühle für normal halten, möchte ich darum bitten, sich eines einzuprägen: Sie sind die beste Mutter, die Ihr Kind je haben wird. Für unsere Kinder sind wir das Barometer und der Kompass für diese Welt. Und jedes Kind glaubt, dass die eigene Mutter absolut wunderbar ist.

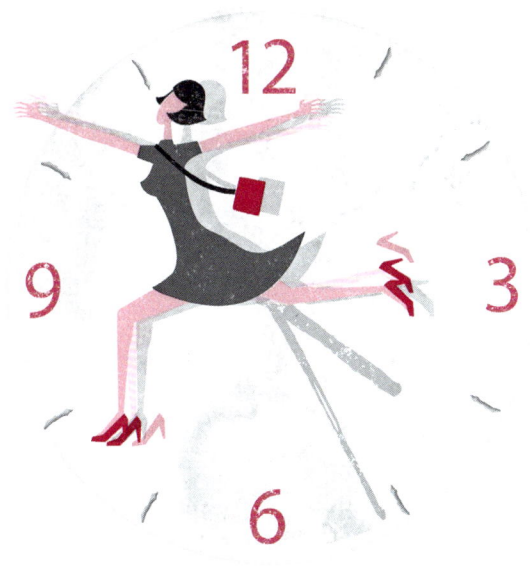

Kapitel 6
Der hohe Preis von Dauerstress

Von Angst, Schlafstörungen und Zyklusproblemen

Dieses Kapitel schreibe ich mit noch mehr Liebe zu all den Frauen auf der ganzen Welt und großem Respekt vor ihnen. Ich glaube, dass viele Frauen sich nicht bewusst machen, welchen Preis sie körperlich für Dauerstress zahlen – mit starken Beschwerden vor der Periode oder in der Menopause, Reizdarmsyndrom, Schlafstörungen, »unerklärlicher« Gewichtszunahme sowie (auf emotionaler Ebene) Angst, Stimmungsschwankungen, Ärger, Ungeduld und der Neigung, die Schuld bei anderen zu suchen. All das führt leicht dazu, dass eine Frau sich selbst nicht mehr leiden kann, sich verurteilt und ihrem Körper gegenüber ein Misstrauen aufbaut, das ihrer Gesundheit und ihren Beziehungen nicht gut tut. Dieses Thema lässt sich nicht locker und oberflächlich abhandeln, und genau darum möchte ich noch einmal auf meinen einleitenden Satz zu diesem Kapitel hinweisen. Frauen sind wirklich beeindruckend. Und sie schaffen alles. Meine Sorge ist, dass das von ihnen wahrgenommene Bedürfnis, für alle Menschen alles sein zu müssen, sie weit teurer zu stehen kommt, als den meisten Frauen je bewusst wird.

Prämenstruelles Syndrom (PMS)

Der Zusammenhang zwischen Stress und prämenstruellen Beschwerden ist sowohl wissenschaftlich betrachtet als auch aus meiner Beratungserfahrung heraus nicht zu leugnen. Wie Sie inzwischen wissen, hält der Körper die Welt nicht für »sicher«, solange die Nebennieren große Mengen Stresshormone erzeugen. Für Ihre persönliche Sicherheit und die der Menschheit wird in den Nebennieren zugleich die Progesteronproduktion gedrosselt, damit Sie in diese stressreiche Welt nicht auch noch ein Kind setzen. Umgekehrt bedeutet dies natürlich nicht, dass eine gestresste Frau nicht schwanger werden könnte; schließlich sind auch der seelische und der rein körperliche Fortpflanzungstrieb sehr starke Einflüsse. Sobald jedoch die Wirkungen des

Adrenalins durch den Wegfall des angstmildernden Progesterons verstärkt werden, haben wir das biochemische Rezept für permanenten Stress und die Ausgangsbasis für das prämenstruelle Syndrom.

Die zweite Hormonsituation, die das prämenstruelle Syndrom nach sich ziehen kann, haben wir ebenfalls in dem Abschnitt über Sexualhormone besprochen. Östrogendominanz beruht nicht immer auf unzureichender Progesteronproduktion, sondern kann auch durch übermäßige Östrogenproduktion entstehen. Wenn das Östrogen einen Monat lang im Körper gewirkt hat, entscheidet die Leber, ob sie es ausscheidet oder recycelt. Wenn die Leber sich in erster Linie für die Entgiftung und Ausscheidung von Substanzen entscheidet, die der Körper als deutlich giftiger und gesundheitsschädlicher einstuft, wird das Östrogen eher wiederverwertet. Östrogen ist für den Körper kein Gift, denn es wird von den Eierstöcken und den Fettzellen hergestellt. Dank der Östrogene aus der Umwelt, östrogenähnlichen Substanzen aus Kunststoffen und Pestiziden sowie synthetischen Östrogenen in der Antibabypille und Präparaten für die Hormonersatztherapie sind wir mehr Östrogenen ausgesetzt als je zuvor in der Geschichte der Menschheit. Gleichzeitig belasten Frauen ihre Leber vermehrt durch Alkohol, Koffein und schnell verfügbaren Zucker. Auch dies ist ein Rezept für Dauerstress und eine andere Form von PMS infolge einer Überlastung der Leber.

Ärger

Das Szenario der gestauten Leber geht mit einem zusätzlichen Faktor einher, der das Leben und die Beziehungen von Frauen belasten kann, nämlich Ärger. Ich sage nicht, dass irgendeine Emotion per se schlecht ist. Jeder Mensch kann Emotionen auf eine konstruktive oder eine destruktive Weise ausdrücken. Unsere Emotionen können für unsere Umgebung hilfreich sein oder nicht. Kombinieren wir nun Gefühle wie Ungeduld, Frust und Ärger, die in einer gestressten Frau oft gleichzeitig aufkommen, mit einer überlasteten Leber, mit einem Übermaß an Stresshormonen und zugleich oft wenig Progesteron, und kurbeln wir das Adrenalin mit ein paar Tassen Kaffee weiter an, dann wird die

Frau aus dieser Kombination heraus zu einem wandelnden Pulverfass. Und so kann sie aus scheinbar nichtigem Anlass explodieren – wegen der Butter, die jemand nicht in den Kühlschrank gepackt hat, oder wegen dem nassen Handtuch auf dem Badezimmerboden. Und wer bekommt diese Explosion am ehesten zu spüren? Die Menschen, die ihr am allerwichtigsten sind: ihre Familie, ihre Mitbewohner oder die Kollegen. In erster Linie aber die Familie. Das Ergebnis, so sagt es ein schönes buddhistisches Sprichwort, sieht wie folgt aus: »Du wirst nicht für deine Wut bestraft, deine Wut wird deine Strafe sein.«

Sollten Sie sich in dieser Beschreibung wiedererkennen, weil Sie Ihre Kinder oder Ihren Mann anschreien, obwohl Sie sich wünschten, es wäre anders, und sollten Sie sich vor der Menstruation schwerer beherrschen können, so machen Sie sich bitte bewusst, dass hinter solchen Wutausbrüchen sehr wahrscheinlich der oben beschriebene Hormoncocktail steckt.

Was können Sie dagegen tun?

Wenn Sie regelmäßig Wein oder andere alkoholische Getränke konsumieren, sollten Sie darauf verzichten. Machen Sie für drei Monate Pause. Ihre Leber schreit unüberhörbar nach Veränderung. Noch wichtiger ist diese Umstellung, wenn Ihre Brust zu Verhärtungen neigt und dies vor der Menstruation schlimmer wird. Der Verzicht auf Wein ist für Sie unvorstellbar? Dann bemühen Sie sich doppelt darum! Schließlich ist es nur ein Getränk und drei Monate sind in einem langen Leben eine kurze Zeit. Wenn es Ihnen immer noch unmöglich erscheint, sollten Sie auf Gin oder Wodka mit Mineralwasser umsteigen und frische Zitrone oder Limette dazu kombinieren. Achten Sie auf die Alkoholmenge und genehmigen Sie sich maximal zwei Drinks pro Tag bei mindestens zwei alkoholfreien Tagen pro Woche.

Zusätzlich sollten Sie die Strategien gegen Östrogendominanz anwenden (im letzten Kapitel dieses Buches). Und zu guter Letzt machen Sie sich bitte klar, dass diese Veränderungen nicht nur für Sie selbst und für Ihre körperliche Gesundheit, sondern auch für diejenigen erforderlich sind, die Sie lieben. Diese Menschen verstehen nicht, worauf Ihre Ausbrüche beruhen. Sie glauben, es ginge um sie, und sie müssten sich ändern, damit Sie in der Lage sind, sie zu lieben. Um unserer Kinder willen müssen wir Verantwortung für unser Handeln übernehmen, und wie Sie inzwischen wissen, ist unser Handeln nur der äußerliche Ausdruck unserer Grundüberzeugungen.

Alkohol

Ich kenne Frauen, die ernsthaft der Meinung sind, dass zwölf Flaschen Wein pro Woche nicht schaden könnten. Dabei kann keine Frau auf dieser Erde physisch und psychisch dauerhaft mit so viel Alkohol zurechtkommen. Die meisten Frauen, die ich kenne, trinken zu viel – das heißt, sie nehmen Alkoholmengen zu sich, die aus wissenschaftlicher Sicht nicht mehr als harmlos einzustufen sind. Harmlos in welcher Hinsicht? Nun, in erster Linie in Bezug auf das Krebsrisiko. Regelmäßiger überhöhter Alkoholkonsum hängt unwiderlegbar mit vielen verschiedenen Krebsarten zusammen: Brustkrebs, Darmkrebs, Magenkrebs, Leberkrebs, Krebs im Hals- und Rachenbereich und Speiseröhrenkrebs. Es besorgt mich zutiefst, dass so viele Frauen regelmäßig zu viel Alkohol konsumieren. Bitte wachen Sie auf und ändern Sie etwas in diesem Bereich, bevor eine gesundheitliche Krise Sie dazu zwingt. Wenn Sie gegenwärtig zu viel trinken, wissen Sie selbst das ganz genau, auch ohne dieses Buch oder eine Gesundheitsberatung. Folgen Sie also bitte Ihrer Intuition und ändern Sie Ihr Verhalten. Wie geht das? Hier gibt es verschiedene Möglichkeiten.

Wählen Sie Ihren individuellen Weg

Vielleicht möchten Sie Ihr Essverhalten umstellen. Viele Menschen trinken, sobald sie nach Hause kommen, weil sie Hunger und Durst haben. Trinken Sie zu diesem Zeitpunkt ein Glas Wasser und essen Sie ein paar Nüsse. Fragen Sie sich dann explizit: Möchte ich jetzt immer noch Wein?

Sie können auch regelmäßig deutlich mehr grünes Gemüse essen. Der bittere Grundgeschmack trägt dazu bei, dass die Geschmacksknospen weniger nach Alkohol (und oft auch nach weniger Zucker) verlangen. (In meinem Kochbuch »Stoffwechsel-Kick« finden Sie hierzu weitere Informationen und hilfreiche, leckere Rezepte.)

Vielleicht entscheiden Sie sich auch, einen Monat gänzlich ohne Alkohol auszukommen. Oder zwei. Oder drei. Ich hatte Frauen in meiner Praxis, die das zuerst unvorstellbar fanden und es dann im Endeffekt problemlos geschafft haben. Wenn Sie anschließend entscheiden, doch wieder Alkohol zu trinken, beschränken Sie den Genuss auf einen oder zwei Tage pro Woche – und auch nicht unbedingt jede Woche. Alkohol kann ruhig besonderen Anlässen vorbehalten bleiben.

Vielleicht möchten Sie sich auch mit der emotionalen Komponente auseinandersetzen. Nehmen Sie sich die Aussagen »Alkohol ist …« oder »Wein ist …« vor und ergänzen Sie Ihren Satz solange, bis Sie Gänsehaut bekommen. Dann sind Sie bis zu dem wahren Kern durchgedrungen und durchschauen, welche Geschichte Sie für Ihren Drink erfunden haben. Danach stellen Sie sich die Frage, auf welche Weise Sie dieses Gefühl alternativ erreichen könnten, und stärken diese Aspekte in Ihrem Leben. Vielleicht finden Sie auch heraus, dass Sie sich unbewusst eine Geschichte zum Alkohol (und warum Sie ihn »brauchen«) ausgedacht haben, um eine harte Zeit durchzustehen. Allerdings sind Sie anschließend dabei geblieben und jetzt kennen Sie nur noch diese Möglichkeit, sich zu entspannen. Aber Sie haben sich dafür nicht Ihr Leben lang auf Alkohol verlassen. Es gibt noch viele andere Möglichkeiten. Wenn Sie außerdem weniger herumeilen – und das werden Sie, sobald Sie mit den Methoden aus dem Kapitel »Emotionen« den wahren Ursachen Ihrer Hetzerei auf den Grund gegangen sind –, sind Sie weniger aufgekratzt und gestresst, sodass das Bedürfnis nach Alkohol lange nicht mehr so oft auftritt. Sie werden Ihr Leben durch eine neue Brille betrachten und feststellen, dass Sie jederzeit entspannen können.

Den nachfolgenden Artikel, der noch weitere spannende Fakten enthält, habe ich für die Januarausgabe einer Frauenzeitschrift geschrieben.

Alkohol Die Feiertage sind nun vorbei, doch die Nachwehen des übermäßigen Alkoholkonsums sind womöglich noch mehr oder weniger deutlich zu spüren (oder zu sehen). Vielleicht in Form von mehr Fettpölsterchen oder Cellulitis, vielleicht in Form von Energie- und Antriebsmangel oder vielleicht auch in Form von stärkeren PMS-Beschwerden oder Stimmungsschwankungen. An all diesen Problemen kann der Alkohol schuld sein. Der kurzfristige Spaß kann dem klaren Denken und dem Urteilsvermögen zusetzen. Häufig ist der Januar der Monat der guten Vorsätze, was Gesundheit und Abstinenz angeht. Manche warten für diese Alkoholpause bis zum Februar, weil der immerhin die wenigsten Tage hat. Andere nutzen regelmäßig die Fastenzeit.

Menschen trinken aus vielen Gründen. Manche mögen die damit verbundene gesellige Stimmung, andere möchten gezielt abschalten. Wieder andere möchten sich mit Alkohol von unangenehmen Gedanken und Gefühlen ablenken. Damit wird er zur Bewältigungsstrategie. Unabhängig vom Grund trinken die meisten Menschen zu viel und nehmen dies nicht einmal zur Kenntnis.

Welche Menge ist gesundheitlich unbedenklich?

Ein »Standarddrink« enthält circa zehn Gramm reinen Alkohol, egal um welches alkoholische Getränk es sich handelt. Das entspricht einer kleinen Flasche Bier (330 Milliliter), einem Gläschen Schnaps (30 Milliliter), einem Glas Sekt (170 Milliliter) oder einem kleinen Glas Wein (100 Milliliter). Mehr nicht! Wenn Sie das nächste Mal ein Glas Wein einschenken, sollten Sie es daher abmessen und sich bewusst machen, wie viel Sie persönlich für normal halten. Bei den meisten Menschen ist diese Menge deutlich größer als 100 Milliliter, und deshalb trinken die meisten zu viel, ohne es zu registrieren.

Die aktuellen Empfehlungen der verschiedenen kardiologischen Gesellschaften lauten: Frauen sollten pro Tag maximal zwei Standarddrinks bei zwei alkoholfreien Tagen pro Woche zu sich nehmen. Bei Männern gelten drei Standarddrinks pro Tag als akzeptabel (ebenfalls bei zwei alkoholfreien Tagen in der Woche).

Übermäßiger Konsum hat Folgen

Wir alle kennen die öffentlichen Lobeshymnen auf das gesunde Glas Rotwein und schließen dann irgendwie darauf, dass Trinken richtig ist – immerhin tut man etwas Gutes für sein Herz. Beachten Sie aber bitte auch die Stellungnahme der Amerikanischen Krebsgesellschaft zum Thema Alkohol. Hier wird ausdrücklich eine noch geringere Menge empfohlen: maximal zwei Drinks pro Tag für Männer und nur einer für Frauen, ebenfalls bei zwei alkoholfreien Tagen pro Woche für beide Geschlechter.

Wenn Sie sich an diese Grenzen halten, möchte ich Ihnen nicht nahelegen, ganz auf Alkohol zu verzichten. Zweifellos kann der Genuss sehr angenehm und anregend sein. Ich möchte eigentlich nur, dass Sie sich ehrlich eingestehen, welche Wirkung Alkohol auf Sie hat. Sie wissen genau, ob Sie zu viel trinken und ab welchem Punkt dies Ihre Gesundheit beeinträchtigt. Alkohol kann auch Einfluss darauf haben, wie wir mit den Menschen umgehen, die wir am meisten lieben, und natürlich beeinflusst er, wie wir uns selber sehen. Wenn Sie also etwas trinken, dann wählen Sie Ihr Getränk mit Bedacht und genießen Sie es, anstatt auf die missverständliche Botschaft hereinzufallen, Alkohol wäre gesund.

Es besteht ein unbestreitbarer Zusammenhang zwischen dauerhaftem übermäßigen Alkoholgenuss und der Entstehung von Brustkrebs, der sich über viele Jahre hinweg immer wieder bestätigt hat. Trotzdem hört man davon nur selten. Die Amerikanische Krebsgesellschaft geht davon aus, dass »schon wenige Drinks pro Woche das (Brustkrebs-)Risiko erhöhen können«.

Der menschliche Körper kann Alkohol als solchen nicht ausscheiden. Zuvor muss er in der Leber in Acetaldehyd umgewandelt werden, welches dann ausgeschieden werden kann. Dies ist die unangenehme Substanz, die nach einer feuchtfröhlichen Nacht Kopfschmerzen (einen »Kater«) bereitet. Wenn die Leber ihre Arbeit nicht vollständig erledigt und der Alkohol sich im Blut anreichert, fallen wir schlimmstenfalls ins Koma und sterben. Ja, so giftig ist Alkohol. Und das sage ich mit Bedacht. Zum Glück springt die Leber immer wieder in die

Bresche, kommt ihrer Arbeit nach und hält uns am Leben. Auf die Dauer bleibt dies allerdings nicht folgenlos.

Das Problematische am täglichen oder auch nur regelmäßigen Alkoholgenuss ist, dass die Leber dem Alkohol eine solche Priorität einräumt, dass andere Substanzen, die ebenfalls zur Ausscheidung vorbereitet werden sollten, dabei ins Hintertreffen geraten und stattdessen recycelt werden. Zwei Beispiele dafür sind Östrogen und Cholesterin. Ein überhöhter Spiegel solcher Substanzen beruht häufig auf ihrer Rückführung in den Kreislauf – und das kann der Gesundheit schaden.

Es geht auch ohne!

Wenn Sie eine Zeitlang komplett oder teilweise auf Alkohol verzichten oder auch nur Ihre Trinkgewohnheiten ändern möchten, dann gibt es einen einfachen Trick: Schenken Sie sich in Situationen, in denen Sie normalerweise ein Glas Wein trinken würden, ein anderes (alkoholfreies) Getränk ein, und machen Sie genau das, was Sie sonst auch tun: sich mit dem Partner unterhalten, kochen oder mit der Freundin telefonieren. Häufig ist das Glas Wein mit einer angenehmen Tätigkeit verknüpft, die uns viel wichtiger ist als der Alkohol an sich. Bereiten Sie sich eine leckere Tasse Tee oder füllen Sie Ihr Weinglas mit Mineralwasser, geben Sie etwas Zitrone oder Limette dazu, und erhöhen Sie auf diese Weise ganz einfach die Zahl Ihrer alkoholfreien Lebenstage.

Gestehen Sie sich bitte ehrlich ein, wie Alkohol Sie und Ihre Mitmenschen beeinflusst. Wenn hier bei Ihnen etwas zu klingeln beginnt, dann schrauben Sie Ihren Konsum in kleinen Schritten zurück – seien Sie dabei stets freundlich zu sich selbst. Kalorienmäßig entspricht ein Glas Wein drei Scheiben Brot. Es gibt so viele Frauen, die aus Figurgründen auf Brot verzichten, die unmöglich auch nur eine Scheibe Brot am Tag essen könnten, die aber trotzdem an mehreren Abenden der Woche eine halbe oder ganze Flasche Wein (oder mehr) trinken.

Dies ist Teil eines Teufelskreises. Wenn eine Frau müde und verkatert aufwacht, greift sie meist zu Kaffee. Das macht vielleicht den Kopf frei, belastet aber die Leber zusätzlich und kurbelt die Adrenalinproduktion wieder an. Bei Frauen, die nur an diesen beiden Stellschrauben drehen, geht der Dauerstress ganz von selbst deutlich zurück, wovon auch Gesundheit und Lebenslust profitieren.

Wie Alkohol Menschen verändert und wann man aufhören sollte zu trinken

Der nachfolgende Text entstammt der E-Mail einer Patientin, die mich wegen ihrer PMS-Beschwerden aufsuchte – nennen wir sie Elise. Sie sagte, es wäre so schlimm, dass sie sich die meiste Zeit am liebsten von ihrem liebevollen Mann scheiden lassen würde. Sie war bereit, jeden Ratschlag zu befolgen, um diese Beschwerden loszuwerden. Als ich sie jedoch bat, zwei Zyklen lang auf Alkohol zu verzichten, weigerte sie sich. Dann aber konnte sie sich doch dazu durchringen, und am Ende von drei sehr erhellenden Monaten schrieb sie mir schließlich eine Mail, aus der ich hier – mit Elises ausdrücklicher Genehmigung – einen Auszug veröffentliche.

»Als Sie mich aufforderten, zwei Monate lang auf Alkohol zu verzichten, war mir eigentlich zum Heulen zumute. Stattdessen reagierte ich genau wie immer und wurde wütend (worauf Sie mich aufmerksam machten). Inzwischen sind drei Monate vergangen, und ich kann kaum in Worte fassen, wie anders ich mich fühle. Ich hätte mir nie träumen lassen, dass ich meine PMS-Beschwerden ernsthaft loswerde. Aber es ist alles weg. Ein Teil von mir ist nach wie vor erschüttert darüber, wie ich vorher war. Zum Glück erinnert mich mein Mann regelmäßig daran, dass all dies nun der Vergangenheit angehört. Trotzdem bin ich noch im Nachhinein entsetzt. Und damals konnte ich es nicht einmal sehen. Jetzt hingegen sehe ich es bei anderen Frauen. Mit manchen davon bin ich befreundet. Sie schreien ihre Kinder in einer Art und Weise an, die nicht mehr akzeptabel ist. Kinder verstehen nicht, dass es eine Substanz gibt, die die Persönlichkeit verändert. Sie kennen nur eine Person, und diese Person bedeutet ihnen alles auf der Welt, und manchmal ist diese Person anders, und für ein Kind bedeutet das, dass es wohl etwas falsch gemacht hat. Ich will nicht, dass Frauen denken, ich würde sie verurteilen, denn es ist eher so, als ob sie nichts dagegen tun könnten, geschweige denn, dass sie es erkennen. Andererseits habe ich den Eindruck, sie verhielten sich selbst wie ein Kind, weil sie keine Verantwortung für ihr Handeln übernehmen. Wenn Alkohol dazu führt, dass man seine Kinder anschreit oder vernachlässigt, sollte man aufhören zu trinken."

So wichtig sind Geduld und Freundlichkeit

Der Dalai Lama hat einst das Prinzip des Ärgers auf brillante Weise beschrieben. Demnach ist Ärger blinde Energie, die (kurzfristig) den Teil im Gehirn abschaltet, der zwischen richtig und falsch unterscheiden kann. Ärger könne die Realität nicht erfassen. Um uns einem Problem zu stellen, müssten wir die Realität kennen, und um die Realität zu untersuchen, muss der Geist ruhig sein. Sonst ist unsere Sicht nicht objektiv. Damit ein Mensch seine Intelligenz ordnungsgemäß nutzen kann, muss der Geist ruhig sein. Ärger zerstört den inneren Frieden und die Fähigkeit, die Realität zu prüfen. Die Methode meiner Klientin Elise, ihre »Blindheit« zu bereinigen, war eine Ernährungsumstellung. Der vorübergehende Alkoholverzicht war ein wichtiger Teil davon.

Eine lautstarke Stimme kann in bester Absicht erhoben sein – dem menschlichen Nervensystem signalisiert sie Gefahr. Wenn wir einem Kind eine Warnung zurufen, versteht es diese Botschaft. Wird das Kind hingegen wiederholt angeschrien, weil es versehentlich ein Glas fallen lässt, weil es vergessen hat, seine Trinkflasche in die Schule mitzunehmen, weil es sich nicht warm genug angezogen hat, dann bildet sich ein Muster heraus, aus dem das Kind folgert, wer es ist und was für ein Mensch es wohl sein muss. Bitte, bitte, bitte machen Sie sich klar, dass es mir hier nicht um Schuldzuweisungen geht. Ich will vielmehr den Teil von Ihnen wachrütteln, der sich schlafen gelegt hat oder vor lauter Ärger blind ist. Bitte lösen Sie sich von allen etwaigen Schuldgefühlen, denn mir geht es um etwas anderes. Ich weiß, dass es unglaublich schwer ist, freundlich zu bleiben, wenn man einfach nicht mehr kann, und geduldig zu sein, obwohl man selbst unter enormem

Zeitdruck steht. Aber Geduld und Freundlichkeit sind an diesem Punkt entscheidend.

Meine inständige Bitte lautet: Bitte räumen Sie Ihrer Gesundheit – angefangen bei der Leber – oberste Priorität ein, damit Geist und Seele besser zur Ruhe kommen können. Ich halte das für unsere Pflicht und für einen Teil unserer Verantwortung gegenüber unseren Kindern. Und damit verändern wir die Welt.

Wenn die Leber SOS funkt

Dass die Leber Unterstützung braucht, zeigt sie durch ganz bestimmte Signale:

- »Leberrolle«: eine Speckrolle unmittelbar unter dem BH-Abschluss oder (bei Männern) unterhalb der Brustmuskeln
- ein schmerzender Punkt in der Bauchmitte (der auf Probleme mit der Gallenblase, ein gebrochenes Herz oder schwere Enttäuschung hinweisen kann); nach einer Entfernung der Gallenblase braucht die Leber häufig besondere Unterstützung.
- sehr aufbrausendes oder kurz angebundenes Verhalten
- Wutanfälle (zeitweise kocht der Ärger richtig hoch)
- Ungeduld und Reizbarkeit
- Prämenstruelles Syndrom (PMS)
- Cellulitis
- Neigung zur Überhitzung und zum Schwitzen
- »Flecken« (»fliegende Mücken« bzw. Mouches volantes) treiben durch das Gesichtsfeld
- Erwachen gegen 2 Uhr nachts
- verstärkte Schlafstörungen nach Alkoholgenuss am Abend
- nächtliches Erwachen wegen Hitzewallungen
- kein Appetit auf Frühstück
- Verlangen nach Kaffee am Morgen
- erhöhte Cholesterinwerte
- Symptome einer Östrogendominanz
- Neigung zu Blähungen

- täglicher Alkoholkonsum
- langfristiger täglicher Koffeinkonsum

Wie genau Sie der Leber helfen können, erfahren Sie am Ende des Buches im Kapitel »Lösungsansätze«.

Verdauungsstörungen

Beim Reizdarmsyndrom oder anderen Störungen des Verdauungssystems erscheint das intime Zusammensein mit einem geliebten Menschen wenig verlockend. Ohne hier näher ins Detail zu gehen, setzen die meisten Ehemänner körperliche Intimität mit Liebe gleich. Für einige Tage verstehen sie durchaus, dass eine Frau keine Lust hat. Wenn diese paar Tage sich jedoch länger hinziehen und er irgendwann den Eindruck hat, dass die Frau ihn seit Jahren nicht mehr begehrt, kann dies die Beziehung stark belasten. Ganz zu schweigen davon, dass auch die Frau auf Nähe und Lust verzichtet.

Wenn Stress und Sympathikusdominanz also Ihre Verdauung beeinträchtigen, sollten Sie überlegen, welchen Einfluss dies auf Ihr Leben insgesamt hat. Was bedeutet es gesellschaftlich oder bei der Arbeit? Müssen Sie ständig im Auge behalten, ob eine freie Toilette in der Nähe ist? Lehnen Sie Einladungen ab, weil Sie Darmprobleme befürchten, und verpassen Sie damit Begegnungen mit Menschen, die Sie aufmuntern könnten? Ich kenne viele Frauen, die seit Jahren mit ihrem geblähten oder unberechenbaren Bauch zu kämpfen haben.

Liebe Leserinnen, dafür gibt es Gründe. Und die häufigsten darunter sind, wie gesagt, eine Sympathikusdominanz, eine Parasiteninfektion bzw. eine Fehlbesiedelung des Darms oder aber eine Lebensmittelunverträglichkeit, manchmal auch zwei oder drei Faktoren in Kombination. Setzen Sie also die entsprechenden Strategien um, damit Ihr Bauch Ihnen nicht länger Unbehagen bereitet und die innere Panik verstärkt.

Beschwerden in der Menopause

Wenn sich bei einer Frau nach langjähriger Sympathikusdominanz in den Wechseljahren allmählich die Hormonlage verändert, verläuft diese Zeit häufig schwieriger und mit verstärkten Beschwerden. Hauptsymptome sind Hitzewallungen, Schlafstörungen und Scheidentrockenheit. In diesem Kapitel, in dem es um den Preis für die ständige Eile geht, möchte ich Frauen ermutigen, noch vor der Menopause herauszufinden, was sie in den Dauerstress treibt. Sie können damit deutlich sanfter in die Menopause hineingleiten.

Unter Sympathikusdominanz erzeugen die Nebennieren nur widerwillig Progesteron, also das Hormon, das Angst und Depressionen entgegenwirkt. Mit Beginn der Menopause stellen die Eierstöcke ihre Hormonproduktion ein. In einer idealen Welt würden Sie von einer guten Progesteronproduktion (vor der Menopause) übergehen zu einer etwas geringeren, aber nach wie vor vorhandenen Produktion durch die Nebennieren (in der Menopause). In der Realität sehe ich aber tagtäglich Frauen, die von einem Progesteronwert von unter 0,5 (zum Vergleich: ideal wären 25 Einheiten) auf denselben extrem niedrigen Wert in der Menopause übergehen. Ohne ausreichende Progesteronerzeugung in den Nebennieren bleibt nach dem Aussetzen der Hormone aus den Eierstöcken kein Rettungsanker mehr. Deshalb sollte man sich dem Dauerstress schon vor Beginn der Menopause entgegenstellen.

Falls Sie aktuell mitten in den Wechseljahren stecken und mit allen klassischen Anzeichen des Rushing-Woman-Syndroms hineingerauscht sind, keine Sorge. Sie können dennoch viel für Ihre Gesundheit tun. Die entsprechenden Maßnahmen werden im letzten Kapitel vorgestellt. Auch Frauen, die die Menopause bereits hinter sich haben, sich aber immer noch gehetzt fühlen, profitieren von diesen Strategien. Es gibt so viele Möglichkeiten, die eigene Gesundheit zu unterstützen. Ich ermuntere alle meine Klientinnen, ihren Körper als Barometer zu betrachten. Der Körper hat zwar keine Stimme, aber er kommuniziert durch Symptome zuverlässig, ob er unglücklich ist und uns auf etwas aufmerksam machen möchte. Häufig brauchen wir nur auf unsere Intuition zu vertrauen.

Schlafstörungen

Was macht permanenter Stress noch mit uns? Vielfach raubt er uns den Schlaf. Und eine eingeschränkte Schlafqualität wirkt sich gesundheitlich in vielerlei Hinsicht negativ aus. Unausgeschlafen entscheiden wir uns tendenziell eher für ungesunde Nahrungsmittel, insbesondere zuckerreiche Speisen und koffeinhaltige Getränke, weil wir glauben, nur so leistungsfähig zu bleiben. Auf diese Weise unterdrückt schlechter Schlaf den Wunsch, gut auf sich selbst zu achten.

Wenn wir nicht gut schlafen, können langfristig alle Schilddrüsenhormone darunter leiden, und dies wiederum bekommt jede Zelle im Körper zu spüren. Der Spiegel der Schilddrüsenhormone sowie der Sexualhormone und natürlich der Stresshormone ist bei Schlafstörungen erhöht. Die Kehrseite davon ist, dass Adrenalin – als eines dieser Stresshormone – uns nicht schlafen lassen will, weil es jeder Körperzelle zufunkt, dass wir in Lebensgefahr schweben. Also wäre ein erholsamer Tiefschlaf gerade zu gefährlich. Die Patienten, die mich wegen Schlafstörungen um Hilfe bitten, sind mehrheitlich sympathikusdominierte Frauen. Bevor dieses Thema nicht gelöst ist, stellt sich der ersehnte, erholsame Schlaf nicht zuverlässig ein. Tun Sie, was in Ihrer Macht steht, damit Ihr Körper sich wieder »sicher« fühlt. Dann können Sie auch wieder gut schlafen.

Schlafstörungen hängen auch mit dem zweiten Stresshormon, Cortisol, zusammen. Im Abschnitt zu den Stresshormonen wurde erklärt, dass der Cortisolspiegel abends von Natur aus zurückgeht und so das Einschlafen ermöglicht. Ab zwei Uhr früh steigt die Cortisolkurve aber auch von Natur aus wieder an. Danach schlafen wir nicht mehr ganz so fest. Der Körper profitiert am meisten davon, wenn wir spätestens um halb elf schlafen gehen. Aber welche dauergestresste Frau gesteht sich das schon zu?

Die Sache mit den E-Mails

Auch wenn ich mich wiederhole: Auf der Toilette E-Mails vom Smartphone zu löschen, ist kein Zeichen für gutes Zeitmanagement, sondern – bei allem Respekt – ein klarer Hinweis auf das Rushing-Woman-Syndrom. E-Mails können in jeden Winkel unseres Lebens vordringen, wenn wir dies zulassen.

Vor Kurzem konnte ich die Internetgewohnheiten neuseeländischer Frauen hautnah beobachten. Ich hatte bekannt gegeben, dass ich einen weiteren Kochkurs geben würde, da der erste bereits ausgebucht war. Die Ankündigung wurde um 16.50 Uhr per E-Mail verschickt, und angesichts der begrenzten Anzahl an Teilnehmerplätzen musste ich die Anmeldungen ständig im Blick behalten. Die ersten Tickets verkauften sich gegen 18 Uhr. Vermutlich waren diese Frauen gerade auf dem Heimweg oder begannen mit den Vorbereitungen fürs Abendessen. Zwischen 19 und 20.30 Uhr gingen kaum Anmeldungen ein, danach jedoch war der Kurs innerhalb von einer Stunde ausgebucht. Das stimmte mich nachdenklich.

Früher haben sich Frauen nach dem Abendessen mit ihren Familien beschäftigt, hatten Dinge im Haus zu tun und haben gelesen oder ausgespannt. Heute hingegen gehen sie nach ihren abendlichen Verpflichtungen noch einmal an den Computer, schreiben E-Mails, nutzen die sozialen Medien oder arbeiten noch ein paar Vorgänge ab, die sie aus dem Büro mit nach Hause genommen haben. Auch am Wochenende gönnt man sich nicht, wie früher, Zeit für Erholung, Begegnungen, Einkaufen, Gartenarbeit und vielleicht ein stilles Stündchen zum Nachdenken. Stattdessen gehen Arbeit, Mails und das »Leben« in sozialen Medien einfach weiter. Zumindest haben wir die Arbeit oft im Hinterkopf.

Viele Frauen, die am Wochenende auf das Abarbeiten von Verpflichtungen (inklusive E-Mails) verzichten oder nicht dazu kommen, sagen, dass sie spätestens am Sonntag mit einer gewissen Panik daran denken, was sich am Montag alles in ihrem Postfach türmen wird. Kein Nervenkostüm dieser Erde kann längere Zeit mit Panik umgehen.

Natürlich gibt es Zeiten, in denen E-Mails sehr angenehm sind und uns nicht stressen. Sobald sie jedoch die Gesundheit schädigen, weil man die schiere Anzahl oder den Inhalt fürchtet, geht es um mehr, und dann ist das Kapitel über Emotionen für Sie entscheidend. Bei zu viel Zeit am Computer versäumt man leicht kostbare Momente mit den Menschen, die man am meisten liebt, und das fällt uns womöglich kaum noch auf.

Körperfett

Frauen mit dem Rushing-Woman-Syndrom können schlank, untergewichtig oder übergewichtig sein. In meinem Buch »Stoffwechsel-Geheimnis« geht es hauptsächlich um die neun Faktoren, die für die Körpermaße verantwortlich sind, sprich, die bestimmen, ob ein Mensch seine Körperfettreserven als Treibstoff zur Energiegewinnung nutzt oder nicht. Ein Teil dieser Erkenntnisse ist für dauergestresste Frauen besonders relevant.

Es hat den Anschein, als hätte der weibliche Körper vielfach nie die nötige Sicherheit, Fett zu verbrennen, weil die Betroffenen ständig in Alarmbereitschaft sind, um auf jegliche »Krise« augenblicklich reagieren zu können. Am besten funktioniert die Fettverbrennung beim Menschen, wenn das Nervensystem im Gleichgewicht ist, wir also problemlos je nach Bedarf zwischen Sympathikus und Parasympathikus hin und her schalten können und uns zwischendurch in aller Ruhe an der Homöostase erfreuen, bei der der Körper im Gleichgewicht ist. Schaffen Sie diese sichere Atmosphäre, damit der Körper sich auf gesunde Weise selbst regulieren kann. Die Fettverbrennung setzt dann ganz von selbst ein.

Sie wollen endlich ganz konkret wissen, wie man das Nervensystem wieder ausbalanciert? Das alles erfahren Sie im letzten Kapitel.

Zusammenfassung

Dieses Kapitel war am schwierigsten für mich, denn einiges, was ich darin anspreche, könnte bei manchen Frauen unerwünschte Reaktionen auslösen und bestimmte Dinge wollen sich manche Frauen nur ungern eingestehen. Ich möchte niemanden kränken, nicht werten und keine Schuldgefühle erzeugen. Mir geht es einzig und allein darum, die Erfahrungen und Erkenntnisse aus meiner Arbeit mit meinen erstaunlichen Patientinnen weiterzugeben. Ich möchte dazu beitragen, dass Frauen ein glückliches, stressfreies und rundum gesundes Leben führen können. Jede Frau sollte aus ihrem Inneren heraus wissen und spüren, was für ein unglaublicher Mensch sie ist. Es ist an der Zeit, dass wir uns selbst die Aufmerksamkeit zukommen lassen, die wir verdienen.

Die folgenden Punkte, diese wundervollen und weisen Worte, stammen aus der begabten Feder von Kate Northrup, der viel am Wohl anderer Frauen liegt und der ich kürzlich bei einer Konferenz in Amerika begegnet bin. Sie schrieb diese Sätze einst auf einen Zettel, und diesen fand sie vor einiger Zeit beim Aufräumen ihres Autos wieder.

Was ich weiß ...

- Etwas nur für das Geld zu tun ist es am Ende nicht wert.
- Du bist nicht gleich Feuer und Flamme? Sag nein!
- Du bist wertvoll, weil es dich gibt. Punkt.
- Du bist genug. Das warst du schon immer. Du wirst es immer sein.
- Wo du dich am wohlsten fühlst und am glücklichsten bist, kannst du dich am besten einbringen.
- Du darfst und sollst ab und zu zehn Stunden oder mehr schlafen.
- Kein Erfolg, keine Anerkennung kann je das Gefühl ersetzen, geliebt zu sein, ob von dir selbst oder von jemand anderem.
- Du weißt es. Du weißt es immer.
- Dass es sich gut anfühlt, ist Grund genug, täglich körperlich aktiv zu sein. Der stramme Hintern ist nur ein Nebeneffekt.
- Organisiere dein Leben um die Dinge herum, die sich gut anfühlen. Das ist immer die klügste Entscheidung.

- Ja zu sagen, weil du andere nicht enttäuschen willst, ist nicht nur dir selbst gegenüber unfair, sondern auch den anderen gegenüber.
- Mit Schlaf, Wasser, Bewegung, Grünzeug und ordentlichem Ausheulen heilt fast alles.
- Über alles, was man ernst nehmen sollte, darf man sich auch lustig machen. (Danke, Mom!)
- Auf dein Geld zu achten zeugt von wahrer Selbstliebe.
- Es hat sich gezeigt, dass das Leben gerade jetzt passiert.
- Dich selbst mehr zu lieben ist der beste Anfang zur Lösung jedes Problems.
- Du kannst nicht gleichzeitig urteilen und dir ein offenes Herz bewahren.
- Es gibt keine Zufälle. Alles geschieht aus einem bestimmten Grund.
- Dein Körper ist unvorstellbar weise. Höre auf ihn. Er wird dir jederzeit den richtigen Weg zeigen.
- Heimat ist kein Ort.

Vieles davon spricht mir aus dem Herzen. Lassen auch Sie sich von ihren Worten inspirieren und erschaffen Sie Ihre eigene »Wissens-Liste«. Jetzt sind Sie dran! Was wissen Sie? Worauf können Sie sich immer verlassen, egal was passiert?

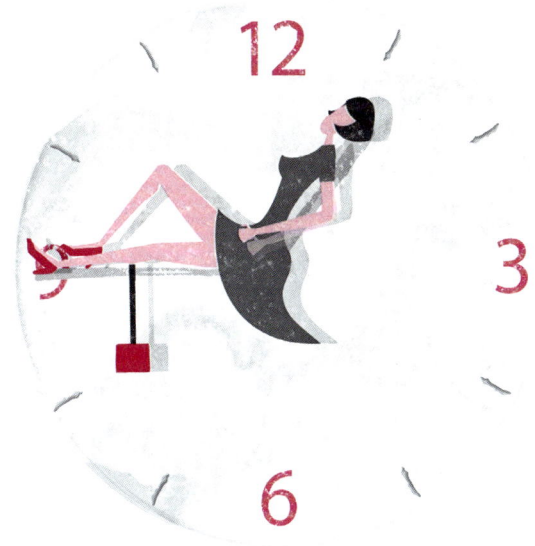

Kapitel 7
Lösungsansätze

Zuerst das Warum, dann das Wie!

Es ist immer eine große Versuchung, in einem Buch zuallererst das Kapitel mit den Lösungen zu lesen – ganz besonders für eine dauergestresste Frau. Sie glauben, dass Sie keine Zeit haben, das ganze Buch zu lesen, und wollen lieber ohne Umschweife zur Sache kommen, die Antworten umsetzen und Ergebnisse sehen. Richtig? Hm. Bitte hören Sie mir zunächst zu.

Falls Sie sofort zu diesem Kapitel gesprungen sind, empfehle ich Ihnen dringend, zum Beginn zurückzukehren und alles von Anfang bis Ende zu lesen. Ich erkläre Ihnen auch, wieso.

Nachgewiesenermaßen (und das entspricht meiner Erfahrung aus 14 Jahren als Beraterin) muss man zuerst wissen, warum man etwas ändern sollte. Wenn dieses »Warum« stark genug ist, folgt die Veränderung wie von selbst. Sie können die hier vorgestellten Lösungen als eine Liste von Anweisungen verstehen, die zu Ihrer ohnehin übervollen To-do-Liste noch hinzukommen. In diesem Fall werden Sie diese Strategien womöglich zwei Wochen oder zwei Monate lang befolgen (oder auch nicht), über kurz oder lang jedoch werden Sie in alte, eingefahrene Verhaltensweisen zurückfallen und die damit verbundenen Beschwerden eben hinnehmen. Ohne zu wissen, warum ich Sie bitte, sich in den nächsten sechs Wochen jeden Tag auf Ihre Atmung zu konzentrieren, halten Sie dies vielleicht für kurze Zeit durch. Sobald Sie aber wieder zu viel um die Ohren haben, werden Sie glauben, für »so was« sei keine Zeit. Die Atemübungen hören auf, und der Dauerstress kehrt zurück (falls er überhaupt schon nachgelassen hatte). Genau aus diesem Grund müssen Sie wissen, warum ich diese Empfehlung ausspreche.

Außerdem sind in jedem Kapitel bereits zahlreiche Ideen eingestreut, die hier nicht unbedingt wiederholt werden. Und zu guter Letzt halte ich es für wahrscheinlicher, dass Sie aktiv werden, wenn ein bestimmtes Kapitel in diesem Buch Sie persönlich besonders anspricht. In dem Moment, wo Sie das Gefühl haben, ich hätte Ihr Tagebuch oder Ihre

Gedanken gelesen oder eine Ahnung davon, wie Ihr Leben verläuft, wo Sie Gänsehaut bekommen, lachen oder weinen, sind Sie weitaus bereiter, etwas zu unternehmen, als wenn Sie einfach nur meine Empfehlungen durchlesen.

Ich beginne mit Vorschlägen, die dazu beitragen sollen, die Biochemie von Hetze auf Gelassenheit umzuschalten. Dabei möchte ich daran erinnern, sich immer wieder zurückzuziehen, vielleicht mit einem Tagebuch, wenn Ihnen das liegt. Gehen Sie insbesondere dem nach, was beim Lesen des Kapitels »Emotionen« in Ihnen hochgekocht ist. Sobald Sie erkennen, woher all der Drang zur Eile stammt, haben Sie die Macht, Ihr Leben zu verändern. Aus dieser Quelle speist sich die Kraft zum Wandel.

Kleine Schritte können eine große Wirkung haben.

Stellen Sie sich vor, Ihr Leben würde auf einer Eisenbahnstrecke verlaufen, neben der eine Parallelstrecke liegt. Sagen wir, beide Strecken führen von New York nach Dallas. In dem Moment, in dem Sie Ihre Lebensweise – ob das Handeln oder das Denken – auch nur minimal (um zwei Grad) verändern, werden die beiden Strecken auseinanderweichen. Anfangs sind das nur wenige Meter, doch nach einigen Monaten sind es Kilometer, und nach einem Jahr sind Sie Welten von der Strecke entfernt, die Sie ursprünglich gewählt hatten. Die eine Strecke (und damit Ihr früheres Schicksal) endet immer noch in Dallas. Aufgrund Ihrer klitzekleinen, aber nachhaltigen Veränderungen führt die andere Strecke (Ihr neues Leben) nun jedoch bis Miami. Und das ist ein Riesenunterschied!

Heilsame Ernährung

Es ist nicht gerade einfach, freundlich, einfühlsam und geduldig mit anderen umzugehen, solange man regelmäßig stimulierende Substanzen und Nahrung ohne echten Nährwert zu sich nimmt. Wenn jeder

Mensch Freundlichkeit, Einfühlungsvermögen und Geduld als oberstes Gebot ansähe, bräuchten wir aus meiner Sicht keinerlei Gewalt mehr. Dazu müssen wir Menschen jedoch aufhören, zu viel Koffein, Alkohol und »tote« (unnatürliche, industriell hoch verarbeitete) Nahrung zu uns zu nehmen, weil das dem Körper biochemisch erschwert, dauerhaft emotional ausgeglichen zu bleiben.

Eine Ernährungsweise, die auf natürlichen, unverfälschten Lebensmitteln basiert, gestattet uns, unsere Emotionen mit großer Klarheit wahrzunehmen und Verhaltensmuster abzulegen, die uns nicht länger von Nutzen sind. Was wir essen, wird ein Teil von uns, und die Nährstoffe darin sind für alle chemischen Reaktionen im Körper erforderlich. Achten Sie daher auf vollwertige Nahrung. Sie werden bald sehen, wie davon nicht nur die körperliche, sondern auch die emotionale Gesundheit profitieren.

Natürliche, unverfälschte Nahrung: Die Natur kennt sich aus. Der Mensch weiß nicht immer, was er tut. Bevorzugen Sie, möglichst oft, naturbelassene Nahrung (gegenüber industriell verarbeiteten Produkten). Wählen Sie Lebensmittel in ihrer natürlichen Form. Freitags und samstags können Sie das auf Wunsch lockerer sehen (oder an anderen »Ausnahmetagen«). Bei Einladungen oder ähnlichen Gelegenheiten essen Sie, was es gibt. Der Wunsch nach gesunder Ernährung darf uns nicht zu Außenseitern machen!

Mehr Grünzeug: Essen Sie doppelt so viel grünes Gemüse und Salate wie bisher. Trinken Sie zum Frühstück oder zwischendurch einen grünen Smoothie. Nehmen Sie Reste des selbst gekochten, nährstoffreichen Essens vom Vortag zum Mittagessen mit, anstatt ein belegtes Brötchen zu kaufen, das allenfalls ein Alibisalatblatt enthält. Achten Sie bei jeder Mahlzeit darauf, wie man sie um grünes Blattgemüse erweitern könnte. (Anregungen hierzu finden Sie im Kochbuch »Stoffwechsel-Kick«.)

Wenig oder kein Koffein: Legen Sie eine vierwöchige Koffeinpause ein, verzichten Sie also auf Kaffee, schwarzen Tee, grünen Tee, Cola und Energy Drinks. Danach können Sie hin und wieder im Café oder am Wochenende etwas Koffeinhaltiges trinken. Die Gesundheit profitiert am meisten von dem, was man jeden Tag macht, nicht von gelegentlichen Aktionen. Unser Leben ist von Ritualen durchzogen. Das gilt besonders für dauergestresste Frauen, deren Adrenalinspiegel ohnehin schon hoch genug ist. Gehen Sie weiterhin in Ihr Lieblingscafé, aber bestellen Sie dort Kräutertee, Löwenzahntee (wie ein Latte zubereitet) oder gelegentlich einen entkoffeinierten Kaffee, oder wählen Sie einen grünen Saft.

Alkohol? Finger weg! Gestehen Sie sich ehrlich ein, welche Wirkung Ihr Alkoholkonsum auf Sie und Ihr Umfeld hat. Wenn man jeden Tag Alkohol zu sich nimmt, ist es nichts Besonderes mehr. Trinken Sie nur zu besonderen Gelegenheiten. Wenn Sie jeden Tag Alkohol trinken, ist es zu viel! Mehr als 200 Milliliter Wein pro Tag und weniger als zwei alkoholfreie Tage pro Woche gelten wissenschaftlich betrachtet als gesundheitsschädlich. Trinken Sie lieber Mineralwasser mit frischem Zitronen- oder Limettensaft. Wenn Sie dennoch weitertrinken wollen, greifen Sie statt zu Wein lieber zu Gin oder Wodka mit Mineralwasser und frischer Zitrone oder Limette. So bleibt es zumeist bei einem »Standarddrink« pro Glas (statt drei), und Sie bekommen insgesamt weniger Alkohol, weniger Zucker und außerdem keine Konservierungsstoffe – alles Faktoren, die die Leber belasten.

Die richtige Bewegung

Frauen, bei denen die Sympathikusdominanz aus der Lebensweise herrührt, hilft es wenig, wenn sie sich weitere Vorgaben auferlegen, die diesen Zustand weiter verschärfen. Gegen das, was wir am meisten brauchen, wehren wir uns oft mit Händen und Füßen. Das erlebe ich im Rahmen meiner Arbeit Woche für Woche. Eine Frau, die intensives Ausdauertraining betreibt, schreckt vor Yoga zurück, weil sie es als »todlangweilig« empfindet. Kardiotraining stufe ich als »Yang«-Training ein, viele Yoga-Formen hingegen als »Yin«. Bei Dauerstress sind regelmäßige Yin-Bewegungen empfehlenswert. Ich ermuntere Frauen auch zu regelmäßigem Krafttraining jeglicher Art, ob mit Gewichten oder einfach mit dem eigenen Körpergewicht.

Die folgenden Yin-Bewegungsformen sind beim Rushing-Woman-Syndrom besonders empfehlenswert!

Qigong: Hierbei handelt es sich um eine chinesische Bewegungs-, Konzentrations- und Meditationsmethode. Auch Kampfkunstelemente kommen vor. Qigong ist eine wunderbare Form, den Tag einzuleiten. Probieren Sie es aus – als Kurs im Fitnessstudio oder mithilfe eines Buches.

Regeneratives Yoga: Diese Yoga-Variante wird auch als restoratives Yoga bezeichnet. Es ist vielleicht die beste Bewegungsform für Frauen im Dauerstress-Zustand, weil sie wirklich neue Energie schenkt. Regeneratives Yoga wird seinem Namen absolut gerecht. Die Stellungen sind leicht erlernbar und lassen sich gut in den Alltag integrieren (mehr dazu im späteren Verlauf des Kapitels). Regeneratives Yoga hilft besonders bei den typischen Erscheinungsbildern von Hypophysenschwäche, erschöpften Nebennieren oder einer geschwächten Schilddrüse. Überaus hilfreich ist es auch für die Regulierung des Menstruationszyklus und für die Fruchtbarkeit. Es ist die spirituellste und femininste Bewegungsform, die ich kenne.

Meditation: Die Ruhe, die aus regelmäßiger Meditation erwächst, ist eine Reise und eine Belohnung für sich. Lassen Sie sich von einer CD anleiten, die Ihnen zusagt, wenn die Gedanken nicht zur Ruhe kommen. Zu Beginn kann es helfen, wenn dabei jemand spricht oder Sie auf eine geführte Fantasiereise mitnimmt. Sobald der Verstand sich beruhigt, können Sie sich auf die Ruhe einlassen. Meditation ist Übungssache. Dass wir den Körper trainieren müssen, leuchtet jedem ein. Ein Marathonlauf ist ohne Training nicht zu schaffen. Man muss sich allmählich an das Ziel heranarbeiten. Mit dem Kopf ist es dasselbe. Auch er benötigt ständige Übung. Der folgende Text stammt von einer Frau, die von Meditation nichts wissen wollte, dann aber dabei blieb: »Heute kam die übliche Angst vor der Zukunft auf, dass ich krank werden könnte, einen Unfall haben könnte, einen nahestehenden Menschen verlieren könnte (meine Ideen sind da unerschöpflich, der Kopf steht niemals still), aber dann geschah etwas Erstaunliches. Ich ließ mich einfach auf diese Gefühle ein, und da öffnete sich alles.

Davon hatte ich gelesen, aber ich hatte es noch nie erlebt. Es war, als wäre der gesamte Nachthimmel mit all seinen Sternen in mir. Es war einfach unglaublich mit anzusehen, wie ein Moment voller Panik und Leid sich in etwas Beruhigendes verwandelte, das sich immer weiter ausdehnte." Spüren Sie Ihren Gefühlen nach. Zum Erwachsensein gehört die Erkenntnis, dass die Gefühle uns nicht zerstören. Sie sind nur Gefühle. Und auch sie gehen vorbei.

Hinweise zum Bewegungsprogramm: Mindestens drei Mal pro Woche (im Idealfall täglich) sollten Sie eine Yin-Übung ansetzen. Wenn Sie anfangs nur eine Einheit pro Woche schaffen, ist auch das wunderbar. Yin zeugt Yin! Wenn Sie unbedingt jeden Tag Kardiotraining machen wollen, dann sollten Sie den Tag mit einem Yin-Ritual beginnen, zum Beispiel mit Qigong.

 Dankbarkeit hilft!

Ernährung, Bewegung und Co. sind sehr wichtig gegen Dauerstress. Aber was hilft noch? Seien Sie Tag für Tag dankbar! Wer dankbar ist, kann nicht gestresst sein. Sprechen Sie täglich mindestens drei Dinge aus (oder schreiben Sie sie nieder), für die Sie dankbar sind. Ich habe im ganzen Buch viele Beispiele dafür eingestreut. Fangen Sie einfach an. Es kann sehr erfüllend sein, ein Büchlein zu haben, in dem Sie alles aufschreiben, wofür Sie dankbar sind, dazu alles, was an die Oberfläche gelangt, sobald Sie sich in dieser Sphäre bewegen.
Auf diese Weise können wir Erkenntnis erlangen und uns über Dinge klar werden, die uns bisher noch verwirrten.

Erholsamer Schlaf

Wie bereits besprochen, beruht eine robuste Gesundheit aus meiner Sicht auf mehreren Faktoren: ausgewogener Ernährung, frischer Luft, Bewegung, Liebe, Verzeihen und gutem Schlaf. Der Schlaf ist häufig der einzige Zeitpunkt, an dem der Parasympathikus dominiert, und bei vielen Frauen mit Schlafstörungen kommt er vermutlich nicht einmal dann zum Tragen. Für mehr Glück von innen heraus sollte man sich möglichst viel Zeit zum Schlafen gönnen. Heilsamer Schlaf tut der Gesundheit auf jeder Ebene gut. Wer sich nachts um kleine Kinder kümmern muss, sollte sich gestatten, jede sonstige Möglichkeit für Schlaf zu nutzen, Atemübungen machen und immer daran denken, dass die Kinder nicht lange so klein bleiben.

Bei Schlafstörungen oder wenig erholsamem Schlaf bieten sich die nachstehenden Strategien an (am besten gleich alle). Insgesamt geht es jedes Mal darum, die Adrenalinausschüttung zu normalisieren.

Verzicht auf Koffein: Sie sollten acht Wochen lang auf alle Koffeinquellen verzichten. Hierzu zählen neben Schwarztee und Kaffee auch diverse Softdrinks und Schokolade. Wenn Sie gegenwärtig mehr als zwei koffeinhaltige Getränke pro Tag zu sich nehmen, können Sie während der Entwöhnung drei Tage lang täglich eine Tasse grünen Tee trinken. Danach ist Schluss mit Koffein. Nach acht Wochen überprüfen Sie, ob die Maßnahme geholfen hat. Dann entscheiden Sie selbst, ob Sie wieder Koffein trinken möchten oder nicht.

Kein Alkohol: Alkohol ist keine Einschlafhilfe, sondern stört bei fast allen Menschen den natürlichen Schlafrhythmus, weil er den Übergang zum erholsamen, tiefen Schlaf (REM-Schlaf genannt) verhindert.

Am Abend gilt: Zwei Stunden vor dem Zubettgehen sollten Sie nicht mehr bei hellem Licht sitzen. Hier inbegriffen ist auch das Arbeiten vor dem Computer. Das Gehirn soll zur Ruhe kommen.

Am Morgen gilt: Sie sollten jeden Morgen zur gleichen Zeit aufstehen und möglichst bald Tageslicht oder gar Sonne tanken. Licht zerstört das Schlafhormon Melatonin und ermöglicht den Anstieg des Glückshormons Serotonin, das uns ruhig und zufrieden stimmt.

Matratzen-Check: Wie alt ist Ihr Bett bzw. Ihre Matratze? In Matratzen sammeln sich Staub, Schimmel und Schweiß an, und irgendwann sind sie auch durchgelegen. Wir verbringen ein Drittel unseres Lebens im Bett. Daher sollte sich jeden Abend beim Hinlegen ein wohliges Gefühl einstellen. Schon dies tut der Gesundheit gut! Eine Matratze, die älter als zehn Jahre ist, hat vielfach auch ihre Stützfunktion verloren. Schmutz und Sporen können die Gesundheit beeinträchtigen. Das gilt besonders bei Allergien gegen Hausstaub und Schimmel sowie bei Asthma. Machen Sie also den Matratzen-Check und besorgen Sie sich, wenn nötig, eine neue.

Kommen Sie zur Ruhe: Für einen guten Schlaf ist es unerlässlich, dass Sie ruhig und entspannt sind. Hier gibt es verschiedene wirkungsvolle Maßnahmen. Setzen Sie jeden Tag zu bestimmten Zeitpunkten Tiefenatmung ein und atmen Sie (wirklich!) 20 Mal langsam tief aus und ein. Üben Sie täglich regeneratives Yoga. Ebenso hilfreich sind regelmäßiges Meditieren und/oder Beten.

Sinnvolle Taten

Jeder Mensch braucht das Gefühl, dass das eigene Leben einen Sinn und eine Bedeutung hat. Es geht darum, einen Beitrag zu leisten. Es ist erfüllend, anderen Menschen das Leben zu erleichtern oder zu verschönern. Der Dichter Rabindranath Tagore hat dies wunderbar in Worte gefasst: »Ich schlief und träumte, das Leben sei Freude. Ich erwachte und sah, das Leben war Pflicht. Ich handelte, und siehe, die Pflicht war Freude.«

Hier habe ich ein paar Beispiele für Sie zusammengestellt. Es braucht nicht viel, um sich selbst und anderen etwas Gutes zu tun. Sie werden sehen, wie dabei der Stress nachlässt.

- Sammeln Sie Müll auf, wenn Sie welchen sehen.
- Rufen Sie alte Freunde an, zu denen der Kontakt eingeschlafen ist. Sie werden sich riesig freuen.
- Engagieren Sie sich ehrenamtlich. Wenige Stunden in der Woche reichen. Und die stehen einem auch bei einem Vollzeitjob zur Verfügung.
- Backen Sie einen Kuchen, bringen Sie ihn ins Altersheim und unterhalten Sie sich dort eine Weile mit den Bewohnern. Die Menschen dort werden sich freuen, und Sie werden etwas Neues erfahren.
- Geben Sie Altkleider an eine gemeinnützige Organisation oder Kleiderkammer weiter.

- Lächeln Sie unterwegs.
- Achten Sie stets auf die Farbe des Himmels.
- Schicken Sie einer lieben Person eine Ansichtskarte, damit sie weiß, dass Sie an sie denken.
- Wenn Ihnen etwas Lustiges einfällt, was anderen Spaß bereiten könnte, erzählen Sie es ihnen, schreiben Sie eine Nachricht und lassen Sie die anderen teilhaben.
- Wenn jemand so aussieht, als hätte er sich verlaufen, bieten Sie Ihre Hilfe an.
- Achten Sie auf die kleinen Freundlichkeiten, auch gegenüber Wildfremden.
- Seien Sie nett. Man sollte anderen immer zuerst mit Freundlichkeit begegnen.

Die Suche nach dem Sinn

Neben den Grundpfeilern Ernährung, Bewegung, Schlaf und Zuwendung gibt es noch weitere wichtige Aspekte, die man berücksichtigen sollte, um dem Dauerstress zu entkommen und bessere Gesundheit zu erlangen.

Wir sind alle miteinander verbunden

Einmal traf ich eine Frau mit massivem Dauerstress-Syndrom. Auf meine Frage nach dem Grund ihrer Eile erzählte sie, sie müsse noch 23 Weihnachtsgeschenke besorgen, und es sei bereits der 24. November. Ich folgerte daraus, dass sie bestimmt noch unglaublich viele andere Verpflichtungen vor Weihnachten hätte, aber nein, die hatte sie nicht. Keine Arbeit, kein größeres Ereignis, keine größeren Familiendramen. Daraufhin legte ich meiner Klientin ohne jede Wertung und in aller Freundlichkeit einen Realitätscheck nahe. Ich fragte sie, ob sie eigentlich wüsste, wie gut es ihr ginge, dass sie erstens 23 Menschen hätte, für die sie etwas besorgen wollte, und zweitens auch noch das nötige Kleingeld dafür. Wie bei anderen dauergestressten Frauen auch zeichneten sich auf ihrem Gesicht zunächst Schuldgefühle ab. Da wurde mir bewusst, dass wir manchmal so mit uns selbst beschäftigt sind, dass wir vergessen, uns als Teil eines größeren Ganzen zu sehen.

Manchmal entfaltet sich im Leben etwas ganz Besonderes, wenn wir uns daran erinnern, dass wir Teil eines Universums sind, das alles mit allem verbindet.

Wenn uns dies wieder einfällt, erwächst daraus häufig der Wunsch, etwas beizutragen, das über den unmittelbaren persönlichen Vorteil hinausgeht. Am glücklichsten und gesündesten sind meiner Beobachtung nach zumeist diejenigen, die zu etwas, das ihnen wichtig ist, einen Beitrag leisten, der dem übergeordneten Zweck zugute kommt. Manche Menschen gehen tagtäglich einer Arbeit nach, die ihnen nicht wirklich zusagt und mit jeder Menge Druck verbunden ist, können diesen Job jedoch aus Verantwortungsbewusstsein nicht aufgeben. In solchen Fällen kann die Beteiligung an Aktivitäten, die einem viel bedeuten, den Schmerz, den Druck und die Erschöpfung durch diese Arbeit ein wenig lindern. Das gilt besonders, wenn die berufliche Tätigkeit einem eher sinnlos erscheint. Ich kenne auch sehr viele Menschen, die ihren gut bezahlten Job an den Nagel gehängt haben, um ein Jahr – oder den Rest einer absehbaren Zukunft – etwas zu tun, was ihnen bedeutsamer erschien. Tun Sie etwas, das Ihnen wichtig ist! Wenn Traurigkeit in uns aufkeimt, steckt dahinter mitunter der Impuls, der wahren Leidenschaft folgen zu wollen. Ich möchte niemanden auffordern, seinen Job zu kündigen. Aber Sie sollten einen Weg finden, etwas zur Welt beizusteuern. Sie werden sehen, wie ein Teil von Ihnen mit einer Freude reagiert, die lange auf diesen Weckruf gewartet hat.

Strahlendes Leben

Es gibt viele Yogarichtungen und Yoga hat für jede Person eine andere Bedeutung. Ich stelle fest, dass die Menschen sich aus verschiedensten Gründen für Yoga entscheiden. Manchen geht es um die Bewegung, anderen um die spirituelle Übung, wieder anderen um einen Weg zur inneren Ruhe. Die einen fangen während einer schweren Erkrankung damit an, andere finden Yoga einfach toll, und alle Freundinnen machen es schließlich auch. Manche Menschen legen Wert auf den Aspekt der gesundheitlichen Prävention, für andere steht die spirituelle Reise im Vordergrund. Viele möchten in ihrem sehr hektischen Leben für mehr Ausgleich sorgen. In der Yogaschule des »Radiant Living« werden die zehn Rituale des Weisen gelehrt, die ein strahlendes Leben verheißen. Befassen Sie sich damit auf eine Weise, die Ihnen persönlich etwas bedeutet. Im Einzelnen handelt es sich um:

1. Das Ritual der Einsamkeit
2. Das Ritual der Körperlichkeit
3. Das Ritual des Nährens
4. Das Ritual des überquellenden Wissens
5. Das Ritual der persönlichen Reflexion
6. Das Ritual des frühen Erwachens
7. Das Ritual der Musik
8. Das Ritual des gesprochenen Wortes
9. Das Ritual des stimmigen Charakters
10. Das Ritual der Einfachheit

Dankbarkeits-Tagebuch führen

Haben Sie das seit Ihrer Kindheit noch mal ausprobiert? Kaufen Sie sich dafür ein hübsches Notizbuch, in dem Sie alles festhalten, was Ihnen wichtig ist. Achten Sie darauf, täglich Ihre Dankbarkeit in Worte zu fassen. Sie haben keine Zeit? Es handelt sich um wenige Minuten am Tag. Sie denken, das Büchlein gerät nach ein paar Tagen schnell in Vergessenheit? Dann legen Sie es ins Wohnzimmer oder in die Küche – an irgendeinen Ort im Haus, an dem es Ihnen immer wieder auffällt.

Legen Sie einen Stift oder farbige Textmarker dazu. Wann immer Ihr Blick auf das Buch fällt, denken Sie an etwas, wofür Sie dankbar sind, und schreiben es auf.

Aufhören, Dranbleiben, Loslegen

Eine gute Möglichkeit, ein wenig im Kopf und im Leben »aufzuräumen«, ist das Anlegen einer besonderen Liste mit drei Spalten. Die Überschriften sind:

- Aufhören
- Dranbleiben
- Loslegen

In die jeweilige Spalte schreiben Sie Tätigkeiten, die Ihnen einfallen, wenn Sie sich fragen:

- Was möchte ich lieber sein lassen?
- Was möchte ich beibehalten?
- Womit möchte ich beginnen?

Hier ein paar Beispiele:

- Aufhören: Ich mache bei Tratsch nicht mehr mit, weil mir das Energie raubt.
- Dranbleiben: Ich gönne mir weiterhin jeden Morgen ein nahrhaftes Frühstück.
- Loslegen: Ich gehe in den nächsten zwei Wochen jeden zweiten Tag walken und fange morgen früh um sechs damit an.

Denken Sie in Ruhe darüber nach und schreiben Sie Ihre Absichten nieder. Mit solchen klaren, eindeutigen Zielsetzungen machen Veränderungen Spaß, sind zu bewältigen und lassen sich in das eigene Leben integrieren.

Die eigene Innenwelt erkunden

Der Friede, von dem wir träumen, liegt in uns selbst. Für die Erkundung der eigenen Innenwelt gibt es erprobte Vorgehensweisen. Sie erleichtern die ersten Schritte, tragen dazu bei, die Reaktionen des Unbewussten besser zu verstehen, oder lassen uns emotionalen Ballast aus einer Beziehung abschütteln, die rational betrachtet vorüber ist, obwohl der Körper noch reagiert. Probieren Sie es mit den folgenden Methoden:

NSA: Die Abkürzung steht für »Network Spinal Analysis«, wobei die Methode über die Analyse der Wirbelsäule (engl.: spine) weit hinausgeht. NSA umfasst präzise, leichte Berührungen im Bereich der Wirbelsäule, die das Gehirn dazu anregen, veränderte Spannungsmuster zu bilden. Im Rahmen dieser Behandlung entstehen zwei spezielle, heilsame Wellenbewegungen, über die sich Spannungen im Bereich der Wirbelsäule und auch im Leben spontan lösen. Zugleich regt die vorhandene Spannung eine Neuorganisation des Rückenmarks an und erhöht das Wohlbefinden. Die Therapeuten beziehen die Selbsteinschätzung der Patienten zu Gesundheit und Lebensumständen in die klinische Beurteilung und die individuelle Vorgehensweise mit ein. Diese beliebte Heilmethode führt zu einer verbesserten Selbstwahrnehmung und weckt das Bewusstsein für die Zusammenhänge zwischen Körper, Geist und Emotionen und den Ausdrucksformen der menschlichen Seele. NSA wird ausschließlich von Chiropraktoren praktiziert.

The Journey: Dieser Prozess, den Brandon Bays in ihren Büchern so treffend beschrieben hat, gestattet einem, die Welt so wahrzunehmen, wie sie wirklich ist, nicht gemäß der Geschichten, die wir dazu ersonnen haben. Man kann auf diese Weise Überzeugungen erkennen, die uns nicht länger weiterhelfen, und sie mühelos abstreifen. Wie Sie wissen, verändert sich bei einer Veränderung der Überzeugungen auch das Verhalten, weil unser Verhalten nur äußerer Ausdruck unserer Überzeugungen ist. »The Journey« wird jahrelang weltweit erfolgreich angewandt, auch in Deutschland gibt es entsprechende Seminare. Die »Journey-Methode« ist ein machtvolles Instrument, das die uns innewohnenden Selbstheilungskräfte fördert. Es würde mich nicht überraschen, wenn die Wissenschaft eines Tages belegen kann, dass Gedanken tatsächlich Veränderungen auf zellulärer Ebene in Gang setzen können. Viele Menschen (auch ich) gehen schon heute davon aus, dass dies so ist.

Das Werk von Anthony (»Tony«) Robbins: Sein Buch »Das Robbins Power Prinzip« (englisches Original: »Awaken the Giant Within«) ist genial. Am besten sollte man es nicht nur lesen, sondern die Übungen wirklich machen! Tonys Live-Seminare sind unglaublich (und in englischer Sprache auch auf CD erhältlich). Er verhilft uns zu der Erkenntnis, die eigenen Denkblockaden und die Angst vor bestimmten Emotionen zu erkennen und so zu verändern, dass wir dem näher kommen, was wir uns erträumen. Seine Arbeit hat das Gesicht der Psychologie nachhaltig verändert und hilft Menschen, ihre Zukunft selbst in die Hand zu nehmen – egal wie schlimm oder vergleichsweise harmlos ihre bisherigen Verletzungen waren.

Regeneratives Yoga (»Restorative Yoga«): Ich selbst habe durch diese Yogamethode erstmals eine unglaubliche innere Ruhe erlebt. Tracy Whitton hat mich sehr umsichtig und freundlich in diese Yogaform eingeführt, und ich werde ihr ewig dankbar sein, dass sie mir die herrliche Welt der »Ruhe durch Bewegung« erschlossen hat. Regeneratives Yoga umfasst Yogahaltungen, Pranayama (bestimmte, kontrollierte Atemübungen), Übungen, die das eigene Atmen bewusst machen, und Meditation (um Offenheit und Freundlichkeit einzuüben). Diese Techniken tragen zur Wiederherstellung der Verbindung von Körper und Seele bei. »Ruhe durch Bewegung« ist ein Prozess, bei dem man lernt, sich mit dem wahren Bewusstsein zu verbinden (anstatt mit den eigenen Geschichten). Über bewusste Atmung und Wahrnehmung kann man auf einer tiefen Ebene loslassen und von der regenerierenden Haltung profitieren. So kehren Körper und Seele wieder in ihren natürlichen Zustand des Friedens und der Zufriedenheit zurück. Ohne dieses Bewusstsein empfindet man das Leben häufig als permanente Mühsal. Yogaanhänger öffnen sich allmählich der Leichtigkeit des Lebens und vertreten schließlich die Auffassung: »Leben ist ganz einfach!« Beim regenerativen Yoga wird der Parasympathikus gezielt aktiviert, was das Gleichgewicht des Körpers und seiner Reaktionen wiederherstellt. Das Nervensystem kann aus der Kampf-Flucht-oder-Erstarren-Reaktion aussteigen, was die Nebennieren entspannt und beruhigt. Der Körper wird durch Hilfsmittel unterstützt, damit keine Zerrungen auftreten, man die Position aber jeweils zwei bis 20 Minuten halten kann. Dies wird mitunter auch als aktive Entspannung bezeichnet. Einige Positionen zielen auf eine bestimmte Körperregion oder Drüse ab, zum Beispiel die Schilddrüse. Andere tun dem ganzen System gut. Alle Haltungen rufen bestimmte physiologische Reaktionen hervor und können die Auswirkungen von stressbedingten Krankheiten lindern. Grundsätzlich empfiehlt sich regeneratives Yoga für Zeiträume, in denen man geschwächt, erschöpft oder vom Alltag gestresst ist, und für alle, denen andere Yogaformen zu schwierig sind. Besonders wohltuend ist regeneratives Yoga vor, während und nach wichtigen Übergangsphasen, zum Beispiel dem Tod eines geliebten Menschen, einem Jobwechsel, Schwangerschaft, Heirat, einem Kind, dem Auszug der Kinder, einer Scheidung oder bei einer Nebennierenschwäche. Man kann die Übungen auch während einer Krankheit oder Verletzung oder im Zuge der Genesung ausführen. Bei Frauen mit prämenstruellen Beschwerden, Zyklusproblemen oder bei besonderen Problemen in der Pubertät und in den Wechseljahren trägt diese Yogaform hervorragend zur Neuausbalancierung des Hormonhaushalts bei. Das Besondere an regenerativem Yoga ist, dass es keine Rolle spielt, ob man Anfänger ist oder schon 30 Jahre Yoga übt. Lassen Sie sich von den Übungen an den Punkt führen, der Ihnen jetzt gut tut. Ich persönlich liebe es!

Das Gelassenheitsgebet

Machen Sie sich oft Gedanken um »ungelegte Eier«? Das verursacht massiv Stress. Sorgen Sie sich erst um etwas, wenn es wirklich zum Problem wird. Wenn es so weit ist, können Sie es immer noch angehen. Sorgen um etwas, das womöglich niemals eintritt, schaden uns nur. Stress, ob real oder eingebildet, kann eine übertriebene Cortisolproduktion und damit eine Sympathikusdominanz begünstigen. In kleinen, sich ausbreitenden Wellen können Sorgen allmählich auf subtile Weise die eigene Stimmung und den Stoffwechsel verändern. Das geschieht über die chemischen Signale unseres Körpers. Rufen Sie sich regelmäßig das Gebet um Gelassenheit ins Gedächtnis und halten Sie sich daran – besonders, wenn Sie zu übertriebenen Sorgen neigen:

»Gott, gib mir die Gelassenheit, Dinge hinzunehmen, die ich nicht ändern kann, den Mut, Dinge zu ändern, die ich ändern kann, und die Weisheit, das eine vom anderen zu unterscheiden.«

Und wie Geneen Roth es so klug ausdrückt: »Jedes Mal, wenn du aufhörst, dagegen anzukämpfen, wie etwas ist, kehrst du zu dir selbst zurück, zum Himmel auf Erden. Kannst du heute aufhören zu kämpfen? Kannst du dir so viel vom Himmel schenken?« Im Akzeptieren liegt große Freiheit. Und ein Stückchen Himmel.

Hilfreiche Tests zur biochemischen Diagnostik

Um herauszufinden, an welchen Stellen Ihre Biochemie auf Dauerstress gepolt ist, müssen Sie mithilfe eines Spezialisten den Hormonspiegel im Blut oder auch in Speichel oder Urin bestimmen lassen. Die folgenden Untersuchungen sind dabei sinnvoll:

Schilddrüse:

- TSH
- T 3
- Reverses T 3
- T 4
- Thyreoperoxidase-Antikörper (TPO-AK)
- Antithyreoglobulin (Anti-Tg)

Nebennieren: Das Stresshormon Cortisol lässt sich im Urin feststellen: 24-Stunden-Urin oder erster Morgenurin

Eierstöcke:

- Östrogen
- Progesteron
- LH (Gelbkörperhormon)
- FSH (follikelstimulierendes Hormon)
- Manche dieser Hormonwerte sind auch mit der Hypophysenfunktion verknüpft.

Vitamin D: Vielen Menschen mangelt es an diesem wichtigen Nährstoff. Lassen Sie Ihren Vitamin-D-Spiegel bestimmen und nehmen Sie gegebenenfalls ein Supplement ein. Vitamin D ist an zahllosen wichtigen Prozessen im Körper beteiligt.

Cholesterin: Cholesterin übernimmt zahlreiche Funktionen im Körper, unter anderem ist es ein Baustein der Steroidhormone. Erhöhte Mengen im Blut zeigen an, dass die Leber Unterstützung braucht – (siehe hierzu »Hilfe für die Leber«).

Für alle, deren Ergebnisse von den »Normalwerten« abweichen oder in eine bestimmte Richtung deuten, gibt es nachfolgend verschiedene spezifische Gegenmaßnahmen für die oben genannten Gruppen. Lassen Sie sich möglichst von einem Arzt beraten. Falls trotz »normaler« Blutwerte alle Symptome darauf hindeuten, dass bestimmte Drüsen nicht funktionieren, müssen Sie jemanden finden, der mit Ihnen bewusst an der Symptomatik arbeitet, nicht in erster Linie an den Laborwerten.

Symptome sind Signale, mit denen der Körper uns mitteilt, dass wir aus seiner Sicht anders leben sollten, vielleicht anders essen oder anders denken. Ich gehe davon aus, dass wir in jedem Augenblick eine zweite Chance bekommen.

Schritt für Schritt aus dem Hamsterrad

Auf den folgenden Seiten werden für alle Systeme, die mit dem »Rushing-Woman-Syndrom« zusammenhängen, vielseitige Lösungswege aufgezeigt, um den Dauerstress ein für alle Mal zu besiegen.

Hilfe für das Nervensystem

Das Nervensystem wurde ganz zu Beginn des Buches ausführlich behandelt, denn mir ist wichtig, dass Sie verstehen, auf welche Weise das Nervensystem derart viele Aspekte unserer Gesundheit steuert und beeinflusst. Wenn ich lediglich dazu auffordere, die Geschwindigkeit im Alltag zu drosseln, würden Sie mir erklären, ich hätte ja keine Ahnung, was Sie alles zu schultern haben. Darum habe ich die Dominanz des sympathischen Nervensystems detailliert erläutert. Dieses Buch einschließlich der folgenden Strategien soll Ihnen dazu verhelfen, dem parasympathischen Nervensystem täglich deutlich mehr Zeit zu geben, in den Vordergrund zu treten, oder beide Seiten besser auszubalancieren, damit sie wieder angemessen reagieren können. Wir dürfen dem Sympathikus nicht allein das Feld überlassen, sonst stehen alle Ebenen der Gesundheit auf dem Spiel.

Allgemeine Ansätze ...

- Tief einatmen! Entscheidend ist die Atemtechnik, auch wenn das lächerlich banal klingt.
- Beginnen Sie den Tag noch vor dem Aufstehen mit 20 langen, tiefen Atemzügen. Alternativ können Sie Zwerchfellatmung üben, während das Teewasser kocht oder während Sie bei Rot an der Ampel stehen.
- Besuchen Sie einen Kurs. Nehmen Sie zwei bis vier Mal pro Woche an einem Kurs teil, in dem bewusstes Atmen geübt wird, zum Beispiel Tai-Chi, Qigong oder regeneratives Yoga.

- Starten Sie schwungvoll in den Tag! Kommen Sie direkt morgens in Bewegung, am besten draußen an der frischen Luft. Danach gibt es ein vollwertiges Frühstück. Versuchen Sie dies zwei Wochen lang und prüfen Sie, ob der Tag auf diese Weise besser läuft.
- It's tea time! Ersetzen Sie Kaffee durch grünen Tee (außer bei Schlafproblemen, siehe vorherige Tipps). Nach der ersten Woche sollten Sie eine Stunde nach dem Tee ruhiger sein als früher und zugleich mehr Energie haben.
- Gute Fette gegen den bösen Süßhunger. Reichern Sie alle Mahlzeiten, besonders das Mittagessen, mit gesundem Fett an (Avocado, Nüsse, Biobutter, Tahini, fetter Fisch). Geht dadurch der Süßhunger am Nachmittag zurück? Dann fällt es Ihnen um diese Zeit leichter, einen gesunden Snack zu wählen.
- Professionelle Hilfe ist das A und O! Wollen Sie gern für alle Leute alles sein? Sind Sie in der Nähe Ihres Vorgesetzten oder eines Familienmitglieds ständig auf der Hut, weil Sie immer mit einem Wutausbruch rechnen müssen? Holen Sie sich professionelle Hilfe und lernen Sie, wie Sie mit solchen Situationen besser fertig werden. Viele Verhaltensmuster wurzeln in der Kindheit. Hier gibt es verschiedene Möglichkeiten:
  - eine Therapeutin suchen, die nach den Vorgaben der Methode »The Journey« arbeitet
  - eine Behandlung durch einen NSA-Therapeuten (»Network Spinal Analysis«)
  - dieses Buch von Anthony Robbins lesen: »Das Robbins Power Prinzip. Wie Sie Ihre wahren inneren Kräfte sofort einsetzen«
  - ein Frauengesundheitswochenende bei einer erfahrenen Therapeutin
  - eine kognitive Verhaltenstherapie durchführen
  - mit einem NLP-Trainer arbeiten (»Neurolinguistische Programmierung«)
  - einen Therapeuten aufsuchen, der die EFT-Klopfakupressur beherrscht (Techniken für emotionale Freiheit)

Hilfe für die Nebennieren

Welche Schritte hier erforderlich sind, hängt davon ab, wie gestresst Sie sind und wie Ihr Körper darauf reagiert. Die oben genannten Lösungsansätze gelten ganz allgemein. Meiner Erfahrung nach profitiert praktisch jede Frau von ihnen.

Man kann die Nebennieren sehr gut durch Heilkräuter unterstützen. Allerdings sollte man sich hierfür von einer Spezialistin für Kräuterheilkunde beraten lassen, die feststellen kann, welche Kräuter individuell geeignet sind. Bei den meisten Mitteln habe ich Kommentare zur Anwendung eingefügt.

Wenn Sie davon ausgehen, dass Sie an einer Nebennierenschwäche leiden und täglich übermäßig erschöpft sind, finden Sie hier passende Anregungen. Ganz besonders empfehle ich zusätzlich regeneratives Yoga.

Lösungsansätze für die Nebennieren

- Atemübungen im Alltag: zu festen Zeiten Atemübungen in den Tag einbauen und auch wirklich durchführen. Sie können buchstäblich Ihr Leben verändern, und das sage ich nicht nur so dahin.
- Yoga, Pilates und Co.: vier Wochen lang mindestens zwei Mal pro Woche Yoga, Pilates, Tai-Chi oder Qigong üben. Besonders gute Wirkungen erzielt man mit täglichem Üben.
- Dankbarkeit: Konzentrieren Sie sich fünf Minuten pro Tag darauf, wofür Sie dankbar sind. Sprechen Sie es aus oder schreiben Sie es nieder. Wer von Dankbarkeit erfüllt ist, kann sich nicht gestresst fühlen.
- Kräuter wirken Wunder! Unterstützen Sie – unter fachkundiger Anleitung – Ihre Nebennieren mit Kräutern. Achten Sie dabei auf ausgezeichnete Qualität und einen renommierten Hersteller. Die Mittel sollten einer hochwertigen Qualitätskontrolle unterzogen werden, tatsächlich den aktiven Wirkstoff enthalten und schadstofffrei sein. Kräuter können als Flüssigtinkturen oder in Tablettenform ein-

genommen werden. Die meisten hier genannten Kräuter für die Nebennieren sind Adaptogene, das heißt, sie unterstützen den Körper bei der Anpassung an Stress, indem sie die Stressreaktion modulieren. Folgende Kräuter kommen infrage:

- Ashwagandha (Withania somnifera): für alle, die sich ständig Sorgen machen
- Rosenwurz (Rhodiola): für Frauen, die zum Dramatisieren neigen, manchmal auch für diejenigen mit ständigen Sorgen
- Sibirischer Ginseng (Eleutherococcus senticosus): für erschöpfte Frauen
- Chinesischer Ginseng (Panax ginseng): für zutiefst erschöpfte Frauen
- Echtes Süßholz (Glycyrrhiza glabra): besonders bei eher niedrigem Blutdruck
- Löwenzahnblätter (Taraxacum officinalis): besonders bei Flüssigkeitseinlagerungen

- Ein ganz besonderes Tonikum: Die passenden Nahrungsergänzungsmittel habe ich bereits im Kapitel »Nebennieren« erläutert, möchte sie hier aber der Vollständigkeit halber noch mal aufzählen. Bei besonders erschöpften Frauen setze ich fast immer ein Kräutertonikum mit folgender Zusammensetzung ein: Chinesischer Ginseng (Panax ginseng), Süßholz (Glycyrrhiza glabra), Löwenzahnblätter (Taraxacum officinalis), Tragant (Astragalus) und ein weiteres Heilkraut nach individuellem Bedarf (meist für die Leber oder für das Sexualsystem).

- Vitamine gegen Stress: Auch auf B-Vitamine und Vitamin C sprechen die Nebennieren gut an. Ich empfehle normalerweise beides. Bei Vitamin C bietet sich die pulverisierte Form mit zugesetztem Kalzium und Magnesium an (»gepuffertes Vitamin C«).

- Gefühle im Griff? Mindestens ebenso wichtig (wenn nicht gar am wichtigsten!) für eine ausgewogene, adäquate Stressreaktion durch die Nebennieren sind Maßnahmen zur Unterstützung der emotionalen Gesundheit (siehe Kapitel »Emotionen«).

Die Heilkraft vollwertiger Nahrung

Bei Nebennierenschwäche (und anderen Gesundheitsproblemen) empfehle ich häufig hochwertige Ergänzungsmittel mit Kräutern beziehungsweise Nährstoffen. Dennoch sollte man die heilende, aufbauende Kraft naturbelassener, vollwertiger Nahrung niemals unterschätzen. Nahrungsergänzungsmittel sind kein Freifahrtschein für eine minderwertige, nährstoffarme, unausgewogene Ernährung, sondern können eine gute Ernährung bei speziellen Symptomen und in der Phase der Genesung ergänzen.

Hilfe für Frauen in den Wechseljahren oder nach der Menopause

In den Wechseljahren sollten Frauen ihren Nebennieren und ihrer Leber besondere Aufmerksamkeit schenken. Gemeinsam mit einem ausgeglichenen Nervensystem sind diese Organe normalerweise für einen sanften Übergang entscheidend.

Hilfe für Sexualhormon-Balance

Hier unterscheiden sich die Ansätze leicht – je nachdem, in welchem »Zustand« man (bzw. frau) sich befindet.

Strategien bei Menstruationsproblemen

- Kein Alkohol! Bei Problemen mit der Menstruation oder dem Sexualsystem sollten Sie zuallererst vier Wochen lang (besser noch zwei Zyklen) eine »Alkoholpause« einlegen. Hier ist kompletter Verzicht angesagt, nicht nur eine Einschränkung. Sie werden schnell feststellen, dass PMS-Beschwerden spürbar nachlassen.
- Weniger ist mehr! Wenn dieser Ansatz »unmöglich« erscheint, beschränken Sie den Alkoholgenuss auf zwei Abende pro Woche und trinken Sie dann möglichst weniger als eine halbe Flasche Wein.

- Kein Kaffee! Über die Leberstauung kann Kaffee ebenfalls stark zu PMS-Symptomen beitragen. Trinken Sie vier Wochen (besser noch zwei Zyklen) grünen Tee statt Kaffee. Achten Sie ganz bewusst darauf, wie es Ihnen dabei geht.
- Keine Milch! Verzichten Sie vier Wochen lang konsequent auf alle Milchprodukte.

Östrogendominanz: Dieser Zustand ist nachweisbar über einen Speichel- oder Bluttest. Hier helfen Extrakte aus Brokkoli oder Brokkolisprossen. Ich plädiere zwar dafür, alles Nötige über die Nahrung aufzunehmen, doch für die therapeutische Wirkung einer hochwertigen Kapsel Brokkoliextrakt müsste man täglich acht Köpfe Brokkoli essen.

PMS-Beschwerden: Beim prämenstruellen Syndrom unterscheidet man vier verschiedene Typen, die sich in Symptomatik, den zugrunde liegenden Mechanismen und der potenziellen Behandlungsform unterscheiden. Orientieren Sie sich hierbei an der Tabelle.

Strategien für die Menopause

- Bei Hitzewallungen sollten Sie die Ursache finden. Liegt es an zu wenig Östrogen, an einer Leber- oder Gallenblasenstauung oder an beidem?
  - Bei Östrogenmangel können Traubensilberkerze (Cimicifuga racemosa) und Salbei (Salvia officinalis) nützlich sein.
  - Leber und Gallenblase profitieren von Artischocke (Cynara scolymus), Mariendistel (Silybum marianum), Chinesischem Hasenohr (Bupleurum chinense) und Chinesischem Spaltkörbchen (Schisandra chinensis).
- Zur Unterstützung der Nebennieren bei gleichzeitiger Erschöpfung eignen sich Rosenwurz (Rhodiola), alternativ auch Sibirischer Ginseng (Eleutherococcus senticosus) oder Ashwagandha (Withania somnifera).
- Bei niedrigem Blutdruck ist Süßholz (Glycyrrhiza glabra) genau das Richtige.
- Magnesium

Verschiedene PMS-Formen

	Symptome	Mechanismen	Mögliche Behandlung
PMS-1	Angst, nervöse Anspannung, Reizbarkeit, Stimmungsschwankungen, Schlafstörungen	Östrogen erhöht, Progesteron niedrig, Cortisol hoch	Mönchspfeffer (Vitex agnus-castus), Chinesische Engelwurz (Dong Quai), B-Vitamine, DIM (Diindolylmethan)
PMS-2	Wasser- und Natriumeinlagerung, geblähter Bauch, Blähungen, Gewichtszunahme, Brustspannen	Aldosteron erhöht (Flüssigkeit), Dopamin niedrig	Löwenzahnblätter (Taraxacum officinale), B-Vitamine, Mönchspfeffer (Vitex agnus-castus), Rosenwurz (Rhodiola rosea)
PMS-3	Süßhunger, erhöhter Appetit, Gier nach raffiniertem Zucker gefolgt von Herzklopfen und Müdigkeit, Schwindel, Zittern, Kopfschmerzen	Magnesium niedrig, Mangel an Prostaglandin PGE1 (entzündungshemmende Substanz), Insulin erhöht	Magnesium, essenzielle Fettsäuren (Omega-3-Fettsäuren, Fischöl, Leinöl-Nachtkerzenöl-Mischung), Zimt
PMS-4	Menstruationsstörungen, Abgang von Blutklümpchen	Prostaglandin PGE2 erhöht (entzündungsfördernde Substanz), Mangel an entzündungshemmenden Substanzen, eventuell Magnesiummangel	Hasenohr (Bupleurum falcatum; bei klumpiger Blutung), Chinesische Engelwurz (Dong Quai), Magnesium, essenzielle Fettsäuren (Fischöl oder Leinöl für Vegetarier)

Hilfe für die Schilddrüse

Allgemeine Ansätze ...

- Verzicht auf Müsli, Brot und Co.: Halten Sie probeweise mindestens vier Wochen lang eine getreidefreie Ernährung ein.
- Liegt es an der Milch? Sie lieben Milchprodukte und fragen sich, ob Sie überhaupt ohne Käse und Co. auskommen könnten? Probieren Sie es. Häufig ist genau das problematisch, worauf wir ganz wild sind (nicht das, was wir einfach nur mögen). Verzichten Sie probeweise vier Wochen auf alle Milchprodukte.
- Unterstützen Sie Leber und Gallenblase für eine bessere Darmtätigkeit. Artischocke tut »Schilddrüsentypen« besonders gut.
- Beherzigen Sie die Hinweise zu Östrogendominanz.
- Besonders zu Beginn einer Schilddrüsenbehandlung ist Unterstützung für die Nebennieren praktisch unerlässlich. Beachten Sie die entsprechenden Hinweise zu Stresshormonen.
- Sie »brauchen« Ihren Kaffee? Machen Sie eine vierwöchige »Kaffeepause«. Beobachten Sie ganz bewusst, wie es Ihnen danach geht. Ersatzweise können Sie auf grünen Tee zurückgreifen, er enthält weniger Koffein.
- Probieren Sie natürlichen Schilddrüsenextrakt! Sie haben eine ärztlich diagnostizierte Schilddrüsenunterfunktion, nehmen Schilddrüsenhormone ein, aber die Symptome liegen weiterhin vor? Probieren Sie es in enger Abstimmung mit dem behandelnden Arzt mit natürlichem Schilddrüsenextrakt.
- Mineralstoffe sind wichtig! Lassen Sie sich vom Arzt oder Apotheker beraten, welche Mineralstoffe für Ihre persönlichen Bedürfnisse ratsam sind. Im Einzelfall könnten das beispielsweise Iod, Selen, Eisen und/oder essenzielle Fettsäuren sein.
- Nehmen Sie sich Zeit für sich selbst! Bei Vorhandensein einer Schilddrüsenüberfunktion prüfen Sie, wie Sie sich zeitliche Freiräume schaffen können (siehe auch Kapitel »Schilddrüsenhormone« und Kapitel »Emotionen«).

Hilfe für die Hypophyse

Allgemeine Ansätze ...

- Regeneratives Yoga (wird auch unter Bezeichnungen wie »Restorative Yoga«, »Heilyoga« oder »regenerierendes Yoga« angeboten)
- Kräuter:
  - Mönchspfeffer (Vitex agnus-castus)
  - Alfalfasprossen
  - Ginseng (die ganze Ginseng-Familie)
  - Süßholz (Glycyrrhiza glabra)
- Öle: Die Fußsohlen beziehungsweise den Unterleib mit Sandelholzöl oder Muskatellersalbeiöl (Clary Sage) massieren.

Wenn die Probleme von der Hypophyse herrühren (was sich in diesem Buch ausdrücklich nicht auf medizinisch definierte Hypophysenerkrankungen bezieht), werden oft diverse Drüsen in unterschiedlichem Maße in Mitleidenschaft gezogen, darunter die Eierstöcke (Sexualhormone), die Nebennieren (Stresshormone) und die Schilddrüse (Schilddrüsenhormone). Frauen, die noch menstruieren und deren Hypophyse Unterstützung gebrauchen könnte, empfehle ich häufig Mönchspfeffer (Vitex agnus-castus), Frauen nach der Menopause können bei entsprechenden Beschwerden von Rosenwurz (Rhodiola) profitieren. Frauen mit suboptimaler Hypophysenfunktion aufgrund von einer starken Sympathikusdominanz geht es häufig besser, sobald sie die Funktion der Nebennieren, der Eierstöcke und der Schilddrüse unterstützen. Wählen Sie für den Anfang ein hormonelles System aus oder sprechen Sie die Hypophyse durch heilsame Yogaübungen unmittelbar an.

Hilfe für die Verdauung

Die Verdauung ist für alle Prozesse im Körper von zentraler Bedeutung. Durch die Verdauung bekommen wir alles, was wir zum Leben benötigen. Ob Sie nun das Ziel haben, gelassener und ruhiger zu werden, abzunehmen, gesünder zu leben, sich besser zu fühlen oder vielleicht auch Ihre Darmprobleme zu beheben – Sie sollten sich darüber im Klaren sein, dass eine gesunde Verdauung die entscheidende Voraussetzung für umfassende Gesundheit darstellt.

Denken Sie daran:

- Immer mit der Ruhe! Genießen Sie Ihre Mahlzeiten und kauen Sie gründlich.
- Die Zusammensetzung macht's! Jede Mahlzeit sollte Fett oder Proteine oder beides enthalten. Viele Menschen essen dann automatisch etwas weniger, als wenn sie nur auf Kohlenhydrate setzen, und sind trotzdem angenehm satt.
- Weniger essen. Wer zum Übereesen neigt, sollte insbesondere abends die Portionsgröße um ein Viertel verkleinern. Sie werden sehen, es wird Ihnen besser gehen.
- Zitronensaft und Apfelessig: Vor den Mahlzeiten (besonders vor dem Frühstück) sollten Sie mit Zitronensaft oder Apfelessig in warmem Wasser die Magensäureausschüttung anregen.
- Trinken Sie zwischen den Mahlzeiten, nicht währenddessen.
- Die Darmentleerung optimieren: Das Thema Stuhlgang habe ich in meinem Buch »Stoffwechsel-Geheimnis« ausführlich behandelt. Schlagen Sie notfalls dort nach.
- Verzichten Sie! Streichen Sie probeweise vier Wochen lang ein Nahrungsmittel von Ihrem Speiseplan, ohne das Sie Ihrer Meinung nach nicht leben können. Die ersten vier bis sieben Tage sind besonders hart, aber halten Sie durch! Das Ergebnis könnte erstaunlich sein.
- Probieren Sie TCM: Ein Arzt mit Spezialisierung auf die Traditionelle Chinesische Medizin (TCM) kann bei Darmkrankheiten eine große Hilfe sein.

- Aloe-vera-Saft: Bei einem besonders empfindlichen Darm hilft morgens ein Glas von diesem Saft.
- Essen in ruhiger, schöner Atmosphäre: Beim Essen sollten Sie nicht lesen oder fernsehen oder sich sonst in irgendeiner Art ablenken. Konzentrieren Sie sich aufs Essen und genießen Sie die Mahlzeit.
- Parasiten im Darm? Bei Verdacht auf Parasitenbefall lohnt sich ein Versuch mit Schwarznuss (Juglans nigra), Einjährigem Beifuß (Artemisia annua; Qing Hao) oder Oreganoöl.
- Bakterien-Alarm? Bei Verdacht auf unerwünschte Bakterien, die im Darm für Gärprozesse sorgen, sollten Sie zunächst alle bereits genannten Strategien anwenden. Häufig beruht die Fehlbesiedelung auf dem pH-Wert im Dickdarm, und der wiederum wird davon beeinflusst, was weiter oben im Verdauungstrakt vor sich geht. Ergänzend können Sie ein Probiotikum einnehmen, das ausschließlich Bifidobakterien enthält.
- Unverträglichkeiten und Intoleranzen: Bei Verdacht auf eine Lebensmittelunverträglichkeit sollten Sie das entsprechende Lebensmittel vier Wochen lang rigoros vom Speiseplan verbannen. Falls sich dadurch nichts verändert, können Sie es wieder in den Speiseplan aufnehmen. Wenn der Verzicht geholfen hat, sollten Sie die Karenz für insgesamt drei Monate fortsetzen. Danach können Sie es noch einmal damit probieren – oder einfach weiterhin verzichten. Bei Lebensmitteln mit hohem Nährstoffgehalt brauchen Sie gegebenenfalls Ergänzungsmittel, je nachdem, was Sie ansonsten regelmäßig essen. Glutenhaltige Lebensmittel beispielsweise enthalten große Mengen an B-Vitaminen. Wer auf Milchprodukte verzichtet, braucht möglicherweise ein Mineralpräparat, das Kalzium, Magnesium, Mangan, Bor und Vitamin D liefert. Der Bedarf ist hier individuell unterschiedlich. Bei pflanzlich betonter, vollwertiger und basischer Ernährung ohne Koffein kann unter Umständen auf ein Supplement verzichtet werden. Holen Sie diesbezüglich unbedingt professionellen Rat ein, insbesondere wenn Sie bestimmte Lebensmittel streichen wollen, um bestimmte Symptome loszuwerden.
- Kamille: Ein gutes Mittel gegen Darmträgheit und Verstopfung ist Kamille. Trinken Sie größere Mengen Tee oder nehmen Sie zu den Mahlzeiten entsprechende Kapseln mit Kamillenextrakten ein.

Colon-Hydro-Therapie – Was hat es damit auf sich? Gegenüber einer anderen Maßnahme hegen viele Menschen ausgeprägte Vorbehalte: Bei der Colon-Hydro-Therapie (einer therapeutischen Form der Darmspülung oder des Einlaufs) fließt durch ein Kunststoffröhrchen über das Rektum warmes oder kühles Wasser in den Darm. So kann verhärteter Stuhl weich werden, als würde anhaltender starker Regen ausgetrocknete Erde durchweichen. Auf diese Weise kann der Dickdarm sich völlig entleeren, und man wird auch Ablagerungen los, die möglicherweise schon sehr lange im Darm festhängen. Manche Klientinnen berichten, sie hätten bei der ersten Anwendung schwarzen Stuhl ausgeschieden, der aussah, als hätte er schon viele Jahre die gesunde Darmfunktion behindert. Eine Frau gab an, sie hätte bei der Ausleitung Popcorn bemerkt. Das letzte Mal, als sie Popcorn verzehrt hätte, sei bei einem Kinobesuch gewesen – sechs Monate zuvor. An der Colon-Hydro-Therapie scheiden sich die Geister. Dem einen sagt die Vorstellung zu, dem anderen nicht. Kompromisse gibt es praktisch nicht. Bedenken Sie dabei, dass auch die Medizin trendabhängig ist. Bis zu Beginn des 20. Jahrhunderts waren Darmspülungen und Einläufe ganz normale therapeutische Maßnahmen, und die Ärzte wussten, wie wichtig eine gründliche Darmentleerung ist. Kaffeeklistiere zur Leberentgiftung wurden Ärzten in dem Standardwerk Merck Manual bis 1972 nahegelegt. Es ist also eine ganz persönliche Entscheidung. Beim Blick in die Medizingeschichte ist die Diskrepanz zwischen dem, was wir heute als westliche Medizin und als Komplementär- oder Alternativmedizin betrachten, gut nachzuvollziehen, wobei dieses Buch diese Trennung nicht im Einzelnen darstellen soll. Mir geht es lediglich um die Aussage, dass Einläufe einst bei allen möglichen Erkrankungen – nicht nur Darmproblemen – als ganz normale Behandlung galten. Ein gut funktionierender Darm entlastet nicht nur das Verdauungssystem, sondern auch die Leber, unser wichtigstes Entgiftungsorgan, ganz beträchtlich. Eine regelmäßige, gründliche Darmentleerung mit einer Methode, die Ihnen zusagt, ist von großer Bedeutung für die Gesundheit. Eine eventuelle Colon-Hydro-Therapie sollte grundsätzlich nur nach vorheriger Gesundheitsberatung durchgeführt werden.

Hilfe für die Leber

Wenn Sie der Meinung sind, dass Ihre Leber Unterstützung braucht, damit Sie sich weniger unter Druck fühlen und nicht so leicht aufbrausen, finden Sie hier einige Anregungen.

- Konkrete Ziele! Setzen Sie sich für Veränderungen klare, zeitlich definierte Ziele, zum Beispiel »Ich trinke vier Wochen lang nur am Wochenende Alkohol« oder »Kaffee trinke ich nur noch sonntags, wenn ich zum Frühstück ausgehe«.
- Alkohol ist Gift für die Leber! Legen Sie eine Alkoholpause ein.
- Wenn Sie nicht komplett auf Alkohol verzichten können, trinken Sie nur am Wochenende, nicht unter der Woche.
- Kaffeepause! Statt Kaffee lieber grünen oder weißen Tee trinken (oder hin und wieder einen leichten schwarzen Tee).
- Unterstützen Sie die Leber mit Kräutern:
  - Mariendistel (Silybum marianum), besonders wenn Sie regelmäßig Alkohol zu sich nehmen.
  - Artischocke (Cynara scolymus), besonders bei Verstopfungsneigung oder einer »Leberrolle« (Fettansatz unter der Brust) und Druckempfindlichkeit im Oberbauch.
  - Chinesisches Hasenohr (Bupleurum chinense), besonders bei geronnenem, klumpigem Menstruationsblut.
  - Chinesisches Spaltkörbchen (Schisandra chinensis), besonders für die Entgiftung (hilft auch den Nebennieren).
- Emotionen umwandeln: Verwandeln Sie Ärger in Leidenschaft, indem Sie einer alten Erfahrung eine neue Bedeutung zuweisen. Ärger und Leidenschaft speisen sich aus derselben Energie.
- Jeden Morgen Gemüsesaft oder einen grünen Smoothie trinken.
- Gegen den kleinen Hunger Samen und Nüsse knabbern.
- Weniger Obst. Nach dem zweiten Frühstück ist Schluss.
- Versuchsweise vier Wochen auf Milchprodukte verzichten.
- Versuchsweise vier Wochen auf glutenhaltiges Getreide verzichten (eventuell auch auf Milchprodukte und Gluten).
- Gute Öle: Nehmen Sie ein Ergänzungsmittel mit essenziellen Fettsäuren ein, zum Beispiel eine ausreichende Portion hochwertiges

Fischöl zur Cholesterinsenkung oder eine Kombination aus Leinöl und Nachtkerzenöl.

▪ Zink: zinkhaltige Lebensmittel wie Austern (aus sauberen Gewässern) essen oder ein Ergänzungsmittel mit Zinkpicolinat einnehmen (15 bis 30 Milligramm pro Tag, zur optimalen Resorption abends vor dem Schlafengehen einnehmen).

▪ Das Wichtigste zum Schluss! Denken Sie immer daran, dass wir unsere Gesundheit durch das beeinflussen, was wir jeden Tag tun, nicht durch das, was wir manchmal tun. Seien Sie sich selbst gegenüber bitte ehrlich. Achten Sie so gut auf sich, dass Sie sich dauerhaft einer ausgezeichneten Lebensqualität erfreuen können. Wir haben nur eine Leber!

Zusammenfassung

Mein Lieblingszitat von Seiner Heiligkeit, dem Dalai Lama, lautet:

»Auf die Frage, was ihn an der Menschheit am meisten überrasche, antwortete der Dalai Lama: ›Der Mensch …, denn er opfert seine Gesundheit, um Geld zu verdienen. Dann opfert er sein Geld, um seine Gesundheit wiederzuerlangen. Und dann hat er solche Angst vor der Zukunft, dass er sich nicht an der Gegenwart erfreut. Auf diese Weise lebt er weder in der Gegenwart noch in der Zukunft. Er lebt, als würde er niemals sterben, und dann stirbt er, ohne jemals wirklich gelebt zu haben.‹«

Dass dies auf so viele Menschen zutrifft, bricht mir das Herz. Ich möchte, dass Sie in Liebe und von Liebe leben, nicht in Furcht. Es ist wichtig, dass Sie nicht verschwinden. Die Welt braucht Sie. Ebenso wichtig ist, dass Sie glücklich sind, dass Sie sich freuen können und dass Sie in der Lage sind, die vielen, vielen magischen Momente zu würdigen, die für Sie bereit liegen und die Sie so dringend brauchen, um einen Gang zurückzuschalten.

Um diesen Prozess in Bewegung zu bringen, haben Sie von mir nun verschiedene Aufgaben bekommen. Doch wie Yoda sagt: »Tue es oder tue es nicht. Es gibt kein Versuchen.« Ich habe für Sie Strategien zusammengestellt, mit denen Sie mehr Ruhe und Weite in Ihr Leben einlassen können. Und Sie haben gelernt, freundlich, neugierig und ohne Wertung herauszufinden, wie es dazu kam, dass Sie Ihre eigenen Bedürfnisse hintanstellen und möglicherweise Ihre Gesundheit aufs Spiel setzen, um bestimmten Zielen nachzujagen – womit man (wie Sie inzwischen wissen) fast immer die Liebe und Zustimmung von Menschen erringen will, die einem etwas bedeuten. Sobald wir auch nur ansatzweise eine Vorstellung davon haben, was uns antreibt, ist das Leben nie wieder dasselbe. Wir geraten weiterhin von Zeit zu Zeit in Hektik, aber wir bleiben nicht mehr darin stecken und opfern keinesfalls mehr unsere Gesundheit. Eine Frau, die bisher eher für das Friedenstiften zuständig war, wird feststellen, dass man ihr eher zuhört, weil sie besser für sich sorgt und für diesen Anspruch auch einsteht. Wenn ich ständig etwas für andere tue, verwehre ich ihnen die Erfahrung, wie es ist, wenn sie etwas für mich tun, und enthalte ihnen damit die Chance zu persönlichem Wachstum vor.

Sollten Sie doch wieder einmal im Dauerstress festhängen, so werden Sie es schneller bemerken, darüber lachen und hoffentlich mit Lust herausfinden, wie Sie dieses Mal dort landen konnten. Den Dingen auf den Grund zu gehen ist etwas überaus Befriedigendes und Schönes.

Ich wünschte, ich könnte Frauen vorgaukeln, sie könnten zur urweiblichen Lösung greifen und einfach »sein« (wenn die Vorstellung, dem Dauerstress und seinen gesundheitlichen Folgen gezielt zu begegnen, so gar nichts für sie ist). Ich wünschte, ich könnte ihnen einreden, dass dies funktioniert. Solange eine Frau jedoch tausend Dinge gleichzeitig tut und trotzdem eine Million unerledigte Dinge auf sie warten, wird der Zustand des »Seins« nicht von selbst eintreten. Das alles ist Ihnen viel zu viel und klingt nach der nächsten To-do-Liste, die Sie auch niemals abhaken können? Dann fangen Sie mit genau zwei Maßnahmen an: langsame, tiefe Zwerchfellatmung und Koffeinpause. Halten Sie beides vier Wochen durch, jeden Tag. Das ist ein guter Anfang.

Und wenn Sie gerade dabei sind, nehmen Sie doch bitte wahr, was Sie zu sich selbst sagen. Achten Sie darauf, wann Sie sich selbst Gemeinheiten zuflüstern. Ertappen Sie sich auf frischer Tat und überlegen Sie, was Sie dazu gebracht hat. Fast immer steckt ein Gefühl dahinter, das Sie glauben lässt, Sie seien nicht (gut) genug und daher nicht liebenswert. Sobald Sie sehen können, dass weiter nichts dahinter steckt und dass Sie inzwischen erwachsen sind, »in Sicherheit« und sich lediglich uralte Geschichten erzählen, wird ein kleiner schlummernder Teil in Ihnen erwachen. Lassen Sie diesen Anteil Ihres Wesens gut für Sie sorgen, denn die Welt braucht Sie – als gesunde, glückliche Frau, die ihre Gaben einbringt! Ich wünsche Ihnen einen gesunden Körper, ein offenes Herz und inneren Frieden.

Service

Literatur

Diese Übersicht habe ich aus verschiedenen Gründen eingefügt. Die hier genannten Quellen können Sie auf Ihrem weiteren Weg begleiten. Insbesondere habe ich die im Text zitierten Bücher und Artikel aufgeführt, falls Sie sich zu bestimmten Themen weiter informieren möchten.

Nicht für alle Themengebiete, die ich in diesem Buch vorgestellt habe, sind hier zusätzliche Quellen aufgeführt. Ich habe sehr viel gelesen und nachgeforscht, auch in komplizierten biochemischen Fachbüchern. In dieses Werk ist daher alles eingeflossen, was ich bis jetzt zu diesen Themen weiß, auch meine Erfahrungen, Beobachtungen und intuitiven Erkenntnisse.

Hinweis: Da es sich bei dieser Ausgabe um eine Übersetzung handelt, ist natürlich nur englischsprachige Literatur aufgeführt. Die jeweiligen deutschen Titel, falls verfügbar, sind in Klammern genannt.

Bennet, Jane: Pope, Alexandra: The Pill: Are You Sure It's For You? Sydney: Allen & Unwin, 2008.

Coates, Dr. Karen; Perry, Vincent: Embracing the Warrior: An Essential Guide for Women. Burleigh Heads: Arteriol Press, 2007.

DeVrye, Catherine: www.greatmotivation.com

Epstein, Donny: The 12 Stages of Healing. San Rafael, CA: Amber-Allen Publishers, 1994. (Deutsche Ausgabe: 12 Phasen der Heilung: ein Weg zu Gesundheit und Harmonie. Übersetzt von Tatjana Kruse. Freiburg: Lüchow, 1996)

Fasano, Dr. Alessio et al. (2000): Zonulin, a newly discovered modulator of intestinal permeability, and its expression in celiac disease. The Lancet 355 (9 214): 1518–1519.

Hay, Louise: You Can Heal Your Life. Carlsbad: Hay House Inc. 2004. (Deutsche Ausgabe: Gesundheit für Körper und Seele. Übersetzt von Viktoria Renner. Berlin: Ullstein, 2013)

Northrup, Dr. Christiane: Women's Bodies Women's Wisdom. London: Judy Piatkus Ltd. 1998. (Deutsche Ausgabe: Frauenkörper, Frauenweisheit: Wie Frauen ihre ursprüngliche Fähigkeit zur Selbstheilung wiederentdecken können. Übersetzt von Irmgard Hölscher und Sabine Schulte. München: Goldmann, 2010)

Northrup, Kate: http://katemoller.com

Pearson, Allison: I Don't Know How She Does It. New York: Anchor, 2011. (Deutsche Ausgabe: Working Mum. Übersetzt von Catrin Frischer. Reinbek: Rowohlt Verlag, 2004)

Robbins, Anthony: Awaken the Giant Within. London: Simon & Schuster Ltd. 1992. (Deutsche Ausgabe: Das Robbins-Power-Prinzip. Übersetzt von Charlotte Franke und Christian Quatmann. Berlin: Ullstein, 2004)

Roth, Geneen: Lost and Found: Unexpected Revelations About Food and Money. New York: Viking Penguin, 2011.

Weaver, Dr. Libby: Accidentally Overweight. Auckland: Little Green Frog Publishing, 2010. (Deutsche Ausgabe: Stoffwechsel-Geheimnis: 9 magische Bausteine zum schlank werden & bleiben. Übersetzt von Susanne Warmuth. Stuttgart: Trias Verlag, 2016)

Whitton, Tracy: Stillness Through Movement. Gold Coast: Tracy Whitton, 2011.

Whitton, Tracy. One With Life CD. Gold Coast: Tracy Whitton, 2011.

Weiterführende Hinweise

Nachdem Sie dieses Buch gelesen haben, fragen Sie sich vielleicht, was nun noch folgen könnte. Ich bekomme E-Mails aus der ganzen Welt, in denen Frauen mir erzählen, ich hätte ihnen mit diesem Buch aus der Seele gesprochen, so als hätte ich in ihrem Tagebuch gelesen. Die Menschen wünschen mehr Informationen dieser Art und hätten gern einen konkreten Plan, der ihnen vorgibt, was sie essen sollten, wie sie ihre Hormone ausbalancieren können und wie sie ihr persönliches Essverhalten noch besser verstehen können.

Sie sind hiermit herzlich eingeladen, sich auf meinen Internetseiten umzusehen.

- www.drlibby.com

- www.rushingwomanssyndrome.com

- www.www.facebook.com/DrLibbyLive

- www.twitter.com/DrLibbyLive

Es ist mir eine Ehre, Ihnen behilflich sein zu dürfen. Ich möchte Menschen aufklären, sie inspirieren und ihnen dazu verhelfen, die Beziehung zu ihrem Körper und ihrer Gesundheit zu verändern. Damit sie wieder frei entscheiden können.

♡ **Registrierte Leser**

Ernährungsinformationen sind einem ständigen Wandel unterworfen. Der Stand der Wissenschaft und das Verständnis für die Auswirkungen von Ernährung und Lebensweise auf unseren Körper entwickeln sich unablässig weiter, weil die weltweite Forschung ständig neue Durchbrüche erzielt. Mit dem Kauf dieses Buches erwerben Sie zugleich das Recht, sich für unser Programm »Registered Reader« (nur auf Englisch verfügbar) einzuschreiben. So können wir Sie über aktuelle Entwicklungen zu Gesundheit und Wohlbefinden auf dem Laufenden halten. Gleichzeitig kennen Sie damit eine Anlaufstelle, bei der Sie immer wieder Motivation tanken können, um Ihre körperlichen und gesundheitlichen Ziele zu erreichen.

Registrieren Sie sich am besten noch heute auf
www.rushingwomanssyndrome.com

Dank

Meinem wunderbaren Mann, Chris Weaver – ach, das Wort Dankeschön kann nicht annähernd ausdrücken, wie dankbar ich dir bin und dafür, dass es dich gibt. Danke für deine Ehrlichkeit, deine Augen, deine Arme, dafür, dass du mich wieder zum Lachen bringst, für dein weites, überaus großzügiges Herz und dafür, dass du mich so viel gelehrt hast. Danke dafür, wie du dich um mich kümmerst, wie du mir hilfst, meine Botschaften in die Welt zu tragen, und dass du bist, wie du bist. Ich liebe dich über alles.

Der liebenswerten Kate Wilkie danke ich, weil sie das bisher rasanteste Jahr in meinem Leben mit mir durchgestanden und derart geduldig und fröhlich mit mir zusammengearbeitet hat. Danke für deinen Humor, deine Ideen und deine Beobachtungen und für deine Fürsorge. Du bist ein ganz besonderer Mensch, und ich empfinde es als Segen, dich um mich zu wissen. Und vielen Dank, dass du das Gegenteil einer dauergestressten Frau bist!

Meinen lieben Eltern danke ich für ihre bedingungslose Liebe. Ihr habt euch stets für meine Arbeit interessiert und sie unterstützt. Danke dafür, wie ich aufwachsen durfte und dass ihr so wunderbare Menschen seid.

Danke, meine Freunde … Karen, dir danke ich, weil du so unglaublich nett bist. Danke für deine ehrlichen, unverstellten Reaktionen, und dass ich Teil deines Lebens sein darf. Leisel, dir danke ich dafür, dass es mir in deiner Gegenwart so gut geht, für die Geschichten und das Lachen. Dir, Petrea, sei Dank für deine Ehrlichkeit, deine Sorgfalt, dein Schreibtalent und deinen Humor. Alexandra sage ich Dank für unsere offenen Gespräche, für deine Ideen und deine Kommentare zu Frauen mit Rushing-Woman-Syndrom! Und ich danke Karl, dessen Liebe zu berühmten Zitaten mich inspirierte, weitere passende Beschreibungen zu suchen.

Tracy Whitton, Neale Svenson, Craig Reynolds und Jamila Cranston-Buckley danke ich dafür, dass sie in ihrem Bereich so unglaublich gut sind, einen solchen Einfluss auf meine Gesundheit haben und sich mit so viel Herzblut einbringen. Mein besonderer Dank gebührt zudem der reizenden Megan Bardsley.

Meiner Spitzenköchin Cynthia Louise danke ich für ihre phantastische Kochkunst und ihre Begeisterung für echte Nahrung. Sie hat mit mir zusammen die Gerichte entwickelt, die gehetzte Frauen so dringend brauchen.

JoJo Brown danke ich für ihre Schönheit und ihren Humor. Du bist der Inbegriff von Weiblichkeit, und die Angebote, mit denen du Frauen dazu verhilfst, ihr wahres Wesen anzunehmen, sind sehr hilfreich.

Sharon und ihrem einzigartigen Team im Gwinganna Lifestyle Retreat in Queensland danke ich für die Freundschaft, die Großzügigkeit und die Möglichkeit, mich dorthin zurückzuziehen und in der nährenden Umarmung von Gwinganna dieses Buch zu entwerfen.

Meiner Lektorin Caroline Webster danke ich von Herzen. Sie hat verstanden, was ich sagen wollte, Ideen beigesteuert und gezeigt, wie sehr sie dieses Manuskript zu schätzen wusste. Das war überaus wertvoll für mich.

Meiner verblüffenden Assistentin, der überaus liebenswürdigen Collette Moss, danke ich, dass bei ihr alle Fäden zusammenlaufen. Ohne dich wäre ich verloren.

Ich danke Garry Kewish, der mich unerschütterlich begleitet und meine Arbeit so clever unterstützt. Auch dir bin ich sehr dankbar, Garry.

Mein Dank gilt auch Tony und Sage Robbins, die mir Einblicke in den wahren Kern der menschlichen Psyche vermittelt haben. Ohne all das, was ich durch eure Werke und Vorträge gelernt habe, wäre ich nicht zu dem in der Lage, was ich tue. Tony, du bist ein Genie, und ich bin dir sehr dankbar.

Als mir die ersten Zusammenhänge bewusst wurden, die ich heute in ihrer Gesamtheit als Rushing-Woman-Syndrom bezeichne, wollte ich Frauen auf der ganzen Welt helfen, zur Ruhe zu kommen und besser auf sich zu achten. Gleichzeitig ziehe ich meinen Hut vor ihnen, weil sie derart viel zu dieser Welt beisteuern. Ihr Antrieb ist tiefe Liebe zu den Menschen und der Welt. Ich möchte ihnen lediglich dazu verhelfen, sich dabei nicht aufzureiben. Ich danke Euch beeindruckenden Frauen dieser Erde.

Sachverzeichnis

Energiegeladen &
selbstbewusst

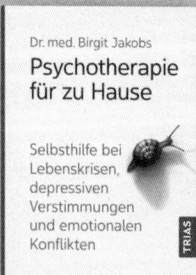

Birgit Jakobs
Psychotherapie für zu Hause

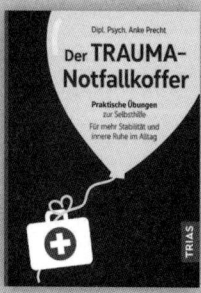

Anke Precht
Trauma-Notfallkoffer

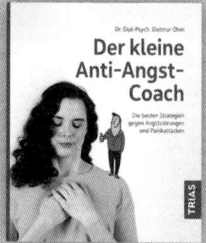

Dietmar Ohm
Der kleine Anti-Angst-Coach

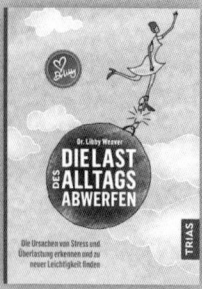

Libby Weaver
Die Last des Alltags abwerfen

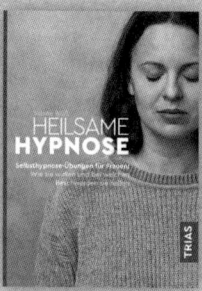

Sabine Brüß
Heilsame Hypnose

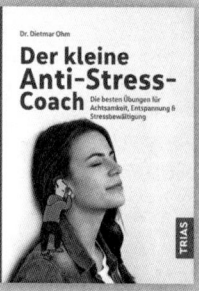

Dietmar Ohm
Der kleine Anti-Stress-Coach

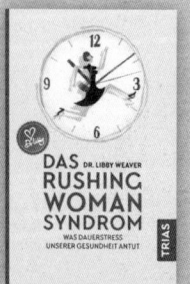

Libby Weaver
Das Rushing Woman Syndrom

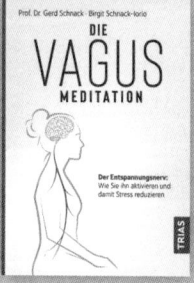

Gerd Schnack/
Birgit Schnack-Iorio
Die Vagus-Meditation

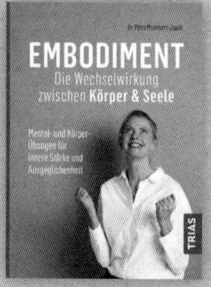

Petra Mommert-Jauch
Embodiment

Auch erhältlich als E-Book!

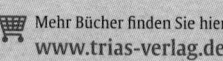

Mehr Bücher finden Sie hier:
www.trias-verlag.de

Rundum
fit & entspannt

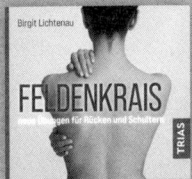

Birgit Lichtenau
Feldenkrais – neue Übungen für Rücken und Schultern

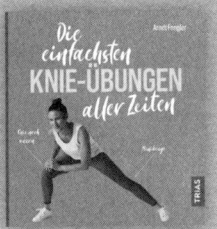

Arndt Fengler
Einfachste Knie-Übungen aller Zeiten

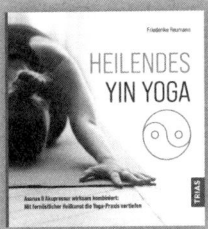

Friederike Reumann
Heilendes Yin Yoga

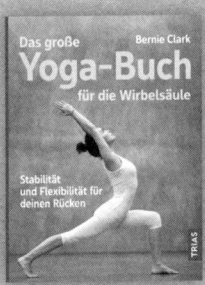

Bernie Clark
Das große Yoga-Buch für die Wirbelsäule

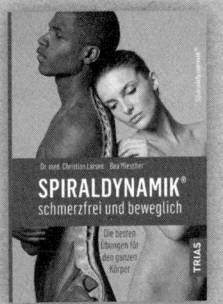

Christian Larsen, Bea Miescher
Spiraldynamik – schmerzfrei und beweglich

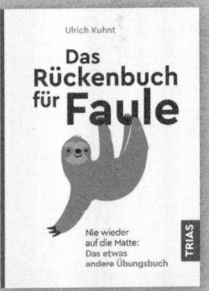

Ulrich Kuhnt
Das Rückenbuch für Faule

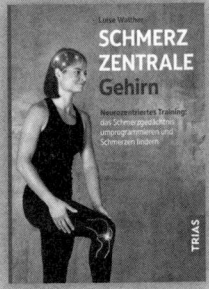

Luise Walther
Schmerzzentrale Gehirn

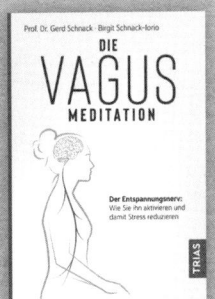

Gerd Schnack,
Birgit Schnack-Iorio
Vagus-Meditation

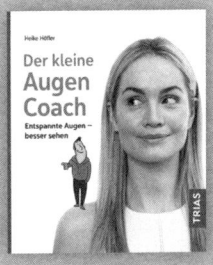

Heike Höfler
Der kleine Augen-Coach

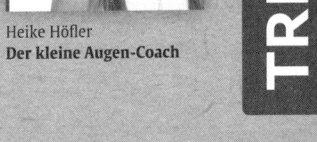

Schlank mit TRIAS

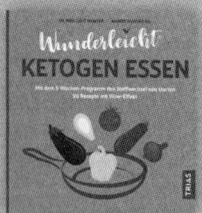

Lulit Wunder, Mabon Wunder
Wunderleicht® ketogen essen

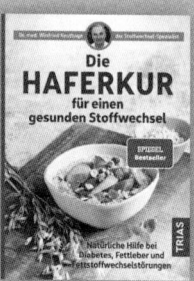

Winfried Keuthage
**Die Haferkur für einen
gesunden Stoffwechsel**

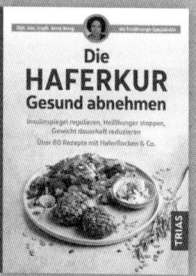

Anne Iburg
Die Haferkur. Gesund abnehmen

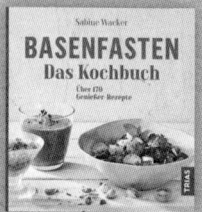

Sabine Wacker
Basenfasten – Das Kochbuch

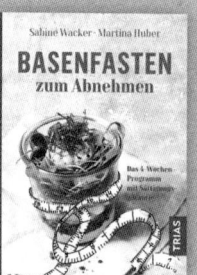

Sabine Wacker, Martina Huber
Basenfasten zum Abnehmen

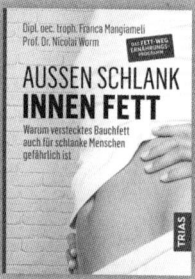

Franca Mangiameli,
Nicolai Worm
Außen schlank – innen fett

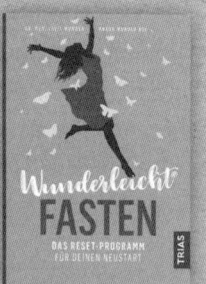

Lulit Wunder, Mabon Wunder
Wunderleicht® Fasten

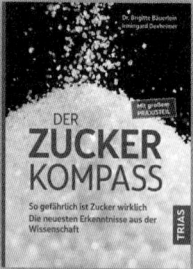

Brigitte Bäuerlein
Der Zucker-Kompass

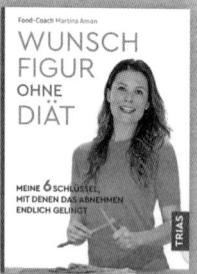

Martina Amon
Wunschfigur ohne Diät